R. Kurowski, V. Deseniß

Anästhesie in Frage und Antwort

R. Kurowski, V. Deseniß

Anästhesie

in Frage und Antwort

Fragen und Fallgeschichten
zur Vorbereitung auf mündliche Prüfungen
während des Semesters und im Examen

6. Auflage

ELSEVIER
URBAN & FISCHER

URBAN & FISCHER
München · Jena

Zuschriften und Kritik an:
Elsevier GmbH, Urban & Fischer Verlag, z.Hd. Dr. Andrea Richarz, Karlstraße 45, 80333 München

Wichtiger Hinweis für den Benutzer

Die Erkenntnisse in der Medizin unterliegen laufendem Wandel durch Forschung und klinische Erfahrungen. Herausgeber und Autoren dieses Werkes haben große Sorgfalt darauf verwendet, dass die in diesem Werk gemachten therapeutischen Angaben (insbesondere hinsichtlich Indikation, Dosierung und unerwünschten Wirkungen) dem derzeitigen Wissensstand entsprechen. Das entbindet den Nutzer dieses Werkes aber nicht von der Verpflichtung, anhand der Beipackzettel zu verschreibender Präparate zu überprüfen, ob die dort gemachten Angaben von denen in diesem Buch abweichen und seine Verordnung in eigener Verantwortung zu treffen.
Wie allgemein üblich wurden Warenzeichen bzw. Namen (z.B. bei Pharmapräparaten) nicht besonders gekennzeichnet.

Bibliografische Information der Deutschen Nationalbibliothek
Die Deutsche Nationalbibliothek verzeichnet diese Publikation in der Deutschen Nationalbibliografie; detaillierte bibliografische Daten sind im Internet über http://dnb.d-nb.de abrufbar.

6. Auflage 2007

Der Urban & Fischer Verlag ist ein Imprint der Elsevier GmbH.

07 08 09 10 11 5 4 3 2 1

Um den Textfluss nicht zu stören, wurde bei Patienten und Berufsbezeichnungen die grammatikalisch maskuline Form gewählt. Selbstverständlich sind in diesen Fällen immer Frauen und Männer gemeint.

Planung: Dr. Dorothea Hennessen
Lektorat: Anita Eppelin
Redaktion und Bearbeitung: Dr. Dagmar Schneck
Herstellung: Peter Sutterlitte
Satz: abavo GmbH, Buchloe
Druck und Bindung: LegoPrint, S.p.A., Lavis (TN)
Umschlaggestaltung: SpieszDesign, Büro für Gestaltung, Neu-Ulm
Titelfotografie: Eckard Schulz, Fotodesign, München

Printed in Italy

ISBN 978-3-437-41239-4

Aktuelle Informationen finden Sie im Internet unter www.elsevier.de und www.elsevier.com

Vorwort zur 6. Auflage

Böse Zungen behaupten, die Anästhesie setze sich aus einem bisschen Intensiv- und Notfallmedizin, aus handwerklichen Fähigkeiten und der Kenntnis von ungefähr 25 Medikamenten zusammen. Dieser Verunglimpfung treten wir entschieden entgegen. Wahr ist aber, dass man die Pharmakologie der „25 Medikamente" (es sind doch noch einige mehr) aus dem Effeff beherrschen sollte. So haben wir bei der Auswahl der Fragen, die aus Gedächtnisprotokollen von Staatsexamina des 2. und 3. Abschnitts der ärztlichen Prüfung an deutschen Universitäten stammen, großen Wert auf die Pharmakologie der gebräuchlichen Anästhetika gelegt.

Die Gliederung der Kapitel ist an den aktuellen GK für das Fach Anästhesie, Intensiv- und Notfallmedizin angelehnt und soll es den BenutzerInnen ermöglichen, das prüfungsrelevante Wissen zu überprüfen und zu erweitern. Das gezielte Durcharbeiten einzelner Abschnitte erlaubt es, in kurzer Zeit eine intensive Wiederholung und Auffrischung des Stoffes mit der Beseitigung von Wissenslücken zu verbinden. Die Fragen wurden insgesamt überarbeitet und Unschärfen in einigen Antworten beseitigt. Eine Vollständigkeit der Lerninhalte kann aber natürlich in einer solchen Fragensammlung nicht erreicht werden. Das Konzept dieses Buches kann die klassischen Lehrbücher nicht ersetzen.

Bei den Kapiteln zur Intensiv- und Notfallmedizin sind Überschneidungen mit der Inneren Medizin und der Chirurgie unvermeidlich. Hier haben wir uns weitgehend auf solche Fragen beschränkt, die in der postoperativen Intensivmedizin von Bedeutung sind und von AnästhesistInnen gestellt wurden, wenn notfallmedizinische Aspekte zum Prüfungsgegenstand wurden.

Die Ausnahmesituation einer mündlichen Prüfung bereitet vielen Kandidaten nach wie vor erhebliche Probleme. Das intensive Üben einer frei formulierten und möglichst gut strukturierten Antwort im Frage-Antwort-Spiel innerhalb einer Lerngruppe kann dabei helfen, Ängste abzubauen und somit Sicherheit für den Prüfungstag zu gewinnen.

Wir danken all jenen bisherigen LeserInnen, die uns ein Echo gegeben haben, für Ihre Hinweise und konstruktiven Kritiken. So hoffen wir auch weiterhin auf möglichst lebhafte Rückmeldungen bei den Prüflingen dieses Faches, denn zur Weiterentwicklung und Verbesserung der Fragensammlung sind wir auf die aktive Mithilfe der BenutzerInnen angewiesen.

Wir freuen uns, dass relativ rasch wieder eine Neuauflage des Buches „Anästhesie in Frage und Antwort" erscheinen konnte (und musste); zeigt uns dies doch, dass das Konzept und der Inhalt Anklang bei den Lesern gefunden haben. Wir danken dem Verlag und stellvertretend für das gesamte Lektorat Frau A. Eppelin für die gute Zusammenarbeit.

Wir wünschen allen Prüflingen ein gutes Gelingen und viel Erfolg!

Rüdiger Kurowski, Volker Deseniß — Lübeck, im Frühjahr 2007

Inhaltsverzeichnis

1 **Anästhesie** 1
1.1 Narkosevorbereitung 1
1.1.1 Prämedikationsvisite 1
1.1.2 Prämedikation 6
1.1.3 Auswahl des Narkoseverfahrens 8
1.2 Narkosesysteme und Beatmung 9
1.2.1 Narkosesysteme 9
1.2.2 Beatmung während der Narkose 13
1.3 Allgemeinanästhesie 15
1.3.1 Narkoseverfahren 15
1.3.2 Pharmakologie der i.v.-Narkotika 20
1.3.3 Pharmakologie der Muskelrelaxantien 23
1.3.4 Pharmakologie der volatilen Anästhetika 27
1.3.5 Pharmakologie der Opiate 31
1.3.6 Pharmakologie der Neuroleptika 34
1.3.7 Praktisches Vorgehen 35
1.4 Regionalanästhesie 38
1.4.1 Anatomische und physiologische Grundlagen der Nervenleitung 38
1.4.2 Lokalanästhetika 40
1.4.3 Intravenöse Regionalanästhesie 44
1.4.4 Blockade peripherer Nerven 45
1.4.5 Plexusanästhesien 46
1.4.6 Spinalanästhesie 50
1.4.7 Periduralanästhesie 54
1.5 Anästhesie bei Patienten mit Vorerkrankungen und bei alten Menschen 59
1.5.1 Kardiovaskuläres System 59
1.5.2 Hämatologisches System 61
1.5.3 Respiratorisches System 63
1.5.4 Lebererkrankungen 66
1.5.5 Nierenerkrankungen 67
1.5.6 Endokrinologische Störungen 69
1.5.7 Neuromuskuläres System 71
1.5.8 Adipositas und Sucht 72
1.5.9 Schock und Verbrennungen 73
1.5.10 Anästhesie bei alten Menschen 74
1.6 Anästhesie in den speziellen Fachgebieten 76
1.6.1 Neurochirurgie 76
1.6.2 Ophthalmologie 78
1.6.3 HNO und Kieferchirurgie 79
1.6.4 Herz- und Gefäßchirurgie 81
1.6.5 Thoraxchirurgie 83
1.6.6 Abdominalchirurgie 84
1.6.7 Urologie 86
1.6.8 Anästhesie in Gynäkologie und Geburtshilfe 87
1.6.9 Anästhesie in der Orthopädie 92
1.6.10 Anästhesie im Kindesalter 93
1.7 Narkosekomplikationen 97
1.7.1 Maligne Hyperthermie 97
1.7.2 Laryngospasmus 99
1.7.3 Bronchospasmus 100
1.7.4 Aspiration 101
1.7.5 Luftembolie 103
1.7.6 Anaphylaxie 104
1.7.7 Versehentliche intraarterielle Injektionen 105
1.7.8 Totale Spinalanästhesie 105
1.7.9 Hypoxämie 106
1.7.10 Zentralanticholinerges Syndrom 107
1.7.11 Beatmungsprobleme während der Narkose 107
1.8 Infusionstherapie 109
1.8.1 Prinzipien und Grundlagen der Infusionstherapie 109
1.8.2 Infusionslösungen 113
1.8.3 Behandlung von Störungen des Wasser-, Elektrolyt- und Säure-Base-Haushaltes 116
1.9 Unmittelbare postoperative Versorgung 121
1.9.1 Organisation und Aufgaben der postoperativen Überwachung 121

1.9.2 Prinzipien der postoperativen Analgesie 124
1.9.3 Indikationen zur Intensivüberwachung 126

2 Intensivmedizin 128

2.1 Überwachung 128
2.1.1 Herz-Kreislauf-Monitoring 128
2.1.2 Atmungsüberwachung 131
2.1.3 Neuromonitoring u.a. 133
2.2 Behandlung 135
2.2.1 Beatmung 135
2.2.2 Pharmakologie 139
2.2.3 Parenterale Ernährung 141
2.2.4 Transfusionsmedizin 145
2.2.5 Blutreinigungsverfahren 151
2.2.6 Physiotherapie 153
2.3 Pflege auf der Intensivstation 155
2.3.1 Dekubitusprophylaxe 155
2.3.2 Trachealtoilette und Tracheostoma 156
2.3.3 Hygiene 157
2.4 Spezielle Aspekte 159
2.4.1 Lunge 159
2.4.2 Schock 160
2.4.3 Gerinnungsstörungen 162
2.4.4 Akutes Nierenversagen 164
2.4.5 Verbrennungen 165
2.4.6 Zerebrale Aspekte 167
2.4.7 Lungenembolie 168
2.4.8 Tetanus 170
2.4.9 Polytrauma 171

3 Notfallmedizin 173

3.1 Akute Störungen der Atmung 173
3.2 Akute Herz-Kreislauf-Störungen 177
3.3 Akute Funktionsstörungen des Zentralnervensystems 181
3.4 Stoffwechselstörungen 182
3.5 Polytrauma 184
3.6 Verbrennungen 186
3.7 Wichtige Intoxikationen und allergische Reaktionen 189

4 Schmerztherapie 194

4.1 Physiologie des Schmerzes, anatomische Grundlagen 194
4.2 Schmerzdiagnostik, spezielle Schmerzanamnese 195
4.3 Therapieverfahren 197
4.3.1 Schmerzmedikamente 197
4.3.2 Regionalanästhesien 199
4.3.3 Physikalische Therapien 201
4.3.4 Akupunktur 202
4.3.5 Adjuvante Medikamente 203
4.4 Spezielle Schmerztherapie 204
4.4.1 Tumorschmerz 204
4.4.2 Kopfschmerz 204
4.4.3 Postzosterische Neuralgie 207
4.4.4 Phantomschmerz 208
4.4.5 Sympathische Reflexdystrophie (Morbus Sudeck) 209
4.4.6 Polyneuropathie 211
4.5 Therapiekontrolle 211

5 Checkliste für den letzten Tag vor der Prüfung 213

5.1 Wichtige Medikamente 213
5.1.1 Einleitungsmedikamente 214
5.1.2 Muskelrelaxantien 216
5.1.3 Narkosegase 218
5.1.4 Notfallmedikamente 220
5.1.5 Analgetika 227
5.1.6 Lokalanästhetika 230
5.2 Sensible Versorgung 231
5.3 Vorgehen in speziellen Situationen 234
5.3.1 Bewusstlosigkeit 234
5.3.2 Reanimation 235
5.3.3 Maligne Hyperthermie 237
5.3.4 Brandverletzung 238

Index 239

Allgemeine Hinweise und Tipps

Prüfungsvorbereitung

Zur optimalen Prüfungsvorbereitung empfiehlt es sich, neben dem Einzelstudium Lerngruppen zu bilden. Zwei bis drei Monate sollten sich die Teilnehmer der Lerngruppen etwa 2–3-mal pro Woche treffen. Vor jedem Treffen sollte ein Thema vereinbart werden, das für das nächste Mal vorbereitet wird. Dies erhöht die Motivation zum regelmäßigen Lernen und ermöglicht gleichberechtigte und ergänzende Diskussionen. Punkte, die dem Einzelnen während des Einzelstudiums unklar geblieben sind, sollten notiert und in der Gruppe vorgestellt und beraten werden. Auf diesem Weg kann man das eigene Wissen kontrollieren und Sicherheit gewinnen.

Das Lernen in Lerngruppen hilft, Ängste vor der freien Rede abzubauen und trainiert das freie und strukturierte Antworten. Durch regelmäßiges Treffen wird der Kontakt zu den anderen Studierenden aufrecht gehalten. Meist stellt man zudem fest, dass das Lernen in der Gruppe mehr Spaß macht, als zu Hause oder in der Bibliothek allein vor seinen Büchern zu hocken. Und wenn man dann doch einmal in ein „Tief" fällt, schaffen es andere meist wesentlich besser, die Stimmung und das Selbstbewusstsein wieder zu heben.

Verhalten während der Prüfung

Es empfiehlt sich, sich als Prüfungsgruppe bei den Prüfern vorzustellen. Nur wenige Prüfer sind zu einem Gespräch nicht bereit. Viele Prüfer geben Tipps und Hinweise, worauf man sich vorbereiten sollte, oder nennen Themen, die sie auf keinen Fall abfragen. Alle Prüflinge sollten nach der Vorbereitungszeit einen ähnlichen Wissensstand haben. Extrem schlechte oder extrem gute Prüflinge stören die Gruppendynamik und können Prüfer zu sehr verärgern bzw. begeistern. Die Prüfung wird meist zweigeteilt, d.h. zuerst werden ein oder mehrere Patienten untersucht, und später erfolgt die eigentliche mündliche Prüfung. Vielfach wird auf den zuvor untersuchten Patienten eingegangen, sodass man die freie Zeit zwischen den Prüfungsteilen nutzen sollte, sich über das Krankheitsbild des Patienten genauer zu informieren.

Die Kleidung zur Prüfung sollte man innerhalb der Gruppe besprechen: „Etwas feiner als sonst" hat sich bewährt; es muss nicht gleich Anzug oder Kostüm sein. Auf alle Fälle sollte man sich in seiner Haut einigermaßen wohlfühlen.

Natürlich kann man für eine Prüfung nicht den Typ abstreifen, der man ist. Trotzdem sollte man sich bewusst machen, dass manche Verhaltensweisen eher verärgern und nicht zu einer angenehmen Prüfungssituation beitragen. Sicherlich ist es gut, eine Prüfung selbstbewusst zu bestreiten. Arroganz und Überheblichkeit jedoch sind, selbst wenn man exzellent vorbereitet und die Kompetenz des Prüfers zweifelhaft ist, fehl am Platz. Jeder Prüfer kann einen, so er möchte, vorführen und jämmerlich zappeln lassen. Also: Besser keinen vermeidbaren Anlass dazu liefern. Genauso unsinnig und peinlich ist es, devot und unterwürfig zu sein.

Auch wenn man vor der Prüfung gemeinsam gelitten, während der Vorbereitungszeit von der Gruppe profitiert hat, geht es in der Prüfung um das eigene Bestehen, die eigene Note. Man braucht sich darüber nichts vorzumachen. Trotzdem sollte man in der Prüfung fair bleiben und z.B. nicht aus freien Stücken gerade die Fragen und Themen aufgreifen, an denen sich der Mitprüfling die Zähne ausgebissen hat.

Häufige Frageformen

Offene Fragen: Dies ist die häufigste Frageform. Die Antwort sollte strukturiert und flüssig erfolgen. Ziel ist es, möglichst lange zu reden, sich gleichzeitig aber nicht in unwichtigen Dingen zu verlieren. Viele Prüfer unterbrechen dann den Redefluss und dies kann enorm verwirren. Schon in den Vorbereitungsmeetings sollte man sich zur Beantwortung der Fragen eine gute Struktur angewöhnen, z.B. Definition – Ätiologie – Symptomatik – Diagnostik – Therapie. Es empfiehlt sich, im Schlusssatz eine neue Problematik, in der man sich gut auskennt, anzuschneiden, die der Prüfer aufgreifen kann.

Nachfragen: Im Anschluss an eine offene Frage kommt es oft zu einigen Nachfragen, die das angeschnittene Thema vertiefen. Dabei wird der Schwierigkeitsgrad der Fragen meist höher. Die Prüfer tasten sich an die Grenzen der Prüflinge heran.

Fallbeispiele: Fallbeispiele eignen sich immer gut, um praktische Belange abzufragen. Daher sind sie besonders in den handwerklichen Fächern sehr beliebt. Es besteht die Chance, dass sich zwischen Prüfer und Prüfling ein kollegiales Gespräch entwickelt. Eindeutige Beschreibungen und charakteristische Krankheitsbilder machen die Beantwortung der Frage meist einfach. Zu Anfang sollte immer auf mögliche Differentialdiagnosen eingegangen werden. Vorsicht ist bei Krankheitsbildern geboten, über die man nicht viel weiß. Der Prüfer könnte sie bei einer weiteren Frage aufnehmen und man gerät arg ins Schwitzen. Also: sich selbst keine Grube graben.

Fragen zu Röntgenbildern: In Anästhesieprüfungen ist die Beurteilung von Röntgenbildern sehr beliebt. Oft beginnt die Prüfung sogar auf diese Art und Weise. Wichtig ist, sich nicht sofort auf den pathologischen Befund zu stürzen, der meist offensichtlich ist. Besser ist es, Übersicht zu beweisen, indem man systematisch das Röntgenbild analysiert: „Es handelt sich um eine Röntgenaufnahme des Thorax im p.a.-Strahlengang eines 45-jährigen Patienten. Die knöchernen Anteile sind, soweit beurteilbar, unauffällig. Das Zwerchfell ..."

Probleme während der mündlichen Prüfung

Während einer mündlichen Prüfung können vielfältige Probleme auftreten, die man im Gegensatz zur schriftlichen Prüfung sofort und möglichst souverän bewältigen muss.

- Kann man eine Frage nicht beantworten, braucht man nicht sofort zu verzweifeln. Auf Nachfragen oder Bitten um weitere Informationen formuliert der Prüfer seine Frage oft anders. Dies kann auch sinnvoll sein, wenn man merkt, dass man am Prüfer vorbeiredet.
- Was ist jedoch, wenn es nicht zum „Aha-Effekt" kommt? Ein Problem, das nur schwer zu lösen ist. Die meisten Prüfer helfen weiter oder wechseln das Thema. Selbst wenn eine Frage nicht beantwortet wird, ist dies noch lange kein Grund durchzufallen.
- In Prüfungssituationen beginnen viele Prüflinge vor Aufregung zu stottern oder sich zu verhaspeln. Dies ist normal. Vor und während einer Prüfung darf man aufgeregt sein, dafür hat jeder Prüfer Verständnis. Übertriebene Selbstsicherheit löst sogar bei manchen Prüfern Widerwillen und Antipathie aus.
- Sehr unangenehm wird die Situation, wenn Mitstreiter „abstürzen". Die Prüfung spitzt sich zu, und der Prüfer reagiert verärgert. Hier hilft nur: Ruhig bleiben. Der Gedanke, dass der Prüfer sich ebenfalls unwohl fühlt und kein persönliches Interesse hat, die Situation weiter zu verschärfen, erleichtert ungemein.
- Gelassen die Fragen der anderen geschehen lassen. Das Gefühl, „alle guten Fragen sind schon weg, ehe ich an die Reihe komme", ist nicht außergewöhnlich.

- Häufig ist ein Prüfer bekannt dafür, dass er besonders „gemein“ und schwer prüft. Bemerkenswert ist jedoch, dass die Kritik oft von früheren Prüflingen stammt, die entweder durchgefallen sind oder die Prüfung mit einer schlechten Note bestanden haben. Weiß man jedoch, dass dies nicht der Fall sein kann, weil man die Informationsquelle kennt, hilft nur eins: Lernen, Lernen, Lernen.

Manche Prüfer fragen, ob zur Notenverbesserung eine weitere Fragenrunde gewünscht wird. Eine solche Chance sollte man sich nicht entgehen lassen, da man nur gewinnen kann.

Internet-Recherche

Gerade in mündlichen Prüfungen neigen einige Professoren dazu, Themen anzusprechen, die in einem engen Zusammenhang mit ihrem Forschungsgebiet stehen. Leider bleibt aber bekanntlich wenig Zeit, sich nach Bekanntgabe von Prüfer und Fach mit aufwändigen Internetrecherchen zu beschäftigen. Damit die Suche möglichst schnell zum Erfolg führt, geben wir ein paar Tipps für ein gezieltes Vorgehen mithilfe von www.google.de.

Beispielsuchanfragen: Pathogenese der Arteriosklerose

- Wenn der erste Suchbegriff (Arteriosklerose) im Titel der Seite erscheinen soll, der andere (Pathogenese) im Text: z. B. **intitle: „Arteriosklerose“ Pathogenese**
- Viele Dozenten stellen Unterlagen in Form von Powerpoint-Präsentationen (ppt), Adobe-Dokumenten (pdf) oder Word-Dokumenten (doc) zum Download bereit. Durch die zusätzliche Eingabe von ext: listet Google nur Suchergebnisse eines entsprechenden Dateityps auf: z. B. **Arteriosklerose ext:pdf**
- Auch Studenten legen oft Referate zu speziellen Themen im Internet ab. Da die entsprechenden Webseiten aber meist keine echten de-Domains besitzen, über viele Werbefenster finanziert werden und in Suchmaschinen erst auf Seite 20 erscheinen, sollte man direkt in den Inhaltsverzeichnissen der Seiten nach Dokumenten suchen: z. B. **„Index of/“ +pdf „Arteriosklerose“**
- Alternativ ist es auch möglich, schon bekannte Webseiten nach bestimmten Inhalten zu durchsuchen: z. B. **site:http://www.medizinstudent.de Arteriosklerose**

Hinweise für die Benutzung

Alle Angaben entsprechen den Standards und dem Kenntnisstand zur Zeit der Drucklegung. Dennoch können klinikintern abweichende diagnostische und therapeutische Vorgehensweisen üblich sein.

Alle diejenigen, die zum ersten Mal mit einer „In Frage und Antwort"-Reihe arbeiten, sollten sich anfangs durch die sehr ausführlichen Antworten, so wie sie in der mündlichen Prüfung nur ein sehr guter Student geben würde, nicht entmutigen lassen. Zweck der Reihe ist es, sich durch häufiges Wiederholen ein strukturiertes und inhaltlich vollständiges Wissen anzutrainieren.

Bedeutung der Symbole in der Randspalte

? Frage	! Merksätze	+ Zusatzwissen
Fallbeispiele	Klinik	tipp Tipps zur Prüfungssituation

Zur Erleichterung der Wiederholung kann in der Randspalte neben der Frage angekreuzt werden,

- ob die Frage **richtig** beantwortet wurde ☺
- ob die Frage **falsch** beantwortet wurde ☹
- ob die Frage **wiederholt** werden sollte 😐

Abkürzungsverzeichnis

A

AAC-Regel	Absetzen des Allergens, Adrenalin, Kortikoide
ACH	Acetylcholin
ADH	antidiuretisches Hormon
Amp.	Ampulle
ANV	akute Niereninsuffizienz
ARDS	Acute respiratory distress syndrome, akute Lungeninsuffizienz
ASB	Assistant spontaneous breathing
ASS	Acetylsalicylsäure

B

BGA	Blutgasanalyse
BSG	Blutsenkungsgeschwindigkeit
BWS	Brustwirbelsäule

C

Ca	Karzinom
CCT	kraniales Computertomogramm, kraniale Computertomographie
CPAP	Continuous positive airway pressure
CT	Computertomogramm, Computertomographie

D

DHB	Dehydrobenzperidol
DIC	disseminierte intravasale Gerinnung
4-DMAP	4-(Dimethylamino-)pyridin
2,3-DPG	2,3-Diphosphoglycerat
DSA	digitale Subtraktionsangiographie

E

EEG	Elektroenzephalogramm
EKG	Elektrokardiogramm
ESA	Elektrostimulations-Akupunktur

F

FFP	Fresh-frozen-Plasma

G

GABA	Gamma-Amino-Buttersäure
GLDH	Glutamatdehydrogenase
GOT	Glutamat-Oxalacetat-Transaminase
GPT	Glutamat-Pyruvat-Transaminase
γ-GT	Gamma-Glutamyltransferase

H

HAES	Hydroxyäthylstärke (Plasmaexpander)
Hb	Hämoglobin
Hk	Hämatokrit
HLA	Human leucocyte antigen
HNO	Hals-, Nasen-, Ohrenheilkunde
HWK	Halswirbelkörper
HZV	Herzzeitvolumen

I

i.v.	intravenös
ICP	Intracranial pressure, intrakranieller Druck
IE	internationale Einheiten
IgE	Immunglobulin E
IPPB	Intermittend positive pressure breathing
IPPV	Intermittend positive pressure ventilation, intermittierende Überdruckbeatmung
IVRA	intravenöse Regionalanästhesie
IVRSB	intravenöse regionale Sympathikusblockade

K

KG	Körpergewicht
KHK	koronare Herzkrankheit

L

LAD	linksartrialer Druck
LDH	Laktat-Dehydrogenase
LJ	Lebensjahre
LSD	Lysergsäurediethylamid
LUFU	Lungenfunktionsprüfung
LVEDP	linksventrikulärer enddiastolischer Druck
LWK	Lendenwirbelkörper
LWS	Lendenwirbelsäule

M

MAC	minimale alveoläre Konzentration
MAO	Monoaminooxidase
MCH	Mean corpuscular haemoglobin
MCV	Mean corpuscular volume
MMV	Mandatory minute volume
MRT	Magnetresonanztomographie, Magnetresonanztomogramm
MS	Multiple Sklerose

N

N.	Nervus
NEF	Notarzteinsatzfahrzeug
NLA	Neuroleptanästhesie

O

OP	Operation

P

PCWP	pulmonalkapillärer Verschlussdruck
PDA	Periduralanästhesie
PDK	Periduralkatheter
PE	Probeexzision
PEEP	Positive endexpiratory pressure
PPSB	Prothrombinkomplexpräparate
PTT	partielle Thromboplastinzeit

R

RTW	Rettungswagen

S

s.c.	subcutan
SIMV	Synchronized intermittend mandatory ventilation
SRD	sudomotorische Reflexdystrophie (Morbus Sudeck)

T

TENS	transkutane elektrische Nervenstimulation
TEP	totale Endoprothese
TIA	transitorische ischämische Attacke
TIVA	total intravenöse Anästhesie
TK	Thrombozytenkonzentrat
TUR	transurethral
TZ	Thrombinzeit

V

V.	Vena
V.a.	Verdacht auf
VIP	vertikale infraklavikuläre Plexusblockade

Z

Z.n.	Zustand nach
ZNS	Zentralnervensystem
ZVD	zentralvenöser Druck

Quellenverzeichnis

[1] Klöss, Anästhesie, Urban & Fischer Verlag München, 1. Aufl., 2003
[2] Eberhardt/Schäfer, Klinikleitfaden Anästhesie, Urban & Fischer Verlag München, 4. Aufl., 2002
[3] Lutomsky/Flake, Leitfaden Rettungsdienst, Urban & Fischer Verlag München, 3. Aufl., 2003

1 Anästhesie

1.1 Narkosevorbereitung

1.1.1 Prämedikationsvisite

Frage: Welchem Zweck dient die **Prämedikationsvisite?** ?

☐ ☐ ☐
☺ 😐 ☹

Antwort: Der Anästhesist sollte versuchen, ein Vertrauensverhältnis zu dem Patienten aufzubauen. Es sollen Informationen über den Patienten, seine **Vorerkrankungen** und den bevorstehenden operativen Eingriff gesammelt werden. Bei der Auswahl des Narkoseverfahrens sollten die Wünsche des Patienten, soweit möglich, berücksichtigt werden. Der Patient muss über den **Ablauf** der Narkose und ihre **Risiken** aufgeklärt werden; eine **schriftliche Einwilligung** in das geplante Vorgehen ist einzuholen. Des Weiteren muss man ihm die seine Mitarbeit betreffenden Dinge, wie Nahrungskarenz, Verzicht auf Schmuck und (Zahn-) Prothesen am Operationstag erklären. Nach Überprüfung der Laborwerte und technischen Untersuchungen wird eine entsprechende Prämedikation verordnet.

tipp Eine gute Strukturierung ist bei solchen allgemeinen Fragen besonders wichtig: Man beginnt mit dem Einfachen und erwähnt das Spezielle zuletzt. Oft bietet sich, wie bei dieser Antwort, eine chronologische Gliederung an.

Frage: Welche **Ängste** stehen bei den Patienten meist im Vordergrund? ?

☐ ☐ ☐
☺ 😐 ☹

Antwort: Viele Patienten haben Angst, bei einer noch nicht ausreichenden Narkosetiefe bereits operiert zu werden, während der Operation zu erwachen oder nach dem Eingriff starke Schmerzen zu haben. Andere befürchten, während der Narkose intime Dinge zu erzählen oder nicht mehr aus ihr zu erwachen. Es ist wichtig, dass der Anästhesist diese Ängste ernst nimmt und auf sie eingeht.

Frage: Welche Punkte sind in der **anästhesiologischen Anamnese** besonders wichtig? ?

☐ ☐ ☐
☺ 😐 ☹

Antwort: Wichtig ist, sich ein genaues Bild über die **Vorerkrankungen** des Patienten zu machen. Interessant sind hier vor allem Erkrankungen, die das kardiovaskuläre System, Lunge, Niere und Leber betreffen, außerdem Stoffwechselerkrankungen, Nervenleiden, Bluterkrankungen, Blutgerinnungsstörungen, Augenerkrankungen und Allergien. Es ist eine genaue **Medikamentenanamnese** zu erheben, ebenso ist nach

Alkohol- und **Nikotinkonsum** zu fragen. Man sollte sich über früher durchgeführte Narkosen, deren Verlauf und eventuell aufgetretene Schwierigkeiten informieren. Auch Narkosekomplikationen in der Familie des Patienten sind von Interesse.

☐ ☐ ☐
☺ 😐 ☹

? Frage: Wie gehen Sie bei der körperlichen Untersuchung vor?

Antwort: Die allgemeine körperliche Untersuchung konzentriert sich vor allem auf das kardiopulmonale System. Die **Auskultation** von **Herz** und **Lunge** wird grundsätzlich bei jedem Patienten durchgeführt. Im Speziellen ist auf Hinweise auf bevorstehende Intubationsschwierigkeiten zu achten. Dazu untersucht man die Beweglichkeit der Halswirbelsäule und der Kiefergelenke, lässt den Patienten bei geöffnetem Mund die Zunge herausstrecken (☞ Abb. 1.1) und inspiziert die Zähne. Bei bevorstehender rückenmarksnaher Regionalanästhesie wird der Lumbalbereich auf Beweglichkeit und Verknöcherungen untersucht, außerdem erfolgt eine orientierende neurologische Untersuchung der unteren Extremitäten. Für Punktionen infrage kommende Venen werden inspiziert; sofern die A. radialis punktiert werden soll, ist der Allen-Test durchzuführen. Falls spezielle Lagerungen geplant sind, ist die Beweglichkeit des Patienten entsprechend zu prüfen.

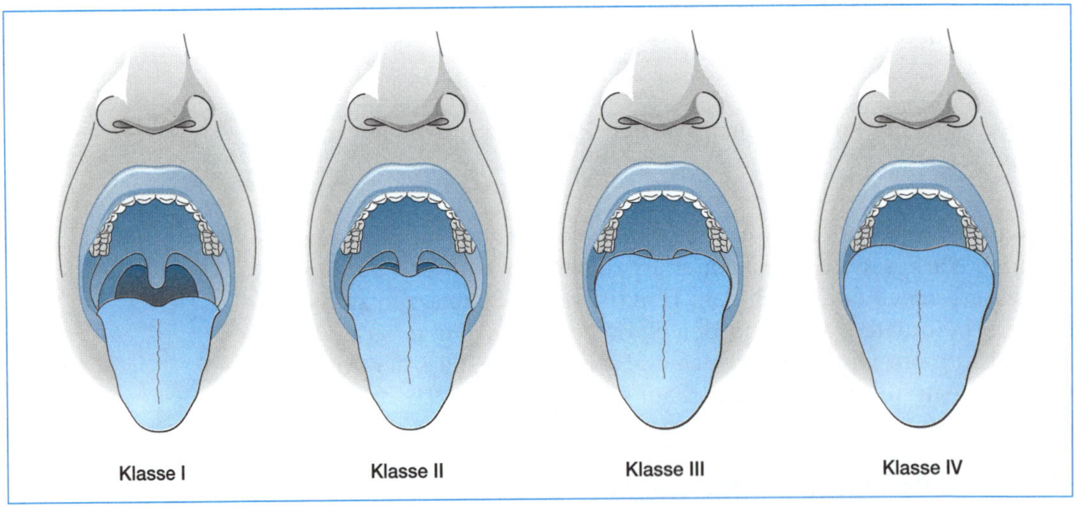

Abb. 1.1: Mallampati-Klassifikation. Je nach Einteilung muss mit Problemen bei der Intubation gerechnet werden [1]

☐ ☐ ☐
☺ 😐 ☹

? Frage: Nennen Sie bitte ein übliches **Einteilungsschema** zur Abschätzung des **Narkoserisikos.**

Antwort: Es gibt verschiedene Schemata zur Abschätzung des Narkoserisikos. Gebräuchlich ist z.B. das der **American Society of Anesthesiologists** (☞Tab. 1.1).

Risikogruppe	Zustand
1	gesunder Patient
2	Erkrankung mit leichter Störung des Allgemeinbefindens
3	Erkrankung mit schwerer Störung des Allgemeinbefindens
4	lebensbedrohlich erkrankter Patient
5	moribunder Patient

Tab. 1.1: Abschätzung des Narkoserisikos

Frage: Wozu soll denn so eine **Risikoklassifizierung** dienen? **?**

☐ ☺ ☐ 😐 ☐ ☹

Antwort: Zum einen sollen jene Patienten, die durch die Narkose **besonders gefährdet** sind, erkannt werden. Gerade bei elektiven Eingriffen muss der Patient auch vom Anästhesisten über sein evtl. erhöhtes perioperatives Risiko aufgeklärt werden. In manchen Fällen ist es dann auch möglich, durch eine intensive präoperative Therapie der Vorerkrankungen, z.B. durch die internistischen Kollegen, das Risiko zu minimieren. Wenn eine Verbesserung der Ausgangssituation nicht möglich ist, würde ich gegebenenfalls einen erfahrenen Anästhesisten zu Rate ziehen.

Frage: Können Sie etwas über den rechtlichen Rahmen der **Aufklärung** des Patienten erzählen? **?**

☐ ☺ ☐ 😐 ☐ ☹

Antwort: Da es sich bei jeder Form der Anästhesie um eine Körperverletzung im juristischen Sinne handelt, ist eine **Einwilligung** des Patienten zur Narkose in Kenntnis aller relevanten Gesichtspunkte notwendig. Die dazu nötigen Informationen hat der Arzt dem Patienten zu vermitteln. Die Ausführlichkeit dieser Informationen ist vom Aufklärungsbedürfnis und von der Auffassungsgabe des Patienten abhängig. Das Aufklärungsgespräch vor elektiven Eingriffen hat spätestens am Vortag zu erfolgen.

Frage: Welche **Sonderfälle** gibt es? **?**

☐ ☺ ☐ 😐 ☐ ☹

Antwort: Vor dringenden **Notoperationen,** vor denen nicht ausreichend Zeit für ein Aufklärungsgespräch zur Verfügung steht, kann das Gespräch auf das Nötigste reduziert oder im Extremfall sogar darauf verzichtet werden. Bei **Kindern** sind die Erziehungsberechtigten aufzuklären, bei **nicht einwilligungsfähigen Personen,** für die eine Betreuung eingerichtet wurde, muss die Einwilligung beim Betreuer eingeholt werden. Wenn eine solche Betreuung noch nicht eingerichtet worden ist,

> **tipp** Eine eher schwierige Frage. Falls man nicht weiß, worauf der Prüfer hinaus will, besser um eine Erläuterung bitten.

muss sie beim zuständigen Amtsgericht beantragt werden. Die wichtigsten Punkte des Aufklärungsgespräches sind schriftlich zu fixieren und sowohl vom Patienten als auch vom Anästhesisten zu unterschreiben.

☐ ☐ ☐
☺ 😐 ☹

? **Frage:** Über welche **Risiken** ist der Patient aufzuklären?

Antwort: Grundsätzlich ist der Patient über häufig auftretende bzw. typische Risiken des geplanten Verfahrens aufzuklären. Bei einer Intubationsnarkose sind dies **Zahnschäden, Stimmbandläsionen, Kreislaufstörungen, Muskelkater, allergische Reaktionen.** Seltene, aber typische Komplikationen der rückenmarksnahen Lokalanästhesie sind die **Nervenwurzelläsion** oder die **Meningitis.** Die **Aspiration,** die natürlich auch bei anderen Narkoseformen vorkommen kann, ist eine typische Komplikation der Maskennarkose.

☐ ☐ ☐
☺ 😐 ☹

? **Frage:** Wie lange sollte die **letzte Nahrungsaufnahme** bei einem elektiven Eingriff vor der Narkose zurückliegen?

Antwort: Vor elektiven Eingriffen wird im Allgemeinen eine **Nahrungskarenz** von mindestens **6 h** verlangt. Klare Flüssigkeiten wie Wasser oder Tee dürfen bis 2 h vor der Narkose getrunken werden. Zu beachten ist, dass einige Medikamente wie z.B. Opioide die Magenentleerung verzögern, sodass eine längere Nahrungskarenz erforderlich wird. Schwangere ab der 12. Schwangerschaftswoche gelten prinzipiell als nicht nüchtern.

☐ ☐ ☐
☺ 😐 ☹

? **Frage:** Welche Medikamente würden Sie präoperativ absetzen, welche nicht?

> **tipp** Gibt es verschiedene Auffassungen zu einem Thema, so kann man das gern erwähnen. Dies zeigt, dass man sich mit der Materie befasst hat. Äußerungen des Prüfers sollte man jedoch besser nicht infrage stellen.

Antwort: Herz- und **Kreislaufmedikamente** sowie **antiobstruktive Medikamente** werden üblicherweise mindestens bis zum Vorabend der Operation in der bisherigen Dosis weitergegeben. Eine **Medikation** mit **oralen Antidiabetika** ist den Erfordernissen anzupassen. Grundsätzlich gilt, dass perioperativ eine Hypoglykämie gefährlicher ist als eine Hyperglykämie. Orale Antidiabetika können bis zu 50 h nach der letzten Einnahme noch eine Hypoglykämie auslösen. Sulfonylharnstoffe sollten daher am Vorabend der Operation abgesetzt werden. Biguanide dürfen bereits zwei Tage vor einem geplanten Eingriff nicht mehr eingenommen werden, da sonst das Risiko einer Laktatazidose besteht. Vor größeren Eingriffen, bei denen auch postoperativ eine Nahrungskarenz eingehalten werden muss, wird präoperativ auf Altinsulin umgestellt.

Bezüglich der **antihypertensiven Therapie** gibt es unterschiedliche Meinungen. Einige Anästhesisten befürchten Blutdruckspitzen z.B.

während der Intubation, daher verabreichen sie auch morgens vor der Operation die antihypertensive Vormedikation. Andere bevorzugen es, am Operationsmorgen keine blutdrucksenkenden Mittel zu geben und den Blutdruck während der Operation mit einem Nitroperfusor gezielt zu steuern. Hier ist die kurze Halbwertzeit des Nitros von einigen Minuten von Vorteil; die Wirkung eines am Morgen verabreichten, lang wirksamen Antihypertensivums kann hingegen nicht mehr beeinflusst werden.

Bei Patienten, die aufgrund einer Depression mit Monoaminooxidase-Hemmern eingestellt sind, kann es zu schwerwiegenden Interaktionen mit Opiaten kommen. Darum wird empfohlen, MAO-Hemmer bereits zwei Wochen vor einem elektiven Eingriff abzusetzen.

Frage: Welche **Laborwerte** sollten präoperativ überprüft werden? ?

☐ ☺ ☐ 😐 ☐ ☹

Antwort: Das Ausmaß der Laboruntersuchungen ist abhängig von den Vorerkrankungen des Patienten. **Routinemäßig** werden im Allgemeinen bestimmt:

- Hämoglobinwert, Hämatokrit
- Serumelektrolyte: Na, K, Ca
- Gerinnungsstatus: Quick-Wert, PTT und Thrombozytenzahl
- Retentionswerte: Kreatinin, Harnstoff
- Serumparameter für Leberfunktion bzw. -schädigung: GPT, GOT, γ-GT, Bilirubin

Frage: Welche Rückschlüsse ziehen Sie aus dem Hämoglobin- und Hämatokritwert? ?

☐ ☺ ☐ 😐 ☐ ☹

Antwort: Der **Hämoglobinwert** gibt Aufschluss über die **Sauerstoffbindungskapazität** des Blutes. Er kann infolge von akuten oder chronischen Blutungen oder bei verschiedensten Vorerkrankungen erniedrigt sein, oder beispielsweise bei respiratorischer Insuffizienz und Exsikkose reaktiv erhöht sein. Junge gesunde Patienten können Hb-Abfälle bis weit unter die Norm kompensieren, bei Patienten mit kardiovaskulären Erkrankungen sollte man darauf achten, dass ein Hb-Wert von etwa 10 g/100 ml sowohl prä- als auch intraoperativ nicht unterschritten wird, gegebenenfalls müssen Erythrozytenkonzentrate transfundiert werden. Der **Hämatokritwert** gibt Auskunft über den **Hydratationszustand.** In diesem Zusammenhang geben die Bestimmung der Serumwerte für Natrium und Albumin weitere Hinweise.

✚ Der Hämatokritwert korreliert meist mit dem Hämoglobinwert. Von praktischer Bedeutung ist vor allem der HK-Schnelltest, der zur Beurteilung des Blutverlustes bei großen Operationen verwendet werden kann.

Frage: Welche sonstigen technischen Untersuchungen sind präoperativ durchzuführen? ?

☐ ☺ ☐ 😐 ☐ ☹

tipp Wie auch in vielen anderen Bereichen gibt es bei den Richtlinien für die präoperativ durchzuführenden Untersuchungen klinikinterne Besonderheiten, die man kennen sollte.

Antwort: Die Notwendigkeit technischer Untersuchungen ist sehr stark vom Zustand des Patienten sowie von der geplanten Operation abhängig. Ein Ruhe-EKG sollte routinemäßig bei allen Patienten über 40 Jahren abgeleitet werden, bei begründetem Verdacht auch bei jüngeren Menschen. Auch Röntgenthoraxaufnahmen sind bei Kindern, Jugendlichen und jungen Erwachsenen nur bei entsprechenden Vorerkrankungen notwendig. Beim Vorliegen einer obstruktiven oder restriktiven Lungenerkrankung und vor großen thorakalen oder abdominellen Eingriffen sollte eine Lungenfunktionsüberprüfung mittels **„LUFU“** (Spirometrie, ☞Kap. 1.5.3) und eine Blutgasanalyse **(BGA)** erfolgen. Bei Verdacht auf eine KHK kann ein Belastungs-EKG indiziert sein.

☐ ☐ ☐
☺ 😐 ☹

? **Frage:** Welche Untersuchungen sollten speziell bei **älteren Menschen** vor elektiven Eingriffen erfolgen?

Antwort: Da bei diesen Patienten häufig eine koronare Herzerkrankung vorliegt, ist zur Beurteilung der kardialen Situation ein **Belastungs-EKG** hilfreich. Ersatzweise ist die Erstellung eines **Myokardszintigramms** mit Dipyridamol sinnvoll, falls Kontraindikationen für eine Ergometrie bestehen, oder eine Ergometrie nicht möglich ist. **Echokardiographisch** lassen sich Aussagen über die linksventrikuläre Funktion machen.

1.1.2 Prämedikation

☐ ☐ ☐
☺ 😐 ☹

? **Frage:** Zur **Prämedikation** können Medikamente am Abend und am Morgen vor der Operation verabreicht werden. Welche Wirkungen sollen damit erzielt werden?

Antwort: Die Prämedikation dient zum einen der **Angstminderung** und **Sedierung** sowie ggf. der **Schmerzlinderung.** Eine zweite Aufgabe ist die Vorbeugung möglicher Narkoseprobleme. Diese können vegetative Reflexe sein (z.B. eine vasovagale Synkope), eine übermäßige Speichel- und Bronchialsekretion, ein erhöhtes Aspirationsrisko bei gastro-ösophagealem Reflux, allergische Reaktionen oder postoperative Übelkeit und Erbrechen. Je nach Bedarf sind folglich Anxiolyse, Sedierung, Analgesie, die Dämpfung der vagalen Reflexe, Anhebung des Magensaft-pH, Antihistaminwirkung oder antiemetischer Effekt erwünscht.

☐ ☐ ☐
☺ 😐 ☹

? **Frage:** Welche Medikamente werden üblicherweise zur **Prämedikation** eingesetzt?

Antwort: Für die Auswahl an Prämedikationssubstanzen gibt es keine allgemeingültigen Empfehlungen. Meist werden jedoch Benzodiazepine am Vorabend und am Morgen vor der Operation verordnet. Welche Substanzen genau verwendet werden ist von Abteilung zu Abteilung unterschiedlich. Wirkstoffe, die ich für die Prämedikation gesehen habe sind z.B. Lormetazepam (Noctamid®), Clorazepat (Tranxillium®) und Lormetazepam (Tavor®). Kinder werden in der Regel mit Midazolamsaft am Operationstag prämediziert.

Frage: Aber dann sind sie doch nicht mehr nüchtern!? **?**

☐ ☺ ☐ 😐 ☐ ☹

Antwort: Eine so geringe Menge Flüssigkeit kann toleriert werden, außerdem wird dadurch der Magensaft-pH-Wert leicht angehoben. Die Nüchternheitsgrenzen sind bei Säuglingen und Kleinkindern ohnehin ein wenig anders zu setzen. Klare wässrige Flüssigkeiten dürfen bis zu 2 h präoperativ noch aufgenommen werden. Für Milch gilt hingegen die 6-h-Grenze.

Frage: Können Sie vielleicht ein Beispiel für eine **klassische Prämedikation** eines gesunden Erwachsenen vor einem **HNO-Eingriff** nennen? **?**

☐ ☺ ☐ 😐 ☐ ☹

Antwort: Ich würde dem Patienten zur Nacht eine Schlaftablette verordnen, z.B. Lormetazepam (z.B. Noctamid®) 1–2 mg per os. Auch die Prämedikation am OP-Tag wird heutzutage üblicherweise per os verabreicht. Häufig wird Clorazepat (z.B. Tranxillium®) 7,5–15 mg verwendet. Bei einer Operation im HNO-Bereich ist es sinnvoll, zur Verminderung der Speichelsekretion zusätzlich ein Anticholinergikum zu verabreichen. Diese kann aber auch kurz vor der Narkoseeinleitung als i.v.-Injektion erfolgen. Eine routinemäßige Atropingabe wird heute nicht mehr durchgeführt.

> **tipp** Ein praktisches Beispiel macht oft einen guten Eindruck. Dosierungsangaben werden aber nur selten verlangt.

Frage: Welche Indikationen gibt es denn heute noch für eine Prämedikation mit **Atropin?** **?**

☐ ☺ ☐ 😐 ☐ ☹

Antwort: In den allermeisten Fällen wird heute auf die Atropingabe verzichtet. Üblich ist die Prämedikation mit Atropin nur noch vor **Bronchoskopien,** vor **Thoraxoperationen** und bei sehr kleinen **Kindern,** wenn ein „trockener Mund“ nötig ist. Bei den Kleinkindern wird das Atropin dann oft rektal appliziert.

> **tipp** Eine typische Nachfrage, wenn der Prüfer mit der Antwort nicht ganz zufrieden ist.

Frage: Sie erwähnten die Gruppe der **Benzodiazepine.** Können Sie uns die **Wirkungsweise** dieser Medikamente näher erläutern? **?**

☐ ☺ ☐ 😐 ☐ ☹

Antwort: Benzodiazepine wirken **anxiolytisch, sedierend, zentral muskelrelaxierend, schlafanstoßend** und **antikonvulsiv.** Die Wirkung wird durch die Bindung an spezifische Benzodiazepinrezeptoren vermittelt, wodurch die **zentral hemmende Wirkung** des **Neutrotransmitters GABA (γ-Amino-Buttersäure)** verstärkt wird. Die Rezeptoren für Benzodiazepine und GABA sind Bestandteile des gleichen Proteinmoleküls.

☐ ☐ ☐
☺ 😐 ☹

? **Frage:** Was wissen Sie über das Wirkprofil der **Neuroleptika?** Welche Substanzen aus dieser Gruppe werden zur Prämedikation eingesetzt?

Antwort: Neuroleptika haben eine **antipsychotische,** eine **sedierende** und eine **antiemetische** Wirkkomponente. Sie können extrapyramidale Störungen hervorrufen und setzen die Krampfschwelle herab. Bedeutung haben vor allem die Phenothiazine, die Butyrophenone und die Thioxanthene. Außerdem kann man die Neuroleptika nach ihrer Wirkstärke einteilen: Hochpotente Neuroleptika haben eine stark antipsychotische und schwach sedierende, schwach potente Neuroleptika eine schwach antipsychotische und stärker sedierende Wirkung. Zur Prämedikation werden Vertreter aus der letzt genannten Gruppe verwendet, z.B. **Promethazin** (z.B. Atosil®) oder **Levomepromazin** (z.B. Neurocil®).

1.1.3 Auswahl des Narkoseverfahrens

☐ ☐ ☐
☺ 😐 ☹

? **Frage:** Welche Kriterien halten Sie für die **Auswahl** eines **geeigneten Narkoseverfahrens** für wichtig?

Antwort: Bei dem ausgewählten Narkoseverfahren sollten
- die **Risiken** für den Patienten auf ein Minimum reduziert werden.
- die **Wünsche** des Patienten, soweit fachlich vertretbar, berücksichtigt werden.
- für den Operateur **optimale Arbeitsbedingungen** geschaffen werden.

Daher müssen die Vorerkrankungen, das Alter und die Kooperationsfähigkeit des Patienten, die Lage des OP-Gebietes, die Operationsdauer sowie die postoperativen Notwendigkeiten in die Überlegungen einbezogen werden.

☐ ☐ ☐
☺ 😐 ☹

Fallbeispiel: Es wird ein 40-jähriger Mann mit Unterschenkelfraktur nach einem Sturz vom Fahrrad in die Klinik eingeliefert. Welches Anästhesieverfahren schlagen Sie vor?

Antwort: Da es sich um einen Eingriff an den unteren Extremitäten handelt, ließe sich eine **Spinalanästhesie** durchführen.

Frage: Welche **Vorteile** bietet dieses Verfahren?

Antwort: Der Patient ist wach und atmet selbst. Eine **Intubation** ist **nicht** erforderlich, daher entfallen auch die damit verbundenen Risiken. Die **Schutzreflexe** bleiben erhalten. Aus diesem Grund ist dieses Verfahren bei nicht nüchternen Patienten von Vorteil.

tipp Einige Prüfer unterbrechen häufig mit Zwischenfragen. Man sollte versuchen, ruhig zu bleiben und sich auf den Fragestil einzustellen.

Frage: Würden Sie bei einem 20-jährigen Patienten genauso handeln?

Antwort: Da der früher nach Spinalanästhesie häufig aufgetretene postspinale Kopfschmerz durch die Verwendung der heute gebräuchlichen atraumatischen Spinalnadeln sehr selten geworden ist, spricht auch bei jüngeren Patienten nichts gegen die Spinalanästhesie.

Frage: Welche anderen Kontraindikationen für die rückenmarksnahen Lokalanästhesien gibt es?

Antwort: Kontraindikationen sind Ablehnung durch den Patienten, Sepsis, lokale Infektionen im Punktionsbereich, ausgeprägte Deformierungen der Wirbelsäule, schwere Herzinsuffizienz oder KHK, unkooperativer Patient, Schock, Hypovolämie, einige neurologische Erkrankungen, Gerinnungsstörungen und Medikamente (z.B. Plavix).

1.2 Narkosesysteme und Beatmung

1.2.1 Narkosesysteme

Frage: Zur Durchführung einer üblichen **Inhalationsnarkose** müssen einige technisch-apparative Voraussetzungen erfüllt sein. Was meine ich damit?

Antwort: Es sollte eine maschinelle Beatmungsmöglichkeit gegeben sein, die volatilen Anästhetika müssen dosiert zuführbar sein, beispielsweise über einen Verdampfer, Sauerstoff und Lachgas müssen zur Verfügung stehen, deren Flow muss einstellbar und messbar sein. CO_2 muss mittels eines CO_2-Absorbers aus der Rückatmungsluft entfernt werden. Eine Absaugungseinrichtung und ein Ambu-Beutel müssen vorhanden sein. Als Monitoring müssen mindestens eine Pulsoxymetrie, ein EKG-Monitor und eine Möglichkeit zur Blutdruckmessung zur Verfügung stehen. Des Weiteren sind ein Diskonnektionsalarm, ein Spirometer und eine Messmöglichkeit für die **inspiratorische Sauerstoffkonzentration** vorgeschrieben.

☐ ☐ ☐
☺ 😐 ☹

? Frage: Welche unterschiedlichen **Narkosesysteme** kennen Sie?

Antwort: Man kann die Narkosesysteme in **offene, halb offene, halb geschlossene** und **geschlossene** Systeme einteilen.

☐ ☐ ☐
☺ 😐 ☹

? Frage: Was können Sie über **offene Systeme** erzählen?

Antwort: **Offene Systeme** sind praktisch nur noch von historischer Bedeutung. Hierbei wurde meist Äther auf eine Maske getropft, auf der es verdampfte und direkt eingeatmet wurde. Vorteile dieses Systems sind der geringe technische Aufwand und die Einsetzbarkeit an jedem Ort. Nachteilhaft ist die fehlende Kontrollierbarkeit des Exspirationsvolumens und der Narkosegaskonzentration. Die frei verdampfenden Narkosegase stellten außerdem eine Belastung für das OP-Personal dar.

☐ ☐ ☐
☺ 😐 ☹

? Frage: In der täglichen Routine hat man es ja meist mit dem **halb geschlossenen** und gelegentlich mit dem **halb offenen System** zu tun. Wie unterscheiden sich diese Systeme?

Antwort: Bei dem **halb offenen** System wird das Exspirationsgemisch direkt an die Außenluft abgegeben, das Inspirationsgasgemisch wird jedoch über einen getrennten Schenkel zugeführt, sodass im Gegensatz zum halb geschlossenen System **keine Rückatmung** erfolgt. Wegen des geringen Atemwegswiderstandes dieser Systeme werden sie gern bei Kindern eingesetzt. Der Frischgasflow muss bei den Spülgassystemen das 3- bis 4-fache des Atemminutenvolumens betragen.

Das **halb geschlossene** System ist das **Standardsystem** für Erwachsene. Es ist als **Kreissystem** ausgelegt, bei dem das Exspirationsgasgemisch über einen CO_2-Filter dem Inspirationsgemisch beigemischt wird. Eine Frischgasmenge von 3–5 l/min wird ständig dem Kreissystem zugeführt, die gleiche Gasmenge wird entzogen.

In den letzten Jahren gewinnen zunehmend so genannte **Low-Flow-** oder **Minimal-Flow-Systeme** an Bedeutung. Das sind halbgeschlossene Systeme, die mit geringeren Frischgasflüssen (ca. 0,5–1 l/min) auskommen.

Frage: Was ist der Vorteil von diesen Systemen? **?**

☐ ☐ ☐
☺ 😐 ☹

Antwort: Ein geringerer Frischgasverbrauch führt zu weniger Wärme- und Feuchtigkeitsabgabe an die Umgebung. Außerdem ist auch der Verbrauch an Narkosegasen deutlich geringer. Bei den modernen inhalativen Anästhetika ist das ein nicht unerheblicher Kostenfaktor.

Frage: Wofür wird bei dem halb geschlossenen System ein **CO_2-Absorber** benötigt? **?**

☐ ☐ ☐
☺ 😐 ☹

Antwort: Bei dem halb geschlossenen Narkosesystem handelt es sich um ein **Kreissystem,** bei dem große Teile des Exspirationsgasgemisches dem Inspirationsgasgemisch wieder zugeführt werden. Um ein kontinuierliches Ansteigen des CO_2-Anteiles der Atemluft zu vermeiden, muss das CO_2 stetig dem System entzogen werden. Dies geschieht durch eine exotherme chemische Reaktion mittels einer Absorber-Patrone, die Natron- oder Bariumkalk enthält.

Frage: Woran erkennen Sie die Notwendigkeit, die CO_2-Absorberpatrone auszutauschen? **?**

☐ ☐ ☐
☺ 😐 ☹

Antwort: Dem im Absorber enthaltenen Natron- oder Bariumkalk ist ein **Indikatorfarbstoff** beigemischt. Durch einen Farbumschlag von farblos nach violett wird die Erschöpfung der CO_2-Bindungskapazität angezeigt.

Frage: Sie erwähnten außerdem noch das **geschlossene System.** Was ist das Besondere hierbei? **?**

☐ ☐ ☐
☺ 😐 ☹

Antwort: Das geschlossene System ist ebenfalls ein **Kreissystem,** dem nur so viel Sauerstoff und Narkosegas zugesetzt werden, wie der Patient tatsächlich verbraucht. Das abgeatmete CO_2 wird durch einen CO_2-Absorber entfernt. Diese Systeme werden wegen ihrer **schlechten Steuerbarkeit** nicht im Routinebetrieb eingesetzt.

Frage: Womit wird die Konzentration des Narkosegases geregelt? **?**

☐ ☐ ☐
☺ 😐 ☹

Antwort: Die volatilen Anästhetika werden mit Verdampfern oder Vergasern vom flüssigen in den gasförmigen Zustand überführt. Diese Geräte sind auf jeweils ein Anästhetikum geeicht, sodass strengstens darauf geachtet werden muss, dass beispielsweise ein Enfluranverdampfer ausschließlich mit Enfluran befüllt wird. Mittels einer Skala lässt sich die **Gaskonzentration** einstellen. Gemessen werden in der Regel sowohl die inspiratorische als auch die exspiratorische Gaskonzentration. Die exspiratorische Konzentration enspricht näherungsweise der Wirkstoffkonzentration im Blut und ist somit als Zielgröße anzusehen.

☐ ☐ ☐
☺ 😐 ☹

? Frage: In einem Kreissystem sind an bestimmten Stellen **Messsonden** angebracht. Welche **Parameter** müssen damit mindestens bestimmt werden können?

Antwort: Bei einer Intubationsnarkose sollten stets das **exspiratorische Volumen** mittels Spirometer oder elektronischer Messung, der **Beatmungsdruck,** die **inspiratorische O_2-Konzentration,** das **endtidale** (ausgeatmete) **CO_2** und **Narkosegaskonzentration** bestimmt werden.

☐ ☐ ☐
☺ 😐 ☹

? Frage: Das Narkosegerät sollte vor jeder Narkose vom Anästhesisten überprüft werden. Wie gehen Sie dabei vor?

Antwort: Wichtig ist die Prüfung des Systems auf Dichtigkeit und die Funktionsüberprüfung des Beatmungsgerätes. Die Gaszuleitungsschläuche und der Schlauch der Narkosegasabsaugung müssen ordnungsgemäß mit den entsprechenden Wandventilen verbunden sein. Der Atemkalk muss eine ausreichende Absorptionskapazität aufweisen. Des Weiteren muss ein funktionstüchtiger Ambu-Beutel vorhanden sein. Die Absaugeinrichtung muss betriebsbereit sein. Ein wichtiger Bestandteil der Überprüfung des Narkosegerätes ist auch der Test auf korrekte Alarmfunktionen.

☐ ☐ ☐
☺ 😐 ☹

? Frage: Welche Teile des Narkosesystems tauschen Sie vor jeder Narkose aus?

> tipp Hier gibt es teilweise klinikinterne Besonderheiten.

Antwort: Grundsätzlich müssen vor jeder Narkose der **Atemfilter,** der zwischen Tubusansatz und Beatmungsschläuchen eingesetzt wird, sowie die während der Narkoseeinleitung verwendete **Maske** ausgetauscht werden. Sofern der **Atemkalk** verbraucht ist, wird dieser ebenfalls ausgetauscht.

☐ ☐ ☐
☺ 😐 ☹

? Frage: Welche Parameter sind an jedem Narkosegerät, abgesehen von den Alarmgrenzen, auf den Patienten abgestimmt einzustellen?

Antwort: An jedem Narkosegerät sind prinzipiell Atemzugvolumen, Atemfrequenz, Inspirations-Exspirations-Verhältnis, Frischgasflow und Narkosegaskonzentration einzustellen. Darüber hinaus gibt es bei moderneren Geräten Besonderheiten, wie z.B. eine einstellbare Drucklimitierung.

Frage: Nennen Sie doch einmal eine typische **Standardeinstellung** am Narkosegerät für einen jungen Patienten ohne wesentliche Vorerkrankungen!

Antwort: Ich stelle ein:
- ein **Atemzugvolumen** von ca. 8–10 ml/kg KG
- eine **Atemfrequenz** von 10–12/min
- ein **I:E**-Verhältnis von 1:2
- einen **Arbeitsdruck** von 40 mbar
- einen **Flow** von 35–40 l/min
- einen **FiO_2** von 0,35

Soll ich auch noch etwas zu den Alarmgrenzen sagen?

tipp Eine solche Rückfrage kann das Gespräch beleben und gibt dem Prüfer Gelegenheit, entweder einen Komplex noch zu vertiefen oder auf die vorgegebene Richtung einzuschwenken.

Frage: Moment, da fehlen mir noch ein paar Sachen!

Antwort: Den **Lachgasflow** stelle ich auf einen Wert von 65% ein, die **Narkosegaskonzentration** wird entsprechend der Narkosetiefe angepasst und variiert zwischen den verschiedenen Narkosegasen.

Frage: Während einer mehrstündigen, bisher komplikationslosen Operation fällt das Narkosegerät plötzlich vollständig aus, ohne dass Sie die Ursache kennen können. Was tun Sie?

Antwort: Vorrangig ist in einem solchen Fall die Aufrechterhaltung der Beatmung. Man kann also zunächst versuchen, das Narkosegerät auf manuelle Beatmung umzuschalten. Führt dies nicht sofort zum Erfolg, so wird der Patient zunächst mit dem separaten Ambu-Beutel weiterbeatmet. Da nun keine weitere Zufuhr von Narkosegas mehr erfolgt, muss die Narkose nötigenfalls mit Injektionsnarkotika so lange aufrecht erhalten werden, bis wieder ein funktionsfähiges Narkosegerät zur Verfügung steht.

1.2.2 Beatmung während der Narkose

Frage: Bei länger dauernden Narkosen wird im Allgemeinen eine maschinelle Beatmung durchgeführt. Welche verschiedenen **Respiratortypen** gibt es?

Antwort: Es gibt **volumen-, druck-** und **zeitgesteuerte Systeme.** Weit verbreitet sind volumengesteuerte Respiratoren. Bei diesem Typ werden die Atemfrequenz und das Atemzugvolumen vorgewählt. Im

Allgemeinen sind diese Geräte mit einem einstellbaren Druckbegrenzer kombiniert. Bei druckgesteuerten Respiratoren wird die Inspirationsphase nach Erreichen eines vorgewählten Beatmungsdruckes beendet. Zeitgesteuerte Respiratoren schalten nach einem vorgewählten Zeitintervall von Inspiration auf Exspiration um.

☐ ☐ ☐ ☺ 😐 ☹

? **Frage:** Was versteht man unter einer kontrollierten Beatmung?

Antwort: Die kontrollierte Beatmung ist das bei gewöhnlichen Intubationsnarkosen übliche Beatmungsschema. Charakteristisch hierfür ist die Ausschaltung des normalen Atemantriebes, die **Atmung** erfolgt ohne Mithilfe des Patienten passiv durch die **Maschine.**

☐ ☐ ☐ ☺ 😐 ☹

? **Frage:** Wie unterscheidet sich hiervon die assistierte Beatmung?

Antwort: Bei der assistierten Beatmung ist das Atemzentrum nicht völlig ausgeschaltet, es erfolgt zunächst eine **aktive Inspirationsbewegung** durch den **Patienten.** Der hierdurch entstehende Unterdruck löst eine getriggerte, passive Überdruckbeatmung durch den Respirator aus.

☐ ☐ ☐ ☺ 😐 ☹

? **Frage:** Die maschinelle Beatmung während der Narkose wird meist nach dem gleichen, üblichen Schema durchgeführt. Wie nennt man diesen **„Grundtyp"** der maschinellen Beatmung?

✚ IPPV: Intermittent positive pressure ventilation

Antwort: Hierunter versteht man die **intermittierende Überdruckbeatmung.** Während der Überdruckphasen findet die Inspiration statt, die Exspiration erfolgt passiv während der übrigen Zeit.

☐ ☐ ☐ ☺ 😐 ☹

? **Frage:** Welches andere Beatmungsmuster lässt sich gut zur **Narkoseausleitung** einsetzen?

✚ SIMV: Synchronized intermittent mandatory ventilation

Antwort: Hier bietet sich beispielsweise die **SIMV-Beatmung** an. Erfolgt während des so genannten Erwartungsfensters eine aktive Inspirationsbewegung des Patienten, so wird der Triggermechanismus des Respirators ausgelöst und ein Beatmungsschub abgegeben. Bleibt die aktive Inspirationsbewegung aus, so erfolgt automatisch eine kontrollierte Beatmung durch die Maschine mit vorgewählter Frequenz und Atemzugvolumen, sodass die Sauerstoffversorgung des Patienten stets gesichert bleibt.

Frage: In welchen Fällen führt man eine Beatmung mit einem **PEEP** durch?

Antwort: Unter einer PEEP-Beatmung versteht man eine Beatmung mit einem **positiven endexspiratorischen Druck.** Hierdurch erhöhen sich die funktionelle Residualkapazität, die Diffusionskapazität und der Atemwegsmitteldruck. Das Shuntvolumen wird vermindert. Somit wird durch den PEEP ein günstiger Effekt erreicht, wenn durch einen intrapulmonalen Rechts-links-Shunt eine Hypoxie vorliegt.

✚ PEEP: Positive end-expiratory pressure

Frage: Was versteht man unter **CPAP?**

Antwort: Hierunter versteht man eine kontinuierliche Erhöhung des Atemwegsdruckes bei Spontanatmung. Die Wirkung entspricht der PEEP-Beatmung.

✚ CPAP: Continuous positive airway pressure

1.3 Allgemeinanästhesie

1.3.1 Narkoseverfahren

Frage: Kennen Sie **Kontraindikationen** für Inhalationsnarkosen?

Antwort: Inhalationsnarkosen sind absolut kontraindiziert, wenn eine **maligne Hyperthermie** beim Patienten selbst bekannt oder in der Familie aufgetreten ist, wenn nach bereits vorgenommenen Inhalationsnarkosen **Leberschädigungen** auftraten, wenn der Patient sich in einem **Bestrahlungszyklus** befindet, oder wenn **spezielle Kontraindikationen** der einzelnen Inhalationsnarkotika zu berücksichtigen sind. Herzinsuffizienz, Schock, Lebererkrankungen und intrakranielle Eingriffe gelten als relative Kontraindikationen.

Frage: Nennen Sie doch einmal ein paar Operationen, die in **Maskennarkose** durchgeführt werden können.

Antwort: Kriterien für die Durchführbarkeit einer Maskennarkose sind:
- Operationsdauer unter 20 min
- ein geeignetes OP-Gebiet
- Rückenlagerung

Selbstverständlich spielen auch die Notwendigkeit einer Relaxation, die Vorerkrankungen und das Alter des Patienten eine Rolle. Übliche

Indikationen für eine Maskennarkose sind Abrasiones in der Gynäkologie, **Zirkumzisionen** bei Kindern oder **Probeexzisionen.**

☐ ☐ ☐
☺ 😐 ☹

? Frage: Haben Sie schon einmal eine **Larynxmaske** gesehen?

Antwort: Ja. Die Larynxmaske stellt sozusagen einen **Kompromiss** zwischen externer Maske und Endotrachealtubus dar. Der Ansatzring wird im Larynx so platziert, dass nach dem Auffüllen des „Cuffs“ oberhalb des Kehlkopfes ein gasdichter Abschluss erreicht wird.

☐ ☐ ☐
☺ 😐 ☹

? Frage: Welche **Vorteile** sehen Sie denn gegenüber den anderen beiden erwähnten Beatmungstechniken?

Antwort: Der **Vorteil** besteht darin, dass es sich um ein gleichermaßen **gewebeschonendes** wie **sicheres** Verfahren handelt. Das Intubationsrisiko wird insofern verringert, als Zähne, Stimmbänder und Trachea geschont werden. Durch eine platzierte Larynxmaske kann bei Bedarf auch ein Endotrachealtubus vorgeschoben werden. Außerdem können auch zahnlose Patienten nun mit einer Maske problemlos beatmet werden. Schließlich hat man mit einer Larynxmaske die Möglichkeit einer maschinellen Beatmung. Der **Nachteil** besteht vor allem darin, dass die **Aspirationsgefahr** selbst bei sehr gutem Sitz der Maske noch höher als bei einem endotracheal intubierten Patienten ist. Auch ist die Larynxmaskenbeatmung nicht bei allen Eingriffen möglich oder zu empfehlen.

☐ ☐ ☐
☺ 😐 ☹

? Frage: Dann nennen Sie doch bitte ein paar Indikationen und Kontraindikationen für die Larynxbeatmung.

✚ In den angloamerikanischen Ländern wird die Indikation wesentlich weiter gefasst; z.T. werden sogar Hemikolektomien und mehrstündige OPs unter Larynxmaskenbeatmung durchgeführt.

Antwort: Die klassischen **Indikationen** unterscheiden sich nicht wesentlich von denen, die für die externe Maskenbeatmung gelten. Man kann dieses Verfahren gut bei kleineren Eingriffen wie z.B. Metallentfernungen, Herniotomien, Mamma-PE und anderen Eingriffen bis zu einer OP-Dauer von ca. 40 min anwenden. Bei Intubationsschwierigkeiten kann die Larynxmaske entweder alternativ zur endotrachealen Intubation eingesetzt werden, oder als Führung für eine nachfolgende endotracheale Intubation verwendet werden. Dies kommt vor allem dann infrage, wenn eine fieberoptisch-bronchoskopisch geführte Intubation nicht möglich ist. **Kontraindiziert** ist die Larynxmaskenbeatmung bei Eingriffen mit erhöhtem Aspirationsrisiko, z.B. großen Baucheingriffen, OPs bei nicht nüchternen Patienten oder bei Eingriffen im Kopf-Hals-Bereich.

Frage: Welche Patienten werden **immer** intubiert?

Antwort: Erstens Patienten, die **nicht nüchtern** sind, zweitens solche Patienten, die aufgrund der Operation **relaxiert** werden müssen, drittens Patienten mit einer OP im **Kopf-Hals-Bereich.** Aber auch Patienten mit einer Operation in einer **ungünstigen Lagerung** (in Bauchlagerung oder falls der Patient umgelagert werden muss) müssen eigentlich immer intubiert werden.

✚ Zur Abrasio wird gelegentlich auch relaxiert, und dann vorsichtig mit der Maske kontrolliert beatmet. Dieser Eingriff ist eine Ausnahme.

Frage: Was versteht man unter einer balancierten Anästhesie?

Antwort: Durch die balancierte Anästhesie werden bei einem **minimalen Einsatz** der einzelnen Medikamente **optimale erwünschte Wirkungen** erreicht. Diese erwünschten Wirkungen sind **Narkose** – also Bewusstlosigkeit mit Amnesie, **Schmerzfreiheit** und **Muskelrelaxation.** Im Rahmen der balancierten Anästhesie können einzelne Komponenten nach Bedarf gezielt verstärkt werden und die Nebenwirkungen, die bei Mononarkosen auftreten würden, bleiben gering.

Frage: Welche **Medikamente** finden zur „Balanced anaesthesia" Verwendung?

Antwort: Die Narkose wird durch das intravenöse Einleitungsnarkotikum herbeigeführt und durch ein volatiles Anästhetikum aufrecht erhalten.

Die Schmerzfreiheit wird durch Opiatgabe erzielt; Lachgas komplettiert diese Wirkung. Zur Muskelrelaxation werden die Relaxantien – bei länger dauernden OPs meist die nichtdepolarisierenden Relaxantien – eingesetzt. Auch einige volatile Anästhetika haben eine leicht relaxierende Wirkkomponente.

Frage: Kennen Sie eine Mononarkose?

Antwort: Die klassische Mononarkose ist die **Äthernarkose.** Mononarkosen sind heute eigentlich nicht mehr gebräuchlich – die Vorteile einer kombinierten Therapie sind zu groß. Früher – aber auch heute noch in Entwicklungsländern – hat man z.B. mit Äther Mononarkosen durchgeführt. Äther hat gute narkotische, analgetische und muskelrelaxierende Eigenschaften. Leider ist Äther aber ziemlich **explosibel** und führt in seiner langen An- und Abflutungsphase zu einem stark **ausgeprägten Exzitationsstadium,** in dem es zu Übelkeit und Erbrechen kommen kann.

☐ ☐ ☐
☺ 😐 ☹

? **Frage:** Das Exzitationsstadium ist eines der **Narkosestadien,** die Guedel 1920 zur Narkosetiefebeurteilung beschrieb. Welche Stadien gibt es noch?

✚ Die Guedel-Narkosestadien gelten streng genommen nur für die damals übliche Äther-Mononarkose.

Antwort:

1. Stadium: **Amnesie** und **Analgesie.** Der Patient verliert das Bewusstsein; alle Reflexe, die Atemtätigkeit und die Kreislauffunktion sind unbeeinflusst.
2. Stadium: **Exzitation** mit unkontrollierter zentraler Reflexsteigerung
3. Stadium: **Toleranzstadium,** verschiedene Stufen. Muskeltonus und Atemtätigkeit nehmen schrittweise ab, die Pupillen werden weit.
4. Stadium: **Asphyxie.** Es sollte natürlich nie erreicht werden. Die Pupillen sind weit und reaktionslos, der Patient atmet nicht, und die vegetative Kreislaufsteuerung ist ausgeschaltet.

☐ ☐ ☐
☺ 😐 ☹

? **Frage:** Wo spielen die Stadien denn heute noch eine Rolle?

Antwort: Bei der Maskeneinleitung mit volatilen Anästhetika von Kindern kann man manchmal sehen, wie die Stadien der Reihe nach durchlaufen werden. Sonst sind die typischen Zeichen aber durch die anderen Medikamente, z.B. Barbiturate und Relaxantien, maskiert. Trotzdem muss man sich hüten, während der Ausleitung im Exzitationsstadium zu extubieren. Das kann zum Laryngospasmus führen.

☐ ☐ ☐
☺ 😐 ☹

? **Frage:** Was verstehen Sie unter einer Neuroleptanästhesie (NLA)?

Antwort: Eine NLA ist eine **Kombinationsnarkose,** die durch ein **Neuroleptikum** und ein **Opiat** aufrecht erhalten wird. Meistens kommen dabei Dehydrobenzperidol (DHB) und Fentanyl zum Einsatz.

☐ ☐ ☐
☺ 😐 ☹

? **Frage:** Wird eine NLA immer ganz streng nur mit Opioiden und Neuroleptika durchgeführt?

tipp Die Analgosedierung wird heute als Standardverfahren zu vielen Kurzeingriffen eingesetzt. Auch Langzeitbeatmungen auf Intensivstationen werden oft mit dieser Sedierungsform durchgeführt.

Antwort: Seit der Entwicklung der NLA hat diese zahlreiche **Modifikationen** erfahren. Da DHB keine Schlafinduktion herbeiführt, wird heute meist mit einem i.v.-Narkotikum eingeleitet; dies kann ein Barbiturat oder auch ein Benzodiazepin wie z.B. Midazolam sein. Außerdem finden oft zusätzlich Muskelrelaxantien Anwendung. Manche Anästhesisten ersetzen das Neuroleptikum auch während der ganzen Operationsdauer durch Benzodiazepine. In diesem Fall spricht man dann allerdings nicht mehr von einer NLA, sondern von einer **Analgosedierung.**

Frage: Zu welchen Eingriffen werden Neuroleptanästhesien gemacht? **?**

☐ ☐ ☐
☺ 😐 ☹

Antwort: Haupteinsatzgebiet der Neuroleptanästhesie ist die **Neurochirurgie.** Auch in der **HNO** werden gelegentlich zu Innenohroperationen Neuroleptanalgesien durchgeführt. Neuroleptanästhesien kommen im Wesentlichen für lang dauernde Operationen infrage, sollten aber nur zur Anwendung kommen, wenn eine ausreichende postoperative Überwachung gewährleistet ist. Nachteile des Verfahrens liegen in möglichen extrapyramidal-motorischen Erscheinungen und intraoperativen Wachphänomenen.

✚ Bei der Neuroleptanalgesie wird im Gegensatz zur Neuroleptanästhesie (NLA) kein O_2-Lachgas-Gemisch, sondern ein O_2-Raumluft-Gemisch verwendet.

Frage: Wo liegt eine weitere **Hauptgefahr** der Neuroleptanästhesien? **?**

☐ ☐ ☐
☺ 😐 ☹

Antwort: Die Hauptgefahr besteht darin, dass relativ große Fentanylmengen appliziert werden müssen. Durch die Rückverteilung aus Fettgewebsdepots, den so genannten „langsamen Kompartimenten", besteht das Risiko einer **Remorphinisierung** ca. 1–3 h nach der Applikation der letzten Einzeldosis. Dabei können Fentanylspiegel im Blut erreicht werden, die so hoch sind, dass es zu einer erneuten **Atemdepression** und zum **„Silent death"** kommt.

Frage: Was verstehen Sie unter einer **TIVA?** **?**

☐ ☐ ☐
☺ 😐 ☹

Antwort: TIVA ist eine Abkürzung für die total intravenöse Anästhesie. Bei dieser Narkoseform werden keine Inhalationsnarkotika eingesetzt. Alle Medikamente zur Einleitung und Aufrechterhaltung der Narkose werden intravenös appliziert. Meist werden hierbei **Propofol** (Disoprivan) als Narkotikum, **Remifentanil** oder Alfentanil als Analgetikum und z.B. **Mivacurium** als Relaxans benutzt. Die Vorteile des Verfahrens liegen darin, dass alle verwendeten Medikamente sehr kurze Wirkzeiten haben, sodass sie kontinuierlich – z.B. über Perfusor – zugeführt werden müssen und dass der Patient nach der Beendigung dieser Zufuhr sehr rasch wieder wach und kooperativ ist.

Frage: Für welche Eingriffe würden Sie denn eine TIVA vorschlagen? **?**

☐ ☐ ☐
☺ 😐 ☹

Antwort: Fast alle Kurzeingriffe gelten als Indikationen für dieses Verfahren. Einer der Vorteile der TIVA besteht darin, dass die Narkosedauer und -tiefe aufgrund der kurzen Halbwertszeit der eingesetzten

Medikamente **gut steuerbar** sind. Deshalb eignet sich die TIVA v.a. zur Durchführung **kürzerer Operationen,** z.B. im Rahmen des ambulanten Operierens. Eine weitere Indikation ist die Kurznarkose zur Durchführung einer **Bronchoskopie.**

1.3.2 Pharmakologie der i.v.-Narkotika

☐ ☐ ☐
☺ 😐 ☹

? Frage: Warum setzt die Wirkung der intravenösen Einleitungsmedikamente schnell ein, und warum wirken sie dann aber nur kurz?

Antwort: Zur Vorstellung der Verteilung der Einleitungsmedikamente im Körper ist das so genannte **Dreikompartimentmodell** entwickelt worden. Das erste Kompartiment ist das **Blut.** Hier wird das Medikament zum großen Teil an Plasmaeiweiße gebunden. So erreicht es das zweite Kompartiment: die **gut durchbluteten Organe** wie Gehirn, Lunge, Herz. Die intravenösen Einleitungsmedikamente sind alle recht lipophil, sodass sie schnell ins ZNS eindringen und dort ihre Wirkung entfalten. Die Wirkstoffe werden dann langsam im Sinne einer gleichmäßigen Verteilung ans Blut abgegeben und gelangen dann in die **schlechter durchbluteten Organe** – das dritte Kompartiment. Hierzu ist z.B. das Fettgewebe zu zählen. Die Wirkdauer wird also durch **Umverteilungsprozesse** und nicht durch Ausscheidungs- oder Abbauvorgänge limitiert.

> ✚ Diese Medikamente haben recht gute hypnotische, aber kaum analgetische oder relaxierende Eigenschaften. Ausnahmen sind Ketamin und die Benzodiazepine. Ersteres ist gut analgetisch wirksam, die Benzodiazepine wirken zentral muskelrelaxierend.

☐ ☐ ☐
☺ 😐 ☹

? Frage: Warum tritt die Wirkung langsamer ein, wenn Sie das Medikament nur zögernd injizieren?

Antwort: Bei langsamer Injektion wird der Anteil des an die Plasmaeiweiße gebundenen Wirkstoffs höher. In dieser Form kann die Blut-Hirn-Schranke natürlich nur schlecht überwunden werden.

☐ ☐ ☐
☺ 😐 ☹

? Frage: Welche **Nebenwirkungen** werden bei der Gabe kurz wirkender **Barbiturate** zur Narkoseeinleitung beobachtet?

Antwort: Die unerwünschten Wirkungen von Thiopental und Methohexital gleichen sich weitgehend. Regelmäßig kommt es zu **Blutdruckabfällen** und einer kompensatorischen **Tachykardie.** Deshalb ist bei Patienten mit Herzinsuffizienz und KHK Vorsicht geboten. Die Spontanatmung der Patienten wird einige Zeit unterdrückt, also muss man kontrolliert beatmen.

Es kann zu **Broncho-** oder **Laryngospasmen** kommen, und obwohl echte allergische Reaktionen selten sind, tritt recht häufig eine Histaminliberation auf, die sich z.B. in einem **Flush** äußert. Venenreizungen sind bei Thiopental seltener als bei Methohexital.

> ✚ Eine weitere, wenn auch ungefährliche Nebenwirkung, sind die Geschmacksirritationen. Man sollte den Patienten darüber informieren, „dass es gleich ein wenig nach Knoblauch riechen wird".

Frage: Können Sie etwas zur Dosierung von Thiopental sagen?

☐ ☐ ☐
☺ 😐 ☹

Antwort: Thiopental wird zur i.v.-Einleitung mit ca. **2–5 mg/kg KG** dosiert. Da es sich um eine 2,5%ige Lösung handelt, sind das also ungefähr 6–14 ml bei einem 70 kg schweren Patienten (1 ml = 25 mg). Bei hypovolämischen, hypoproteinämischen und alten Patienten sowie bei Patienten mit schlechtem Allgemeinzustand muss die Dosis reduziert werden. Zur rektalen Narkoseeinleitung muss man wesentlich höher dosieren; nämlich ca. 25–40 mg/kg KG.

Frage: **Etomidat** ist ja nun relativ nebenwirkungsarm. Wissen Sie, warum man es trotzdem nicht häufiger zur Narkoseeinleitung einsetzt?

☐ ☐ ☐
☺ 😐 ☹

Antwort: Etomidat zeigt zwar geringe unerwünschte Wirkungen auf Atmung und Kreislauf – Schmerzstimuli und die Laryngoskopie können aber **exzessive Blutdruckanstiege** und **Herzfrequenzsteigerungen** hervorrufen. Dem begegnet man, indem man vorher 0,1 mg Fentanyl injiziert. Wirklich unangenehm ist aber der **starke Injektionsschmerz,** der auf einer Venenreizung beruht. Diese Reizung verursacht postoperativ dann auch gehäuft Thrombophlebitiden. Das möchte man dem Patienten nicht zumuten. Inzwischen wird Etomidat auch in einer Fettemulsion angeboten, die wesentlich weniger venenreizend ist.

✚ Außerdem kommt es relativ oft zu Myoklonien, unwillkürlichen Muskelbewegungen und bei nicht prämedizierten Pat. zu regelrechten Exzitationsphänomenen.

Trotzdem ist Etomidat vor allem in der **Notfallmedizin** seiner Nebenwirkungsarmut wegen ein beliebtes Injektionsnarkotikum.

Dosierung: 0,2 mg/kg KG = ca. 6–8 ml.

Frage: Warum gelten **psychiatrische Erkrankungen** als Kontraindikation für die Anwendung von **Ketamin?**

☐ ☐ ☐
☺ 😐 ☹

Antwort: Ketamin ist chemisch mit den Halluzinogenen, z.B. LSD, verwandt und kann **Albträume** oder **Horrortrips** verursachen. Dies ist aber gerade bei psychiatrischen Patienten u.U. geeignet, das Krankheitsbild exazerbieren zu lassen.

Frage: Kennen Sie noch andere **Nebenwirkungen** des Ketamins?

☐ ☐ ☐
☺ 😐 ☹

Antwort: Ketamin steigert den Hirndruck und den intraokulären Druck, die Atemfrequenz und die Speichelsekretion. Durch eine zentrale Sympathikusstimulation nehmen die Herzfrequenz und der Blutdruck zu, ebenso das Herzzeitvolumen. Aus diesen Nebenwirkungen ergeben sich dann auch die Kontraindikationen für die Ketanest-Anwendung.

✚ Wegen der verstärkten Speichelsekretion muss Ketamin immer mit Atropin kombiniert werden.

☐ ☐ ☐
☺ 😐 ☹

Frage: Wo aber liegen die **Vorteile** von Ketamin, warum nimmt man es überhaupt noch?

Antwort: Ketamin ist vor allem zur Narkoseeinleitung auf der Straße bzw. bei **Notfallpatienten** günstig. Es wirkt analgetisch und normalisiert (scheinbar) die Kreislaufsituation im Volumenmangelschock. Außerdem bleiben die Schutzreflexe weitgehend erhalten.

+ Die Schocksymptomatik wird nur maskiert. Die Zentralisation nimmt zu – die Volumengabe darf keinesfalls versäumt werden!

☐ ☐ ☐
☺ 😐 ☹

Frage: Wie werden **Benzodiazepine** zur i.v.-Einleitung dosiert?

Antwort: Es gibt zwar Anhaltspunkte für die Dosierung, entscheidend ist aber, dass man nach **Wirkung** dosiert. Das ist deshalb nötig, weil die Reaktionsweise auf Benzodiazepine wie Diazepam, Flunitrazepam und auch Midazolam individuell unterschiedlich ist. Man titriert also die Gabe bis zum Bewusstseinsverlust.

tipp Prüfer hören immer gern, wenn man die Dosierung nach der Wirkung in den Vordergrund stellt.

☐ ☐ ☐
☺ 😐 ☹

Frage: Wenn Propofol während der ganzen Operationsdauer über einen Perfusor gegeben wird, darf man es nicht mit anderen Lösungen, z.B. an einem Drei-Wege-Hahn, mischen. Wissen Sie, warum nicht?

Antwort: Disoprivan ist eine Substanz, die nur durch den Lösungsvermittler Sojaöl und ein Eiphosphatid in Lösung gehalten wird. Die Mischung mit anderen Infusionslösungen würde das sensible Verhältnis stören und zu einer **Ausfällung** der Wirksubstanz führen. Damit würde die Wirksamkeit beeinträchtigt werden.

☐ ☐ ☐
☺ 😐 ☹

Frage: Es gibt eine Besonderheit in der Stimmungslage des Patienten, wenn er nach einer **Propofolanästhesie** erwacht. Können Sie sich vorstellen, was ich meine?

Antwort: Nach einer Propofolanästhesie erwachen die Patienten wegen der kurzen Halbwertzeit des Medikaments relativ schnell. Die Substanz hat keine analgetische Wirkung, aber wenn der Patient durch andere Medikamente schmerzfrei ist, herrscht eine **gelöste, heitere Grundstimmung** vor. Das geht manchmal so weit, dass die Patienten geradezu euphorisch sind.

1.3.3 Pharmakologie der Muskelrelaxantien

Frage: Was können Sie mir zu den **Muskelrelaxantien** erzählen? **?**

☐ ☐ ☐
☺ 😐 ☹

Antwort: Muskelrelaxantien sind Medikamente, die an der motorischen Endplatte durch die **Hemmung** der **neuromuskulären Erregungsübertragung** eine Relaxierung der quer gestreiften Muskulatur bewirken. Je nach Wirkmechanismus kann man **depolarisierende** und **nichtdepolarisierende periphere** Relaxantien unterscheiden. Davon sind die **zentral** wirkenden Relaxantien abzugrenzen, die in der Anästhesie allerdings kaum angewandt werden. Der einzige gebräuchliche Vertreter der depolarisierenden Muskelrelaxantien ist Succinylbischolin. Die nichtdepolarisierenden bzw. stabilisierenden Relaxantien wie Pancuronium, Alcuronium, Vecuronium, Atacurium und Cis-Atracurium unterscheiden sich nicht im Wirkmechanismus, wohl aber in Pharmakokinetik und Metabolismus.

Frage: Würden Sie den Wirkmechanismus des **Succinylbischolin** bitte noch einmal etwas näher erläutern? **?**

☐ ☐ ☐
☺ 😐 ☹

Antwort: Succinylbischolin ist eine Substanz, die mit dem **postsynaptischen Acetylcholinrezeptor** eine Verbindung eingeht, dort eine **Depolarisation** an der Membran der Muskelzelle auslöst, aber nicht durch die Acetylcholinesterase abgebaut werden kann. Deshalb wird das Molekül nicht sofort wieder vom Rezeptor entfernt und sorgt somit für eine **Dauerdepolarisation.** Da das aus den präsynaptischen Vesikeln abgegebene Acetylcholin die Rezeptoren somit nicht erreicht, ist die neuromuskuläre Erregungsweiterleitung blockiert: Der Muskel ist gelähmt.

Frage: Was ist denn ein Dualblock? **?**

☐ ☐ ☐
☺ 😐 ☹

Antwort: Im Gegensatz zum Phase-I-Block oder Depolarisationsblock kommt es bei Gabe zu hohen Mengen von Succinylbischolin zum Phase-II- oder Dualblock. Dabei handelt es sich um eine **kompetitive Hemmung,** die einem Nichtdepolarisationsblock vergleichbar ist.

Deshalb ist der Dualblock auch durch Cholinesterasehemmer antagonisierbar, was beim Depolarisationsblock nicht möglich ist. Man muss aber beachten, dass nach Antagonisierung des Phase-II-Blocks der Phase-I-Block noch für ca. 5 min wirksam bleibt. Erst dann haben die Pseudocholinesterasen des Plasmas das Succinylbischolin abgebaut!

☐ ☐ ☐
☺ 😐 ☹

? **Frage:** Welche **Dosierungsobergrenze** müssen Sie also einhalten?

Antwort: Normalerweise dosiert man Succinylbischolin mit 0,5–1 mg/kg KG, nach Präcurarisierung mit einem nichtdepolarisierenden Muskelrelaxans 1,5 mg/kg KG. Nachdem die meisten Nebenwirkungen nach wiederholten Injektionen auftreten, sollte man keine Nachinjektonen von Succinylbischolin vornehmen.

☐ ☐ ☐
☺ 😐 ☹

? **Frage:** Unter welchen Umständen kommt es zu einer **prolongierten Wirkdauer** des Succinylbischolin?

✚ Ein angeborener Mangel tritt immerhin bei 0,1% aller Patienten auf!

Antwort: Normalerweise beträgt die Wirkdauer ca. 3–5 min. Wenn eine verminderte Pseudocholinesteraseaktivität im Plasma herrscht, ist diese Zeit verlängert. Das kann auf einem **angeborenen Mangel** beruhen, kann aber auch physiologisch bei **Neugeborenen,** in der **Spätschwangerschaft** oder im **Wochenbett** sein oder an einer verminderten Produktion liegen. Diese kann ihre Ursache in einer **Lebererkrankung** oder einer **Mangelernährung** haben.

☐ ☐ ☐
☺ 😐 ☹

? **Frage:** Zählen Sie bitte kurz wichtige **Nebenwirkungen** des Succinylbischolin auf.

Antwort: Es kann zu **Herzrhythmusstörungen, Hyperkaliämien, Histaminfreisetzungen** und zu verschiedenen Folgen der auftretenden **Muskelfaszikulationen** kommen. Dazu gehören die Steigerung des intragastralen, intraokulären und intrakraniellen Drucks sowie der postoperative „Muskelkater". Die Muskelfaszikulationen erreichen typischerweise zunächst die kleinen Muskeln in Hand und Fuß, dann die Extremitäten, Kopf, Hals und zuletzt den Stamm.

☐ ☐ ☐
☺ 😐 ☹

? **Frage:** Wie lassen sich diese Faszikulationen vermeiden?

Antwort: Man kann den Patienten **„präkurarisieren".** Das heißt, man gibt vor der Succinylbischolininjektion eine kleine Menge eines **nichtdepolarisierenden Relaxans** vorweg, z.B. 1 mg Pancuronium.

☐ ☐ ☐
☺ 😐 ☹

? **Frage:** Welche **Kontraindikationen** gibt es für die Anwendung von nichtdepolarisierenden Muskelrelaxantien?

Antwort: Die nichtdepolarisierenden Relaxantien sind bei primären Myopathien, bei Myasthenia gravis und beim Lambert-Eaton-Syndrom kontraindiziert.

Frage: Wunderbar. Und wie unterscheiden sich diese Relaxantien hinsichtlich ihrer **Wirkungsdauer?** ?

☐ ☐ ☐
☺ 😐 ☹

Antwort: Sowohl die Anschlagzeit als auch die Wirkdauer der verschiedenen Relaxantien sind dosisabhängig. Die relaxierende Wirkung setzt bei allen gebräuchlichen stabilisierenden Muskelrelaxantien mit geringen Variationen nach ca. 1–3 min ein und hält

- bei Mivacurium ca. 15–25 min
- bei Vecuronium ca. 20 min
- bei Alcuronium ca. 20–30 min
- bei Atacurium ca. 30–40 min
- bei Pancuronium ca. 40–50 min
- bei Cis-atracurium ca. 30–40 min
- bei Rocuronium ca. 35–45 min

an. Die genaue Wirkdauer hängt allerdings bei Alcuronium und Pancuronium wesentlich von der Nierenfunktion ab, weil sie zum größten Teil unverändert renal ausgeschieden werden. Vecuronium wird hepatisch metabolisiert, sodass die Wirkzeit bei einer Leberinsuffizienz verlängert sein kann. Atacurium unterliegt der Hoffmann'schen Elimination.

Frage: Was ist die Hoffmann'sche Elimination? ?

☐ ☐ ☐
☺ 😐 ☹

Antwort: Atacurium wird weder hepatisch metabolisiert noch unverändert renal ausgeschieden. Das Wirkmolekül soll sich selbstständig „zersetzen". Dieser **Zerfallsprozess** ist am ehesten dem radioaktiven Zerfall eines Atoms vergleichbar. Die Wirkdauer von Tracrium soll deshalb unabhängig von Leber- oder Nierenerkrankungen des Patienten immer relativ konstant bei 30–40 min liegen.

Frage: Cis-atracurium ist eines der Stereoisomere des Atracuriums. Wo liegen die **Vorteile** des **Cis-Atracuriums** gegenüber dem Atracurium? ?

☐ ☐ ☐
☺ 😐 ☹

Antwort: Das Ausmaß der unspezifischen Histaminliberation ist beim Cis-Atracurium wesentlich geringer als beim Atracurium. Deshalb kommt es seltener zu anaphylaktoiden Reaktionen, Flush, Laryngo- oder Bronchospasmen. Ansonsten unterscheiden sich die pharmakologischen Daten der beiden Medikamente nicht wesentlich.

Frage: Das **Succinylcholin** ist in den letzten Jahren ein wenig in Verruf gekommen, wissen Sie weshalb? ?

☐ ☐ ☐
☺ 😐 ☹

Antwort: Succinylcholin kann in seltenen Fällen als Nebenwirkung eine **maligne Hyperthermie** auslösen. Aus diesem Grund wird es vielerorts nur noch für die so genannte **„Ileuseinleitung"** bei nicht nüchternen Patienten eingesetzt. Speziell bei Kindern wurden nach Injektion von Succinylcholin wiederholt plötzliche hyperkaliämische Herzstillstände in Verbindung mit Rhabdomyolyse und Azidose beobachtet. Daher sollte Succinylcholin bei Kindern grundsätzlich nur in Notfallsituationen eingesetzt werden.

☐ ☐ ☐
☺ 😐 ☹

? Frage: Wie erklären Sie sich die Häufung solcher Vorfälle ausgerechnet bei Kindern?

Antwort: Bei den meisten dieser Kinder fand sich in Muskelbiopsien eine bis dahin noch unerkannte Myopathie. Nachdem viele Muskelerkrankungen erst im Erwachsenenalter symptomatisch werden, ist das Risko einer solchen unerkannten Erkrankung für ein Kind natürlich deutlich höher als für einen Erwachsenen.

☐ ☐ ☐
☺ 😐 ☹

? Frage: Was würden Sie alternativ zu Succinylcholin verwenden?

Antwort: Inzwischen sind mit Mivacurium und Rocuronium nichtdepolarisierende Muskelrelaxantien mit einer sehr kurzen Anschlagzeit verfügbar. Das **Rocuronium** (Esmeron) entfaltet seine volle relaxierende Wirkung bereits innerhalb der ersten 60 s nach Applikation, damit könnte es das Succinylcholin in seiner Bedeutung bei der Ileuseinleitung ablösen. Bei vierfacher Dosis können Anschlagzeiten von ca. 30 s erreicht werden. Allerdings wird dann die Wirkdauer auf über 60 min verlängert. Das **Mivacurium** hat die kürzeste Wirkdauer aller nichtdepolarisierenden Muskelrelaxantien mit 15–25 min und ist deshalb insbesondere für Kurznarkosen gut geeignet.

☐ ☐ ☐
☺ 😐 ☹

? Frage: Mit welchen Medikamenten kann man die **Wirkung** der nichtdepolarisierenden Muskelrelaxantien aufheben?

Antwort: Da die nichtdepolarisierenden Relaxantien mit Acetylcholin um die Rezeptoren konkurrieren – es handelt sich ja um eine kompetitive Hemmung –, kann eine Erhöhung der Acetylcholinkonzentration im synaptischen Spalt die Wirkung der Relaxantien beenden. Die ACH-Konzentration wird indirekt über die Hemmung des Abbaus, also durch Acetylcholinesterasehemmstoffe erhöht. Man verwendet dazu **Neostigmin** oder **Pyridostigmin.**

Frage: Welche **Nebenwirkungen** der Cholinesterasehemmer kennen Sie und wie kann man diese zumindest teilweise abmildern? ?

☐ ☐ ☐
☺ 😐 ☹

Antwort: Die Cholinesterasehemmer sind indirekte Parasympathomimetika, sie wirken nämlich gleichermaßen an den nikotinischen wie muskarinischen Synapsen. Es kommt also zu einer **gesteigerten Sekretion** im Mund und im Bronchialsystem, es können **Bronchospasmen** und **Bradykardien** ausgelöst werden, die **Darmmotilität** nimmt zu, die Pupillen werden eng. Man kann die muskarinartigen Nebenwirkungen durch Gabe von 0,5 mg **Atropin** abmildern.

> ✚ Insgesamt sind die muskarinartigen Nebenwirkungen bei Pyridostigmin weniger ausgeprägt als bei Neostigmin.

Frage: Gibt es Patienten, die Sie möglichst nicht antagonisieren sollten? ?

☐ ☐ ☐
☺ 😐 ☹

Antwort: Aus den geschilderten Nebenwirkungen ergeben sich auch die Kontraindikationen für die **Antagonisierung:**

- Asthma bronchiale
- Bradyarrhythmien und AV-Blöcke
- mechanischer Ileus
- Harnwegsobstruktionen

Vollrelaxierte Patienten sollten ebenfalls nicht antagonisiert werden. Die Risikopatienten werden dann stattdessen nachbeatmet.

> ✚ Es spricht nicht gerade für den Anästhesisten, wenn eine Antagonisierung nötig wird. Falls es doch einmal dazu kommt: engmaschige Kontrolle, weil die Relaxanswirkung die Wirkdauer des Antagonisten überschreiten kann!

1.3.4 Pharmakologie der volatilen Anästhetika

Frage: Was ist der **MAC-Wert** eines Narkosegases? ?

☐ ☐ ☐
☺ 😐 ☹

Antwort: Der MAC-Wert ist der Wert der minimalen alveolären Konzentration eines Narkosegases. Er ist dadurch definiert, dass bei 50% der untersuchten Probanden keine Abwehrbewegung mehr auf einen definierten Schmerzreiz erfolgt. Er ist vom Alter des Patienten, von anderen gleichzeitig gegebenen Medikamenten und der Körpertemperatur abhängig und ist bei den unterschiedlichen volatilen Anästhetika verschieden.

Frage: Was für eine Aussage über ein Narkosegas trifft der **Blut/ Gas-** oder **Öl/Gas-Koeffizient?** ?

☐ ☐ ☐
☺ 😐 ☹

Antwort: Der Blut/Gas-Koeffizient ist ein Maß für die „Blut"-, also **Wasserlöslichkeit** eines **Gases** und sagt etwas über die **Anflutungszeit**

des volatilen Anästhetikums aus. Ein hoher Blut/Gas-Koeffizient bedeutet, dass es lange dauert, bis ein Gleichgewicht der Partialdrucke im Blut und in den Alveolen hergestellt ist. Die Anflutungszeit ist also relativ lang. Der Öl/Gas-Koeffizient sagt dagegen etwas über die **Lipidlöslichkeit** des Gases aus und bestimmt damit die **narkotische Potenz.** Je höher der Öl/Gas-Koeffizient, desto mehr Gas dringt ins ZNS ein, und desto stärker wirkt es narkotisch.

Halothan hat von allen Narkosegasen den höchsten Blut/Gas- und den höchsten Öl/Gas-Koeffizienten. Es flutet also langsam an, ist dann aber gut narkotisch wirksam. **Lachgas** dagegen hat niedrige Blut/Gas- und Öl/Gas-Koeffizienten und flutet deshalb schnell an, wirkt aber kaum narkotisch.

☐ ☐ ☐
☺ 😐 ☹

? Frage: Würden Sie uns einmal das Wirkprofil und die Nebenwirkungen des **Lachgases** beschreiben?

Antwort: Lachgas ist ein schnell anflutendes, farb- und geruchloses Gas, das **gute analgetische, schlechte hypnotische** und **keine relaxierenden** Wirkungen hat. Es wird im Wesentlichen zur Supplementierung anderer Anästhetika eingesetzt und ermöglicht eine Verringerung von deren Dosis und Nebenwirkungen. Nachteile der Behandlung mit N_2O sind vor allem die **Diffusion in luftgefüllte Hohlräume** wie z.B. bei Pneumothorax, in Darmschlingen, Mittelohr und Tubuscuff. Seine Anwendung ist daher bei Pneumothorax, V.a. Luftembolie, Pneumoperitoneum und Ileus kontraindiziert. N_2O kann zu einer mäßigen Steigerung des ICP (Intracranial pressure) führen, weshalb es bei Hirndruck nicht angewandt werden sollte. Auf die Atmung und die Atemwege hat es keine nachteiligen Wirkungen, aber es kann zu einer leichten Myokardsuppression kommen. Nach Langzeitnarkosen mit Lachgas wurden **Myelosuppressionen** beobachtet. Bei Narkoseausleitung besteht die Gefahr einer Diffusionshypoxie, wenn der O_2-flow nicht für 3–5 min nach Beendigung der N_2O-Zufuhr deutlich erhöht wird. Insgesamt wird Lachgas in jüngerer Zeit nur noch selten verwendet, weil es doch ein umfangreiches Nebenwirkungsprofil hat und die neueren Anästhetika insgesamt besser verträglich sind als früher.

> ✚ Außerdem fördert Lachgas die Aufnahme der anderen volatilen Anästhetika. Aufgrund dieses „Second-gas"-Effektes fluten jene unter gleichzeitiger N_2O-Inhalation schneller an.

☐ ☐ ☐
☺ 😐 ☹

? Frage: Welche volatilen Anästhetika kennen Sie?

Antwort: Derzeit werden in Deutschland Isofluran, Sevofluran und Desfluran eingesetzt. Enfluran und Halothan sind dagegen nicht mehr im Handel.

Frage: Halothan war ja früher das am häufigsten eingesetzte volatile Anästhetikum. Können Sie sich vorstellen, warum es jetzt kaum mehr verwendet wird?

Antwort: Halothan hat eine hohe hepatische Metabolisierungsrate. Dadurch ist eine Leberschädigung wahrscheinlich häufiger als bei anderen Narkosegasen. Außerdem hat es eine starke negativ inotrope und arrythmogene Wirkung. Letztendlich ist es durch ein im Vergleich mit den neueren Anästhetika wie Sevofluran und Desfluran verzögertes Erwachen und eine stärkere Beeinträchtigung des postoperativen Befindens gekennzeichnet.

Frage: Was wissen Sie über die Metabolisierungsgrade der verschiedenen volatilen Anästhetika?

Antwort: Die volatilen Anästhetika werden zum größten Teil unverändert wieder über die Lunge abgeatmet. Ein kleinerer Teil wird **hepatisch metabolisiert.** Dieser Anteil beträgt bei Halothan rund 20%, bei Enfluran und bei Sevofluran ca. 2%, bei Isofluran ca. 0,2% und bei Desfluran nur noch ca. 0,02%.

Frage: Worauf beruht die halothanbedingte Leberschädigung?

Antwort: Beim Halothanmetabolismus in der Leber entstehen **Abbauprodukte,** die hepatotoxisch wirken können. Dazu wird die Trifluoressigsäure gezählt, vor allem aber freie Radikale. Außerdem wird eine Induktion autoaggressiver Prozesse durch Halothan diskutiert, die wesentlich für die Halothanhepatitis verantwortlich sein sollen.

Während eines Bestrahlungszyklus ist die Anwendung von Halothan kontraindiziert, weil es verstärkt zur Bildung von Lebertoxinen kommen kann.

+ Wegen der potentiellen Leberschädigung sollten innerhalb von 6–8 Wo. keine Halothanwiederholungsnarkosen durchgeführt werden.

Frage: Beschreiben Sie doch bitte einmal das wesentliche Wirkungsprofil des Isofluran!

Antwort: Das Isofluran ist durch eine mäßige Blut- und Gewebelöslichkeit gekennzeichnet und ermöglicht eine relativ rasche Ein- und Ausleitung der Narkose. Wie die meisten volatilen Anästhetika hat es eine gute muskelrelaxierende Wirkung. Vor allem bei älteren Menschen und Patienten mit einer koronaren Herzerkrankung kann es jedoch zu einer behandlungsbedürftigen Hypotonie und Tachykardie führen. Außerdem kann es durch seine koronardilatierende Wirkung zu einem

„Coronary-steal"-Phänomen mit dem Risiko einer Myocardischämie kommen. Speziell bei diesem Patientengut muss Isofluran deshalb vorsichtig dosiert werden. Das gilt aber im Wesentlichen für alle volatilen Anästhetika. Isofluran bewirkt auch eine ausgeprägte Atemdepression und hat einen leicht stechenden ätherartigen Geruch. Daher ist es zur Narkoseeinleitung per inhalationem nicht geeignet. Letztendlich gehört es auch zu den Triggersubstanzen für eine maligne Hyperthermie.

? Frage: Kennen Sie Kontraindikationen für die Isofluran-Narkose?

Antwort: Isofluran ist ein recht gut verträgliches Isomer des Enflurans mit nur wenigen Kontraindikationen. Allerdings bewirkt es eine Steigerung der Hirndurchblutung und dadurch auch des intrakraniellen Druckes. Daher sollte es bei Patienten mit erhöhtem intrakraniellen Druck nicht angewendet werden. Auch eine **maligne Hyperthermie** in der Anamnese stellt eine Kontraindikation dar.

? Frage: Wo liegen denn mögliche **Vorteile** des **Sevoflurans** gegenüber z.B. Isofluran?

Antwort: Sevofluran hat nach Desfluran die rascheste An- und Abflutungszeit und ist daher sehr gut steuerbar. Außerdem hat es einen ganz akzeptablen Geruch und **reizt** die **Atemwege** wesentlich **weniger** als Isofluran. Deshalb gilt Sevofluran als das Mittel der Wahl zur inhalativen Narkoseeinleitung bei Kindern und natürlich auch bei Erwachsenen. Außerdem hat Sevofluran einen direkt **bronchodilatatorischen** Effekt, der dem des Halothans vergleichbar ist. Insofern eignet sich dieses Gas zur Narkose bei asthmakranken Patienten. Außerdem zeigt sich unter einer Sevoflurannarkose ein stabileres Verhalten von Blutdruck und Puls, was insbesondere bei alten und herzkranken Patienten von Vorteil ist. Trotzdem muss natürlich auch Sevofluran bei kardialen Risikopatienten vorsichtig dosiert werden.

? Frage: Was versteht man denn unter dem **Compound A?**

Antwort: Sevofluran ist im Gegensatz zu anderen volatilen Anästhetika im Atemkalk nicht stabil und reagiert mit dem Kalk unter Bildung verschiedener Abbauprodukte. Eines davon ist das Compound A, das im Tierexperiment nephrotoxische Eigenschaften gezeigt hat. Eine klinische Bedeutung für den Menschen wurde trotz zahlreicher Untersuchung an gesunden und nierenkranken Patienten nicht nachgewiesen. Je niedriger der Frischgasflow, desto mehr Compound A wird gebildet. In den USA ist Sevofluran daher nur für einen Mindestflow von 2 l/min zugelassen. In Deutschland und in vielen anderen Ländern gibt es allerdings keine derartigen Einschränkungen, auch nicht bei Kindern.

Frage: Bitte charakterisieren Sie kurz das Desfluran! ?

☐ ☐ ☐
☺ 😐 ☹

Antwort: Hauptvorteil des Desfluran ist die sehr rasche An- und Abflutung. Desfluran ist das derzeit am besten steuerbare Narkosegas. Daher eignet es sich auch besonders gut für Low- und Minimal-flow-Anästhesien. Außerdem ist es sehr stabil und wird kaum metabolisiert. Nachteile dieser Substanz sind die Reizung der oberen Atemwege und eine sympathoadrenerge Stimulation bei rascher Steigerung der Konzentration. Daher ist es für eine Einleitung per inhalationem nicht geeignet. Es ist durch eine geringe Wirkstärke gekennzeichnet. Der MAC liegt bei ca. 6–9 Vol%. Nachdem es auch zu den teuersten Substanzen gehört, sollte es nur für Low- und Minimal-flow-Anästhesien verwendet werden.

> ✚ **MAC-Werte:**
> Isofluran: 1,15 Vol%
> Enfluran: 1,68 Vol%
> Sevofluran: 1,4–2,5 Vol%

1.3.5 Pharmakologie der Opiate

Frage: Wissen Sie, was **Opioide** sind? ?

☐ ☐ ☐
☺ 😐 ☹

Antwort: Opioide sind synthetische, **zentral wirkende Analgetika,** die vor allem durch die Stimulation spezieller Rezeptoren im Gehirn und Rückenmark ihre Wirkung entfalten.

> ✚ Diese Rezeptoren werden physiologischerweise durch die körpereigenen Endorphine und Enkephaline besetzt.

Frage: Welche Opiatrezeptortypen kennen Sie? ?

☐ ☐ ☐
☺ 😐 ☹

Antwort: Man kann **μ-, κ-** und **σ-Rezeptoren** unterscheiden. Die einzelnen Opioide stimulieren meist jeweils vorwiegend eine spezielle Gruppe von Rezeptoren und rufen dadurch unterschiedliche Wirkungen hervor. Stimulation am **μ-Rezeptor** bewirkt:

- Analgesie
- Atemdepression
- Bradykardie
- Euphorie
- Miosis
- Übelkeit und Erbrechen
- Sucht

κ-Agonisten bewirken an diesem Rezeptor:

- Analgesie

- Sedierung
- aber keine Atemdepression

Der **σ-Rezeptor** ist von geringer klinischer Bedeutung, an ihm werden zentral stimulierende Effekte erzielt: So kommt es zu einer sympathikotonen Erregungslage, zu Übelkeit und Halluzinationen.

☐ ☐ ☐
☺ 😐 ☹

? Frage: Können Sie ein paar **Beispiele** für μ-Rezeptor-agonistische und -antagonistische Substanzen nennen?

Antwort: Am **μ-Rezeptor** wirken Fentanyl, Alfentanil, Sufentanil, Remifentanil, Piritramid, Pethidin und Morphin agonistisch. Buprenorphin ist ein Antagonist mit „intrinsic activity", Naloxon ist ein Antagonist ohne intrinsische Aktivität. Pentazocin wirkt am κ-Rezeptor agonistisch und gleichzeitig am μ-Rezeptor antagonistisch.

☐ ☐ ☐
☺ 😐 ☹

? Frage: Warum wirkt Fentanyl atemdepressiv?

Antwort: Die Stimulation der μ-Rezeptoren durch Agonisten verursacht eine zentrale Dämpfung. Die Dämpfung der vegetativen Hirnstammregionen vermindert den **Atemantrieb.** Der Anstieg des $paCO_2$ bewirkt dann keine Erhöhung der Atemfrequenz oder des Atemzugvolumens, weil die Empfindlichkeit für diesen physiologischen Reiz herabgesetzt ist.

☐ ☐ ☐
☺ 😐 ☹

? Frage: Was versteht man unter dem **„Silent death"** nach Opiatgabe?

Antwort: Die Opioide werden hepatisch metabolisiert und die Abbauprodukte renal ausgeschieden. Da sich die Opioide aufgrund ihrer Lipophilie jedoch im gesamten Fettgewebe verteilen, kann es zu Rebound- bzw. Remorphinisierungsphänomenen kommen, wenn die Opiate wieder ins Blut gelangen.

Ein Patient, der zunächst ansprechbar und atemsuffizient war, hört dann einfach auf zu atmen. Das kann auch noch Stunden nach der Operation passieren, und deshalb spricht man von einem „Silent death".

☐ ☐ ☐
☺ 😐 ☹

? Frage: Worauf beruht diese **Remorphinisierung** denn?

Antwort: Der genaue Mechanismus der Remorphinisierung ist nicht bis ins Letzte geklärt. Es werden **verschiedene Hypothesen** diskutiert: Es könnte sich um die **Reabsorption** vom im Magen kumulierten oder im enterohepatischen Kreislauf befindlichen Fentanyls handeln.

Evtl. wird auch ein Teil des unverändert glomerulär filtrierten Fentanyls in den Tubuli resorbiert.

Eine dritte Hypothese besagt, dass das im peripheren **Fettgewebe** befindliche Fentanyl bei der Wiedererwärmung des bis dahin hypothermiebedingt zentralisierten Patienten plötzlich ausgeschwemmt wird, oder bei pH-Schwankungen vermehrt freigesetzt wird.

Der Begriff der Remorphinisierung ist insgesamt umstritten. Es gibt auch Autoren, die davon ausgehen, dass es sich bei dem „silent-death“ lediglich um einen unbemerkt gebliebenen Opioidüberhang handelt. Die Patienten sind dann nur vorübergehend durch die äußere Ansprache und die mit dem Narkoseende einhergehenden Stimulationen atemsuffizient gewesen!

Frage: Für welche Indikationen sehen Sie **Vorteile** des **Sufentanils** gegenüber dem Fentanyl? **?**

☐ ☺ ☐ 😐 ☐ ☹

Antwort: Sufentanil ist wie das Fentanyl ein spezifischer μ-Agonist, jedoch mit wesentlich **stärkerer analgetischer Potenz** und mit **stärker sedierender Komponente.** In einigen Häusern wird Sufentanil alternativ zu Fentanyl eingesetzt, teilweise sogar als Monoanästhetikum.

Sufentanil ist gut geeignet zur Analgesie bei langzeitbeatmeten Patienten. Aufgrund seiner guten Lipidlöslichkeit kann Sufentanil in einer speziellen Aufbereitungsform auch in der Geburtshilfe als analgetisches Adjuvans in den PDK gegeben werden.

Frage: Wie für alle dem Fentanyl verwandten Verbindungen ist auch für Remifentanil eine **Thoraxrigidität** als mögliche Nebenwirkung beschrieben. Wodurch kann man das Risiko dieser Nebenwirkung vermindern? **?**

☐ ☺ ☐ 😐 ☐ ☹

Antwort: Bei **langsamer Injektionsgeschwindigkeit** tritt seltener eine Thoraxrigidität auf als bei schneller. Außerdem kann die Gabe eines **Benzodiazepins** vorweg diese Nebenwirkung verhindern oder zumindest abmildern. In schweren Fällen muss der Patient **muskelrelaxiert** werden.

Frage: Wann ist die Indikation zur **Opiatantagonisierung** gegeben? **?**

☐ ☺ ☐ 😐 ☐ ☹

Antwort: Die Indikation zur Opiatantagonisierung ist in der Notfallmedizin bei **Intoxikationen** mit resultierender Ateminsuffizienz und bei postoperativen **Opiatüberhängen** gegeben. Das kommt aber eigentlich nur vor, wenn entweder während der Operation sehr große Opiatmengen gegeben wurden oder kurz vor dem Operationsende noch einmal eine Opiatportion injiziert worden ist.

✚ Beim Opiatüberhang kann man einen typischen Atemtyp, die so genannte Kommandoatmung, beobachten.

☐ ☐ ☐
☺ 😐 ☹

? Frage: Welche **Kontraindikationen** für die **Antagonisierung** sind Ihnen bisher begegnet und was hat man dann stattdessen getan?

Antwort: Die häufigste Kontraindikation für die Opiatantagonisierung mit Naloxon ist die **KHK.** Naloxon kann nämlich per se Tachykardien und Blutdruckanstiege auslösen. Auch Patienten nach **intrakraniellen Eingriffen** oder mit **Hirndrucksymptomatik** sollten kein Naloxon erhalten, weil dieses Medikament den Hirndruck steigern kann. Diese Patienten müssen stattdessen nachbeatmet werden, bis der Fentanylüberhang abgebaut ist.

☐ ☐ ☐
☺ 😐 ☹

? Frage: Können Sie jetzt noch etwas zur **Wirkdauer** der Antagonisten sagen?

> ✚ Levallorphan und Nalorphin sind partielle Agonisten. In hoher Dosierung können sie selbst atemdepressiv wirken.

Antwort: Naloxan wirkt dosisabhängig 15–50 min, Levallorphan und Nalorphin bis zu 4 h. Es muss also beachtet werden, dass die Möglichkeit eines Fentanylrebounds auch noch nach dem Wirkende des Antagonisten gegeben ist. Deshalb müssen antagonisierte Patienten engmaschig überwacht werden.

1.3.6 Pharmakologie der Neuroleptika

☐ ☐ ☐
☺ 😐 ☹

? Frage: Was ist DHB?

Antwort: **Dehydrobenzperidol** ist ein Neuroleptikum aus der Gruppe der Butyrophenone. Es wirkt zentral dopaminantagonistisch und wird im Rahmen der Neuroleptanästhesie zur Sedierung eingesetzt. DHB hat außerdem eine stark antiemetische Wirkung. Die therapeutische Breite ist groß, trotzdem gibt es Nebenwirkungen, aus denen sich auch die Kontraindikationen für den DHB-Einsatz ableiten lassen.

☐ ☐ ☐
☺ 😐 ☹

? Frage: Nennen Sie bitte drei der **Nebenwirkungen.**

Antwort:
- DHB kann ein medikamentöses **Parkinsonoid** auslösen oder bei Parkinsonkranken eine Exazerbation der Symptomatik hervorrufen.
- DHB hat eine **alphablockierende** Nebenwirkung, sodass es zu Blutdruckabfällen und orthostatischen Dysregulationen kommen kann.
- Die Neuroleptika senken die **Krampfschwelle.** DHB ist deshalb geeignet, bei prädisponierten Patienten epileptische Anfälle auszulösen.

Frage: Haben Sie schon einmal etwas vom „psychischen Gefängnis“ gehört?

?

☐ ☐ ☐
☺ 😐 ☹

Antwort: Die Neuroleptika führen zur **Sedierung** und **Dämpfung motorischer Aktivitäten.** Der so entstehende Eindruck von Ruhe und Teilnahmslosigkeit täuscht jedoch mitunter: Innerlich können die Patienten sehr unruhig sein. Dieses Phänomen nennt man psychomotorische Entkopplung oder auch psychisches Gefängnis – ein subjektiv äußerst unangenehmer Zustand.

1.3.7 Praktisches Vorgehen

Fallbeispiel: Stellen Sie sich vor, Sie werden in den Einleitungsraum gerufen. Man sagt Ihnen, der Patient für die nächste Operation sei nun da. Wie gehen Sie vor?

☐ ☐ ☐
☺ 😐 ☹

Antwort: Ich begrüße den Patienten und stelle mich zuerst vor, falls ich ihn nicht von der Prämedikationsvisite her schon kenne. Danach frage ich ihn noch einmal nach seinem Namen, damit Verwechselungen ausgeschlossen sind. Ich erkundige mich, wie er geschlafen habe, seit wann er nüchtern sei und wie es ihm jetzt gehe. Dann kann ich mich noch einmal vergewissern, welche **Operation** geplant ist, überprüfe die relevanten **Laborbefunde,** die anderen **Untersuchungsergebnisse** und das Vorliegen der **Einverständniserklärung.** Dann erkläre ich ihm kurz, was jetzt als Nächstes passieren wird.

tipp Eine Frage, die auf den ersten Blick sehr einfach erscheint. Diesem Prüfer kommt es aber sicher auf Vollständigkeit an, deshalb nicht gleich auf die Apparate stürzen, sondern die menschliche Seite ruhig betonen.

Das **Narkosegerät** sollte bereits auf Funktion und Dichtigkeit überprüft sein, bevor der Patient in den Vorraum gebracht wird. Falls der Patient noch Fragen hat, kann er sie jetzt stellen. Nachdem **Blutdruckmessung** und **EKG** angeschlossen sind, lege ich einen venösen Zugang, beginne mit der **Infusion** einer kristallinen Lösung, frage den Patienten, ob wir nun mit der Narkose beginnen können und leite dann die **Narkose** ein.

Frage: Beschreiben Sie doch einmal, wie Sie eine Einleitung zur Intubationsnarkose durchführen!

?

☐ ☐ ☐
☺ 😐 ☹

Antwort: Nach den allgemeinen Vorbereitungen und dem „Check-up“ des Narkosearbeitsplatzes präoxygeniere ich den Patienten über einige Minuten mit 100% Sauerstoff. Dann präkurarisiere ich den Patienten z.B. mit 1 mg Vecuronium oder mit 5 mg Atacurium und gebe das intravenöse Einleitungsnarkotikum. Nach dem Erlöschen des Lidreflexes beginne ich mit der Sauerstoff-Maskenbeatmung, gebe gleichzeitig eine Intubationsdosis Succinylbischolin und intubiere, nachdem die Relaxierung vollständig ist.

Nach Überprüfung der Tubuslage mittels Auskultation wird ein Gueldeltubus eingelegt und der Endotrachealtubus fixiert. Das Atemgemisch wird auf 1/3 O_2, 2/3 N_2O und eine angemessene Konzentration des volatilen Anästhetikums eingestellt und der Patient mit einer Vollwirkdosis des nichtdepolarisierenden Relaxans relaxiert. Damit ist die Einleitungsphase beendet.

☐ ☐ ☐
☺ 😐 ☹

? Frage: Wozu dient die Präoxygenierung?

Antwort: Durch die Präoxygenierung wird eine **Sicherheitsreserve** für den Fall einer verzögerten Intubation geschaffen. Dies geschieht zum einen durch eine leichte Erhöhung des Hb-Sättigungsgrades, zum anderen wird der Stickstoffanteil der Raumluft aus der Lunge verdrängt, sodass in den Lungen ein Sauerstoffreservoir entsteht. Deshalb sinkt bei einer 3- bis 5-minütigen Präoxygenierung der Sauerstoffpartialdruck im Blut erst nach einer 4- bis 5-minütigen apnoischen Phase auf den Ausgangswert zurück.

☐ ☐ ☐
☺ 😐 ☹

? Frage: Können Sie bitte schildern, welche **Komplikationen** bei der Intubation möglich sind?

Antwort: Es kann zu einer **Fehlintubation** in den Ösophagus kommen, oder es kommt zur einseitigen Intubation in einen Hauptbronchus. **Verletzungen** sind an den Zähnen, an den Stimmbändern, natürlich aber auch an den Mundschleimhäuten oder der Trachea möglich. Außerdem können – vor allem wenn zu früh intubiert wird – **kardiovaskuläre Reflexe, Laryngospasmen** oder Erbrechen mit **Aspiration** ausgelöst werden.

☐ ☐ ☐
☺ 😐 ☹

? Frage: Anhand welcher Parameter beurteilen Sie die **Tiefe** der Narkose?

Antwort: Kriterien zur Beurteilung der Narkosetiefe können Atemtätigkeit, Blutdruck und Herzfrequenz, Muskeltonus, Reflexe, Schweißproduktion und Tränenfluss sein. Im Rahmen einer Balanced anaesthesia verhindern die gegebenen Medikamente jedoch die Beurteilbarkeit einiger dieser Parameter: Ein relaxierter Patient hat keinen Muskeltonus, keine Muskelreflexe und keine eigene Atmung.

Deshalb werden im Wesentlichen vegetative Funktionen wie die Herzfrequenz, der Blutdruck, die Pupillenweite und die Schweißproduktion zur Beurteilung herangezogen. Wird auf eine Relaxierung verzichtet, z.B. im Rahmen einer Ketamin-Diazepam-Kurznarkose, können auch die übrigen Kriterien beurteilt werden. Bei einer zu flachen Narkose treten Veränderungen im Sinne einer sympathikotonen Erregungslage auf, die Pupillen sind allerdings eng. Bei einer zu tiefen Narkose werden die Pupillen weit und die Kreislauffunktionen gedämpft.

Frage: Woran müssen Sie denken, wenn intraoperativ eine **Tachykardie** auftritt? **?**

☐ ☐ ☐
☺ 😐 ☹

Antwort: Eine Tachykardie in Verbindung mit einer Hypertonie ist wahrscheinlich durch eine zu flache Narkose oder unzureichende Analgesie, z.B. bei einer schmerzhaften operativen Manipulation bedingt. Bei gleichzeitigem Blutdruckabfall würde ich eher an eine Hypovolämie oder Herzinsuffizienz denken. Kommt zur Tachykardie und dem Blutdruckabfall noch eine Hautrötung oder Urtikaria, so liegt der Verdacht auf einen anaphylaktischen Schock nahe.

Frage: Warum sollte ein Anästhesist zumindest einige theoretische **Kenntnisse** vom **operativen Vorgehen** während des geplanten Eingriffes haben? **?**

☐ ☐ ☐
☺ 😐 ☹

Antwort: Zum einen ermöglichen diese Kenntnisse das **Vorhersehen** von vegetativen Reaktionen des Patienten, die durch die chirurgischen Manipulationen ausgelöst werden. Ein Beispiel dafür wären die Blutdruckschwankungen, die beim Zug an der Mesenterialwurzel auftreten. Zum zweiten kann der Anästhesist so den **Stand der Operation** abschätzen und sich rechtzeitig auf das nahe oder eben noch nicht so nahe Ende der Operation einstellen. Dadurch wird die **Entscheidung** über die Gabe und Dosierung von Relaxantien und Opioiden gegen Ende des Eingriffs **erleichtert.**

Frage: Nehmen wir also an, die letzten Relaxantien- und Opioidgaben liegen ausreichend lange zurück, sodass keine Überhänge befürchtet werden müssen. Wie geht die **Narkoseausleitung** vor sich? **?**

☐ ☐ ☐
☺ 😐 ☹

Antwort: Zunächst wird die **Dosierung** der volatilen Anästhetika **reduziert,** schließlich ganz abgestellt. Man **reduziert** dann das **Atemminutenvolumen** am Respirator. Dadurch wird der arterielle pCO_2 langsam angehoben. Kurz vor dem Ende der Operation wird auf **Handbeatmung** umgestellt, die **Lachgaszufuhr** unterbrochen und mit reinem **Sauerstoff** beatmet. Diese Beatmung wird zunächst mit langsam sinkendem AMV durchgeführt, bei **Einsetzen der Spontanatmung** wird auf eine assistierende Beatmung übergegangen. Sobald die **Eigenatmung** des Patienten ausreichend ist und die **Reflexe** wieder auslösbar sind, kann die **Extubation** vorbereitet werden.

✚ Manche Anästhesisten beschleunigen die Elimination der Narkosegase aus dem Blut durch eine forcierte Hyperventilation. Die Patienten wachen dann allerdings sehr abrupt und unsanft auf.

☐ ☐ ☐
☺ 😐 ☹

? Frage: Warum wird zum Schluss mit 100%igem Sauerstoff beatmet?

Antwort: Nach dem Abstellen der N_2O-Zufuhr muss mit einer 100%igen Sauerstoffkonzentration beatmet werden, um einer **Diffusionshypoxie** vorzubeugen. Die Diffusionshypoxie entsteht durch eine beschleunigte N_2O-Abgabe aus dem Blut in die Alveolen, sobald der alveoläre Lachgaspartialdruck absinkt. Das Lachgas würde dort aber den Sauerstoff verdrängen und so zur Hypoxie und schließlich Hypoxämie führen.

1.4 Regionalanästhesie

1.4.1 Anatomische und physiologische Grundlagen der Nervenleitung

☐ ☐ ☐
☺ 😐 ☹

? Frage: Beschreiben Sie bitte den **Aufbau** eines **peripheren Nerven.**

Antwort: Periphere Nerven enthalten meist **sensible, motorische** und **vegetative Fasern,** d.h. es sind gemischte Nerven. Der Aufbau entspricht einem **festgelegten anatomischen Prinzip** (☞ Abb. 1.2). Innen liegen die **Axone,** deren Neurone sich in den sensiblen Ganglien, Hinterhörnern des Rückenmarks oder den vegetativen Ganglien befinden. Die Axone unterscheiden sich in der Dicke und im Myelinisierungsgrad. Jedes ist von einer Bindegewebshülle, dem **Endoneurium,** umschlossen.

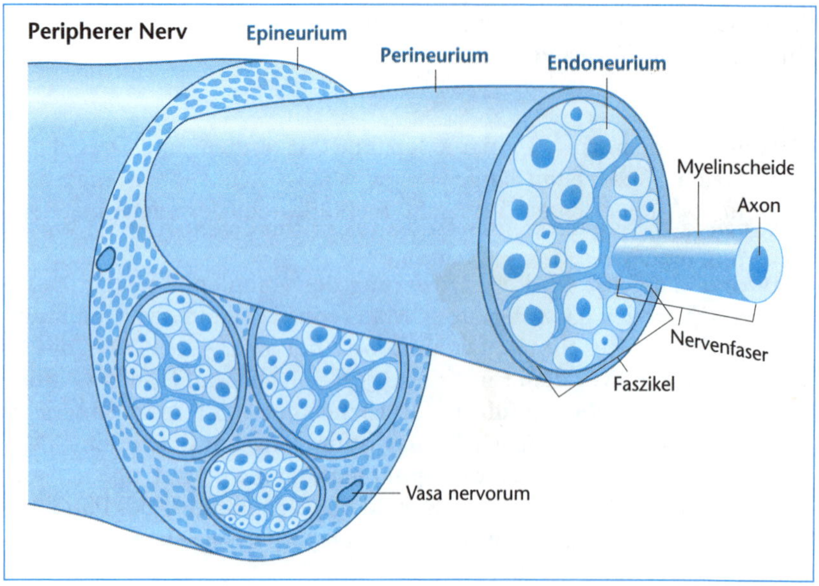

Abb. 1.2: Aufbau eines peripheren Nerven

Mehrere solcher Nervenfasern werden durch das **Perineurium** zum Faszikel, mehrere Faszikel durch das **Epineurium** zum peripheren Nerven zusammengefasst. Innerhalb des Epineuriums verlaufen oft longitudinal ernährende Blutgefäße.

Frage: Wie wird ein Nervenimpuls fortgeleitet? ?

☐ ☐ ☐
☺ 😐 ☹

Antwort: An der Zellmembran des Neurons wird durch die Na/K-ATPase ein **Ionengradient** aufrecht erhalten, der zu einem negativen Membranpotential führt. Bei Erregung der Zelle werden membranständige Natriumkanäle geöffnet, sodass es zu einem **Natriumeinstrom** und somit zu einem kurzzeitigen Zusammenbrechen des **elektrischen Potentials** kommt. Nachfolgend wird durch den Kaliumausstrom wieder eine Repolarisation herbeigeführt.

Bei myelinisierten Nervenfasern können sich diese Prozesse nicht ungehindert kontinuierlich ausbreiten. Wegen der Isolation durch die Schwann'schen Zellen sind Depolarisierung und Repolarisierung an die Orte der Ranvier'schen Schnürringe gebunden. Das Aktionspotential „überspringt" die Isolationszonen: Man spricht von **saltatorischer Erregungsleitung.** Diese erfolgt wesentlich schneller, als es in marklosen Nerven der Fall ist.

Frage: Was ist Schmerz? ?

☐ ☐ ☐
☺ 😐 ☹

Antwort: Schmerz wird als eine **unangenehme sensorische** und **emotionale Erfahrung** definiert, die auf einer **echten** oder **potenziellen Gewebeschädigung** beruht. Er kann somit als **Symptom** oder **Warnsignal** verstanden werden. Durch Schmerzen werden lokale und generalisierte Abwehrmechanismen vegetativer, reflektorischer und bewusster Art ausgelöst.

Frage: Welche **Komponenten** sind an der Schmerzentstehung, Weiterleitung und Verarbeitung beteiligt? ?

☐ ☐ ☐
☺ 😐 ☹

Antwort: An der Schmerzentstehung können **nozizeptive, neurale** (Neuralgien, Deafferenzierung) und **zentralnervöse** sowie **psychische Faktoren** beteiligt sein. Die Erregungen werden von den Nozizeptoren in schnell leitenden dünnen, markhaltigen A-delta-Nervenfasern und langsam leitenden dünnen, marklosen C-Fasern über das Hinterhorn und den kontralateralen Vorderseitenstrang zum Thalamus, limbischen System und Kortex weitergeleitet.

1.4.2 Lokalanästhetika

☐ ☐ ☐
☺ 😐 ☹

? **Frage:** Kennen Sie verschiedene Gruppen von **Lokalanästhetika?** Bitte nennen Sie ein paar **Beispiele.**

Antwort: Dem chemischen Aufbau folgend kann man zwei Gruppen von Lokalanästhetika unterscheiden: **Ester** und **Amide.** Ihre Wirksamkeit ist vergleichbar, während metabolischer Abbau und allergene Potenz sich in beiden Gruppen unterscheiden.

Zu den Lokalanästhetika vom **Estertyp** gehören **Tetracain, Procain** und **Chlorprocain.** Sie werden durch die Pseudocholinesterase abgebaut und können in Form ihres Metaboliten Paraaminobenzoesäure allergische Reaktionen auslösen. Im deutschen Sprachraum sind diese Substanzen wenig gebräuchlich. Lokalanästhetika vom neueren **Amidtyp** sind **Lidocain, Prilocain, Mepivacain, Bupivacain, Ropivacain** und **Etidocain.** Ihr Abbau erfolgt in der Leber. Allergische Reaktionen sind hier sehr viel seltener.

☐ ☐ ☐
☺ 😐 ☹

? **Frage:** Worauf beruht die **Wirksamkeit** dieser Medikamente?

✚ Die basische Eigenschaft der Lokalanästhetika ist der Grund für ihre Unwirksamkeit im sauren, entzündlichen Milieu!

Antwort: Der Wirkort der Lokalanästhetika ist die **Zellmembran** exzitabler Gewebe. Je nach gewähltem Anästhesieverfahren muss das Medikament dabei die umgebenden Hüllen des Nerven durch Diffusion überwinden. Aufgrund ihrer basischen Eigenschaften sind die Lokalanästhetika in undissoziierter Form lipophil und dringen in die Nervenzelle ein. Dort entsteht das Kation als aktive Form, welches über eine **Hemmung des Natriumeinstroms** an den Natriumkanälen eine **Stabilisierung** des **Nervenzellmembranpotentials** bewirkt. Es kommt also zu einem Nichtdepolarisationsblock, Aktionspotentiale werden nicht weitergeleitet.

☐ ☐ ☐
☺ 😐 ☹

? **Frage:** Haben Sie schon einmal etwas von einem **Differentialblock** gehört?

Antwort: Ja. Nach der Injektion eines Lokalanästhetikums kann man eine festgelegte **Abfolge** des Wirkeintrittes an verschiedenen Fasern beobachten. Zuerst werden die sympathischen Funktionen, dann die sensiblen und zuletzt die motorischen gehemmt. Dies hängt mit dem Myelinisierungsgrad und der Dicke der Nervenfasern zusammen. Dickere (motorische) und stark myelinisierte Fasern sind wesentlich weniger empfindlich gegenüber den Lokalanästhetika als dünne und marklose.

Frage: Welche Kriterien beziehen Sie in die **Auswahl** des geeigneten **Lokalanästhetikums** ein? ?

☐ ☐ ☐
☺ 😐 ☹

Antwort: Die einzelnen Lokalanästhetika unterscheiden sich hinsichtlich ihrer **Wirkstärke, Toxizität,** ihrer **Anschlagszeit** und **Wirkdauer.** Diese Unterschiede sind vor allem in dem Grad der Lipophilie, im pK_a-Wert und im Ausmaß der Proteinbindung begründet.

Da der individuelle pharmakologische Toxizitätsgrad der Lokalanästhetika durch Beachtung der spezifischen Dosierungsobergrenzen in seiner Wichtigkeit zurücktritt, spielt die Anschlagzeit und Wirkdauer die größte Rolle bei der Auswahl der geeigneten Substanz. Dabei ist die geplante **Anästhesietechnik** sowie die **Art** und **Dauer** des Eingriffs Entscheidungsgrundlage.

Frage: Was müssen Sie bezüglich der Dosierung der Lokalanästhetika berücksichtigen? ?

☐ ☐ ☐
☺ 😐 ☹

Antwort: Auch die Dosierung des geeigneten Lokalanästhetikums hängt von der Art des geplanten **Anästhesieverfahrens** und den gewünschten **Effekten** ab. Sie kann durch die Konzentration und das Volumen des zugeführten Lokalanästhetikums verändert werden.

Dabei muss zur Blockade dickerer Nervenfasern eine höhere Konzentration gewählt werden, für dünnere Fasern sind geringere Konzentrationen erforderlich. Die Menge des Lokalanästhetikums beeinflusst vor allem seine Ausbreitung und ist deshalb abhängig zu machen vom Verfahren und dem Anästhesiegebiet.

Frage: Manchmal werden Lokalanästhetika in besonderer **Aufbereitungsform** oder mit **Zusätzen** versehen eingesetzt. Wozu macht man das? ?

☐ ☐ ☐
☺ 😐 ☹

Antwort: Durch verschiedene **Adjuvanzien** sollen die **physikalischen** oder **pharmakokinetischen Eigenschaften** der Lokalanästhetikalösungen verändert werden.

Frage: Welche **Zusätze** kennen Sie? ?

☐ ☐ ☐
☺ 😐 ☹

✚ Bei periduraler Gabe kann die vasodilatatierende Wirkung des CO_2 und die schnellere Freisetzung der Base allerdings erhöhte Blutspiegel erzeugen. Vasokonstriktorische Zusätze sind bei peripheren Leitungsanästhesien – wie z.B. der Oberst'schen Leitungsanästhesie – kontraindiziert.

Antwort: Durch Zusatz von vasopressorisch wirksamen Substanzen wie Adrenalin, Phenylephrin oder Octapressin wird eine lokale Vasokonstriktion erreicht. Durch die verzögerte Resorption verlängert sich die Wirkdauer, und die Toxizität wird relativ gesenkt. Carbonisierung der Lokalanästhetika senkt den intrazellulären pH der Nervenzelle und verbessert so die Qualität der Blockade. Durch Zusatz von Zuckern kann das spezifische Gewicht der Lösungen erhöht werden. Diese hyperbaren Lösungen erlauben bei subarachnoidaler Gabe eine durch die Lagerung steuerbare Anästhesieausdehnung.

☐ ☐ ☐
☺ 😐 ☹

? **Frage:** Wie kann es zu einer Intoxikation mit Lokalanästhetika kommen?

Antwort: Zu einer Toxikose durch Lokalanästhetika kann es kommen, wenn zu **hohe Plasmaspiegel** des Medikaments erreicht werden. Für das Auftreten von Symptomen ist außerdem die **Anflutungsgeschwindigkeit** von entscheidender Bedeutung. Die absolute Überdosierung durch zu hohe Konzentrationen oder zu großes injiziertes Volumen kann bei Beachtung der zulässigen Höchstmengen leicht vermieden werden.

Zu einer **relativen Intoxikation** kann es bei intravasaler Gabe, rascher Resorption, einem reduzierten metabolischen Abbau oder herabgesetzten individuellen Toleranzgrenzen kommen. Die intravasale Injektion muss durch **sorgfältiges Aspirieren** unbedingt vermieden werden. Die Resorptionsgeschwindigkeit hängt vom Injektionsort, den pharmakologischen Eigenschaften und der Verwendung von Zusätzen wie Adrenalin oder CO_2 ab. Der metabolische Abbau und die individuellen Toleranzgrenzen sind nicht beeinflussbar.

☐ ☐ ☐
☺ 😐 ☹

? **Frage:** Bei welchen Regionalanästhesieverfahren werden die höchsten Blutspiegel erreicht?

Antwort: Die **höchsten** Plasmaspiegel werden nach dem Ablassen des Manschettendrucks nach einer intravenösen Regionalanästhesie (nach Bier) erreicht. Dabei ist der Blutplasmaspiegel umso höher, je früher die Manschette gelöst wird. Bei den nicht intravasalen Verfahren werden bei der **Interkostalblockade** die höchsten, bei der **Spinalanästhesie** die niedrigsten Werte gemessen. Dazwischen liegen in absteigender Reihenfolge die Kaudalanästhesie, die lumbale PDA, die Plexus-brachialis-Blockade, der 3-in-1-Block und die subkutane Infiltrationsanästhesie.

Frage: Worin äußert sich die **Intoxikation?**

☐ ☐ ☐
☺ 😐 ☹

Antwort: Da Lokalanästhetika ihre Wirkungen an allen exzitablen Geweben entfalten, können zu hohe Plasmaspiegel verschiedene Intoxikationserscheinungen hervorrufen. Diese Wirkungen betreffen vor allem das **ZNS** und das **kardiovaskuläre System.** Es lassen sich zwei Phasen unterscheiden:

1. Phase der **Stimulation** durch Dämpfung hemmender Einflüsse.
2. Phase der **Depression** durch generalisierte Dämpfung der Hirnfunktion und kardiovaskuläre Depression.

In der ersten Phase stehen Unruhe, Verwirrtheit, Zittern, Muskelzuckungen und tonisch-klonische Krämpfe im Vordergrund. Nach dieser Erregungsphase mündet das Krankheitsbild in eine zentrale Atemlähmung und Koma, Bradykardie, RR-Abfall und Schock ein.

Frage: Was tun Sie, wenn Zeichen der Intoxikation auftreten?

☐ ☐ ☐
☺ 😐 ☹

Antwort: Da es kein spezifisches Antidot gegen Lokalanästhetika gibt, ist die Therapie darauf ausgerichtet, die **Vitalfunktionen** zu sichern und irreversible ZNS-Schäden durch lang anhaltende Krämpfe zu vermeiden. Der Patient wird in **Schocklagerung** gebracht, und es wird rasch **Volumen** in Form von kristalloiden Lösungen gegeben. Es ist sofort **Sauerstoff** zuzuführen, der Patient sollte entweder aufgefordert werden zu hyperventilieren, oder er sollte über Maske/Tubus beatmet werden. Es wird **Diazepam** 2,5–5 mg i.v. zugeführt, bei schwerer kardiovaskulärer Depression außerdem evtl. Atropin, Akrinor und Katecholamine. Wenn kein Erfolg eintritt, ist nach den allg. Richtlinien eine **kardiopulmonale Reanimation** durchzuführen.

✚ Neben der Hypoxämieprophylaxe wird durch Hyperventilation die Krampfschwelle gegenüber dem Lokalanästhetikum heraufgesetzt.

Frage: Welche Formen klinischer Anwendung von Lokalanästhetika kennen Sie?

☐ ☐ ☐
☺ 😐 ☹

Antwort: Die Verfahren zur Unterbrechung der afferenten Nervenleitung können auf verschiedenen Ebenen des peripheren Nervensystems und des Rückenmarks angewendet werden. Man unterscheidet **Lokalanästhesien** von **Regionalanästhesien** und diese noch einmal in **periphere** und **rückenmarksnahe Blockaden** (☞Tab. 1.2).

✚ Die intravenöse Regionalanästhesie (IVRA) nimmt eine Sonderstellung ein: Sie wird zu den Regionalanästhesieverfahren gezählt, ist aber vorwiegend an den Endaufzweigungen der Nerven wirksam.

Region	Verfahren	Wirkort
Lokalanästhesie		
peripher	Oberflächenanästhesie Hautquaddel Flächeninfiltration	Nervenendaufzweigungen

Region	Verfahren	Wirkort
Regionalanästhesie		
peripher	Nervenblockaden Plexusanästhesie	Nervenendaufzweigungen peripherer Nerv Nervenplexus
rückenmarksnah	paraventraler Wurzelblock Periduralanästhesie Spinalanästhesie	Spinalganglion Spinalwurzel Rückenmark Spinalwurzel Rückenmark

Tab. 1.2: Formen der Lokalanästhesie

1.4.3 Intravenöse Regionalanästhesie

☐ ☐ ☐
☺ 😐 ☹

? **Frage:** Können Sie kurz die Technik einer **intravenösen Regionalanästhesie** (IVRA) beschreiben?

Antwort: Nachdem an der zu operierenden Extremität ein venöser Zugang gelegt wurde und an ihr mit Esmarchbinde und Staumanschette eine **Blutleere** hergestellt wurde, werden ca. 30–60 ml Lokalanästhetikum in niedriger Konzentration injiziert. Der Manschettendruck sollte dabei am Arm 300, am Bein 500 mmHg betragen, um eine vorzeitige Ausschwemmung der Lösung mit systemischen Intoxikationen zu verhindern. Das Lokalanästhetikum darf keine vasokonstriktorischen Zusätze enthalten. Nach ca. 8 min ist eine vollständige Analgesie und gute Muskelerschlaffung erreicht. Die Wirkung kann durch Beendigung der Blutleere rasch aufgehoben werden.

☐ ☐ ☐
☺ 😐 ☹

? **Frage:** Welche **Kontraindikationen** kennen Sie für die IVRA nach Bier?

Antwort: Am häufigsten wird die intravenöse Regionalanästhesie für Eingriffe am Unterarm und der Hand eingesetzt, die in Blutleere durchgeführt werden können. Für Eingriffe, die länger als 90 min dauern oder bei denen intraoperativ eine Aufhebung der Blutleere nötig ist, ist die IVRA also nicht geeignet. Kontraindikationen sind, wie bei jeder Form der Regionalanästhesie, die Ablehnung der Methode durch den Patienten, lokale Infektionen und periphere Nervenschädigungen aus forensischen Gründen. (Der Patient könnte eine fehlende Verbesserung der vorbestehenden Schäden oder gar eine Verschlechterung auf die Narkoseform zurückführen, zumindest wäre vor einer IVRA ein peinlich genauer neurologischer Status zu erheben, um die Funktion vor und nach der Narkose dokumentieren zu können.) Außerdem ist das Verfahren bei Allergien auf Lokalanästhetika sowie Herzerkrankungen und

Epilepsien, bei denen das rasche Anfluten der Lokalanästhetika schwerwiegende Folgen haben könnte, kontrainidziert.

Frage: Wie entwickelt sich der Lokalanästhetikum-Blutspiegel nach dem Ablassen des Manschettendruckes? **?**

Antwort: Aufgrund metabolischer Abbauprozesse ist der Plasmaspiegel umso kleiner, je länger die Blutleere gedauert hat. Deshalb sollte die Stauung frühestens nach 30–45 min gelöst werden. Es kommt dann zu einem **doppelgipfligen Verlauf** der **Lokalanästhetikum-Blutkonzentration.** Zunächst gelangt schlagartig das noch intravasal befindliche Lokalanästhetikum in den systemischen Kreislauf. Dann wird durch Umverteilungsprozesse das in den Geweben befindliche Lokalanästhetikum freigesetzt.

1.4.4 Blockade peripherer Nerven

Frage: Kennen Sie Indikationen für die Blockade einzelner Nerven? **?**

Antwort: Die Indikationen zur Blockade einzelner Nerven ist immer weiter zurückgedrängt worden. Je verträglicher die Allgemeinnarkosen, je zuverlässiger und nebenwirkungsärmer die rückenmarksnahen Verfahren und die Plexusanästhesien durch neue Techniken und verbessertes Instrumentarium wurden, desto seltener wurden Einzelblockaden durchgeführt.

Indikationen für die Anästhesie einzelner peripherer Nerven ergeben sich heute eigentlich nur noch bei **sehr kleinen, umschriebenen OP-Gebieten** und zur Vervollständigung nicht perfekt sitzender Plexus- oder Spinal/Periduralanästhesien. Einen **Sonderfall** stellt die temporäre Nervenblockade zur Unterbrechung des Circulus vitiosus bei **chronischen Schmerzzuständen** dar.

Frage: Wie ist der **periphere Nerv** aufzufinden? **?**

Antwort: **Knöcherne Fixpunkte** und der **Verlauf der Arterien** können hilfreiche Orientierungen geben. Das Auslösen von Parästhesien im Versorgungsgebiet des betreffenden Nerven und bei Verwendung eines Nervenstimulators auftretende Missempfindungen oder motorische Antworten von Kennmuskeln zeigen die richtige Lage der Nadel an.

> **+** Während der Injektion des Lokalanästhetikums dürfen keine Schmerzen auftreten: Sie deuten auf eine intraneuronale Injektion mit der Folge einer irreversiblen Nervenschädigung hin.

1.4.5 Plexusanästhesien

☐ ☐ ☐
☺ 😐 ☹

? Frage: Durch welche Nerven wird der Arm sensibel versorgt?

Antwort: Der Arm wird durch Nerven des **Plexus brachialis** sensibel versorgt. Es handelt sich um Hautäste des N. radialis/medialis/ulnaris sowie des N. musculocutaneus und axillaris. Die sensiblen Fasern treten nach ihrer Aufzweigung im Plexus brachialis in Höhe des 5. Halswirbels bis 2. Brustwirbels in das Rückenmark ein. Die sensiblen Versorgungsfelder des Arms sind in Abb. 1.3 dargestellt.

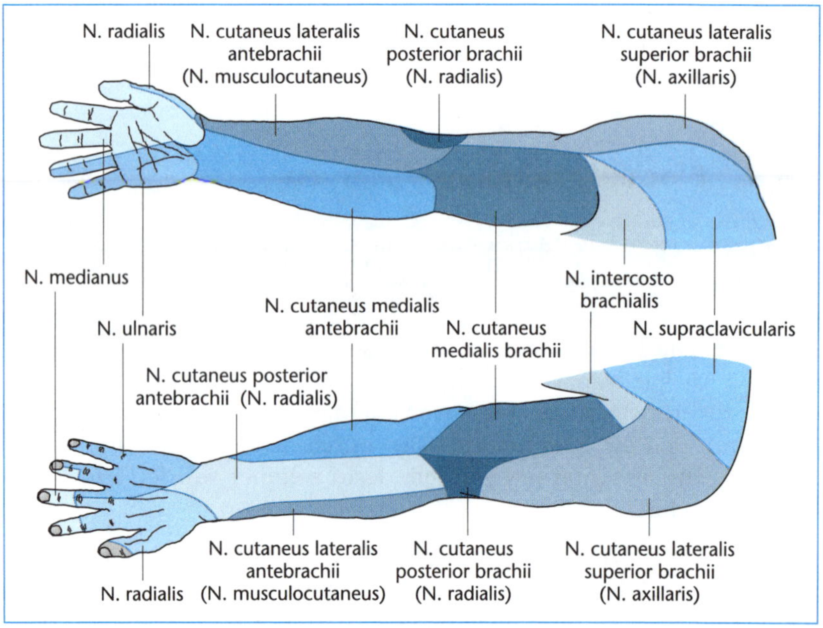

Abb. 1.3: Sensible Versorgungsfelder der oberen Extremität

☐ ☐ ☐
☺ 😐 ☹

? Frage: Kennen Sie verschiedene **Zugangswege** zur Durchführung einer **Plexusanästhesie** der oberen Extremität?

Antwort: Der Plexus brachialis erstreckt sich von den durch die Spinalnerven gebildeten Faszikeln durch die vordere Skalenuslücke oberhalb der ersten Rippe und unterhalb der Klavikula entlang der Arteria brachialis/axillaris in die Axilla. Für die Blockade des Plexus brachialis sind **verschiedene Zugangswege** möglich (☞Tab. 1.3).

Meist wird der komplikationsärmste **axilläre** Zugang gewählt. Der Nachteil des Verfahrens ist allerdings die geringste Ausdehnung des Anästhesiegebietes auf Hand, Unterarm und Teile des Oberarms.

Bei der **vertikalen infraklavikulären Plexusblockade (VIP)** wird der Plexus brachialis in seinem Verlauf unter der Klavikula blockiert. Dieser Zugangsweg bewirkt in der Regel eine größere Anästhesieausdehnung, die auch den Oberarm mit einschließt (wichtig zur Anlage einer Blutsperre). Außerdem erfordert die Punktion keine Abduktion des Oberarmes. In einigen Zentren hat der VIP den axillären Plexus als Routineverfahren bereits abgelöst.

Das älteste Verfahren ist die unmittelbar **supraklavikuläre** Blockade nach Kulenkampff. Hierbei werden zusätzlich der N. cutaneus brachii medialis und lateralis erreicht, sodass auch Eingriffe am Oberarm und Schultergelenk möglich sind. Dieser Zugangsweg kommt allerdings nur noch selten zur Anwendung.

Beim **interskalenären** Block nach Winnie erstreckt sich das anästhesierte Gebiet bis auf den Schlüsselbeinbereich. Dieser Zugang kommt häufig bei Schulteroperationen zur Anwendung.

Verfahren	blockierte Nerven
axilläre Plexusblockade	N. radialis, N. medianus, N. ulnaris, N. cutaneus antebrachii post./med., N. cutaneus antebrachii lat., N. cutaneus brachii post./med.
vertikale infraklavikuläre Plexusblockade (VIP)	zusätzlich: N. musculocutaneus, N. radialis
supraklavikuläre Blockade nach Kulenkampff superior	zusätzlich: N. cutaneus brachii lat. (N. axillaris)
Interskalenusblock nach Winnie	zusätzlich: N. intercostus brachialis, Nn. supraclaviculares, Teile des Plexus cervicalis

Tab. 1.3: Plexusanästhesie der oberen Extremität

Frage: Was ist der Unterschied zwischen **allgemeinen** und **speziellen Kontraindikationen** bei der Plexusanästhesie? **?**

☐ ☐ ☐
☺ 😐 ☹

Antwort: Neben den allgemeinen Kontraindikationen, die für alle Regionalanästhesien gelten, nämlich:

- Ablehnung der Methode durch den Patienten
- lokale oder systemische Infektionen
- systemische Nervenkrankheiten oder lokale Nervenschädigungen
- Gerinnungsstörungen
- Allergie gegen Lokalanästhetika

gibt es **spezielle Kontraindikationen,** die sich aus den **spezifischen Komplikationsmöglichkeiten** der verschiedenen Zugangswege ergeben. Diese sind durch die anatomischen Verhältnisse bedingt.

Ein kontralateraler Pneumothorax oder Z.n. Pneumektomie auf der Gegenseite sind natürlich ebenfalls Kontraindikationen für eine Plexusblockade an der oberen Extremität.

☐ ☐ ☐
☺ 😐 ☹

? **Frage:** Welche speziellen Komplikationen bei Anlage der supraklavikulären und interskalenären Plexusblockade kennen Sie?

✚ Lungenemphysem oder kontralaterale Lobektomien und Phrenikusparesen stellen deshalb Kontraindikationen für den supraklavikulären Zugangsweg dar!

Antwort: Bei der supraklavikulären Blockade stellt die **Nachbarschaft** zur **Pleurakuppel** einen Risikofaktor dar. In bis zu 5% der Fälle kann ein **Pneumothorax** auftreten. Außerdem ist eine Blockade oder **Schädigung** des **sympathischen Grenzstranges** und des **N. phrenicus** möglich. Häufige Nebenwirkungen des Interskalenusblock nach Winnie sind eine ipsilaterale Phrenikusparese (tritt fast immer auf) und ein Horner-Syndrom. Bei Fehlpunktionen kann es wegen der Nähe zum Spinalkanal zu einer **hohen Periduralanästhesie** oder **totalen Spinalanästhesie** kommen. Natürlich kann auch hier eine **Vagusblockade** oder eine **intravasale Injektion** zu schwerwiegenden Komplikationen führen.

☐ ☐ ☐
☺ 😐 ☹

? **Frage:** Haben Sie eine Ahnung, wann man **kontinuierliche Plexusblockaden** macht?

Antwort: Die kontinuierliche Blockade des Plexus brachialis kann für **lang dauernde Eingriffe,** zur (postoperativen) **Schmerztherapie** oder zur **Sympathikolyse** durchgeführt werden.

Eine Sympathikolyse wird beispielsweise zur Arteriendilatation nach versehentlicher intraarterieller Injektion z.B. eines Barbiturats oder nach Replantationen durchgeführt. Dazu wird eine Kunststoffverweilkanüle oder ein dünner Katheter in die Gefäßnervenscheide eingelegt.

☐ ☐ ☐
☺ 😐 ☹

? **Frage:** Warum werden Plexusanästhesien an der unteren Extremität so selten durchgeführt?

Antwort: Da an der unteren Extremität **kein gemeinsamer Übertritt** der Nerven des Plexus lumbosacralis auf das Bein stattfindet, besteht hier nicht die Möglichkeit, die Sensibilität durch eine einzige Injektion des Lokalanästhetikums vollständig auszuschalten. Dafür wären mehrere Einzelblockaden nötig. Das ist jedoch im Vergleich zur einfacher und sicherer durchzuführenden rückenmarksnahen Anästhesie sehr umständlich. Nachdem für periphere Nervenblockaden relativ große Mengen an Lokalanästhetika nötig sind, kann außerdem durch eine Kombination mehrerer Einzelblockaden die erlaubte Lokalanästhetika-Höchstdosis leicht überschritten werden. Für einen ambulanten Eingriff wäre dennoch durch die Kombination von 3-in-1-Block und

Ischiadikusblock eine periphere Leitungsanästhesie möglich. Die sensiblen Versorgungsfelder des Beins sind in Abb. 1.4 dargestellt.

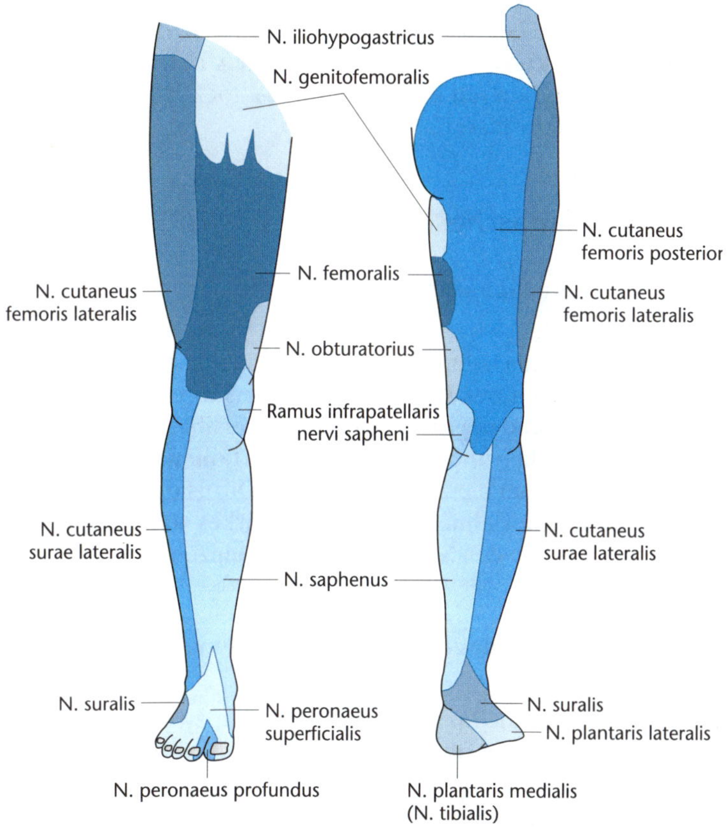

Abb. 1.4: Sensible Versorgungsfelder der unteren Extremität

Frage: Welche drei Nerven werden im **3-in-1-Block** anästhesiert und wo befindet sich dann das betäubte Areal? ?

☐ ☐ ☐
☺ 😐 ☹

Antwort: Für eine kombinierte Leitungsanästhesie im Bein wird das Lokalanästhetikum im Bereich des **N. femoralis unterhalb des Leistenbandes** injiziert. Durch proximale Ausbreitung der Lösung werden zusätzlich der N. cutaneus femoris lateralis und der N. obturatorius anästhesiert. Es ergibt sich dann ein schmerzunempfindliches Areal am anterioren, lateralen und medialen Oberschenkel sowie an der Vorderseite des Unterschenkels. Außerdem sind die sensible Versorgung des Hüftgelenkes und der Quadrizeps sowie die Adduktoren motorisch blockiert.

tipp Der erste Teil der Frage allein erschien dem Prüfer wohl als zu leicht, deshalb hat er gleich noch etwas erweitert.

☐ ☐ ☐
☺ 😐 ☹

? **Frage:** Was wäre eine Indikation für den 3-in-1-Block?

Antwort: Indikationen für den 3-in-1-Block sind **Operationen** am **ventralen Oberschenkel,** die **Schmerztherapie,** z.B. um das Aufrichten zur Spinalanästhesie bei Schenkelhalsfraktur zu ermöglichen, oder die **Ausschaltung reflektorischer Beinbewegungen** bei urologischen Eingriffen. In Kombination mit dem Ischiadikusblock lässt sich die Indikation wesentlich weiter fassen.

1.4.6 Spinalanästhesie

☐ ☐ ☐
☺ 😐 ☹

? **Frage:** Was ist eine **Spinalanästhesie?**

Antwort: Die Spinalanästhesie ist ein Regionalanästhesieverfahren, bei dem durch Einbringen des Lokalanästhetikums in den **Subarachnoidalraum** der unteren Lendenwirbelsäule eine reversible **Blockade** der **sympathischen, sensorischen** und **motorischen Funktionen** herbeigeführt wird. Das Lokalanästhetikum blockiert dabei nach Diffusion durch die Pia mater z.T. oberflächliche Bahnen des Rückenmarkes selbst. Der Hauptangriffsort liegt jedoch an den **Spinalwurzeln** der einzelnen Segmente.

☐ ☐ ☐
☺ 😐 ☹

? **Frage:** Welche **Indikationen** gibt es für die Spinalanästhesie?

Antwort: Es gibt für die Spinalanästhesie **keine zwingende Indikation.** Das Verfahren kann aber oft für Eingriffe an den unteren Extremitäten, im Perianal- oder Genitalbereich sowie, bei entsprechender Ausdehnung, bei abdominellen Operationen oder Sectiones mit Vorteil eingesetzt werden. Die Indikationsstellung ist vom **Patienten** selbst – seiner Akzeptanz des Verfahrens und seinen Vorerkrankungen – und von der **Operationsdauer** und **Art** des Eingriffes abhängig.

☐ ☐ ☐
☺ 😐 ☹

? **Frage:** Bei den **absoluten Kontraindikationen** ist das Risiko für den Patienten durch die Subduralanästhesie in keinem Fall zu rechtfertigen. Können Sie einige davon nennen?

> tipp Manche Prüfer verwenden etwas ungebräuchliche Bezeichnungen für bekannte Begriffe.

Antwort: Zu den absoluten Kontraindikationen sind zu zählen:
- Ablehnung der Methode durch den Patienten
- Störungen der Blutgerinnung (Medikamente, Erkrankungen)
- systemische und im Bereich der Punktionsstelle lokale Infektionsstellen
- Hypovolämie und Schock
- schwere Herz-Kreislauf-Erkrankungen, z.B. konstriktive Perikarditis, Aortenstenose

- Hirndruck
- Allergie gegen Lokalanästhetika

Frage: Warum ist eine **lokale Hautinfektion** im Punktionsbereich eine absolute Kontraindikation? **?**

☐ ☐ ☐
☺ 😐 ☹

Antwort: Durch die Punktion könnten **Keime** in den Subarachnoidalraum verschleppt werden und dort eine **Meningitis** oder **Enzephalitis** auslösen. Aus diesem Grund ist vor jeder Punktion auch die sehr sorgfältige **Hautdesinfektion** notwendig.

Frage: Welche **Strukturen** penetrieren Sie bei der **Punktion** des Liquorraumes? **?**

☐ ☐ ☐
☺ 😐 ☹

Antwort: Beim häufiger gewählten medialen Zugangsweg werden folgende Strukturen durchstochen (☞ Abb. 1.5): Zunächst wird nach Penetration der Haut und des Unterhautfettgewebes das **Ligamentum**

✚ Um das Risiko einer Verletzung des Rückenmarks zu minimieren, erfolgt die Punktion meistens zwischen 3. und 4. LWK. Der 4. LWK ist in der Regel leicht aufzufinden, da er sich in Höhe der Verbindungslinie der beiden Darmbeinkämme befindet.

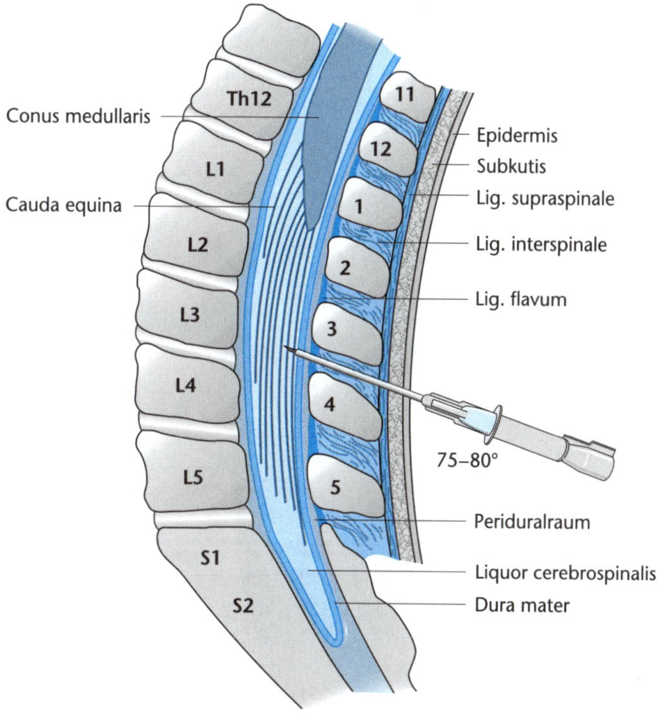

Abb. 1.5: Punktion des Liquorraumes

supraspinale erreicht. Das dahinter liegende **Ligamentum interspinale** grenzt ventral an das **Ligamentum flavum.** Dieses ist ca. 4–5 cm von der Hautoberfläche entfernt und ist bei der Punktion als **deutlicher Widerstand** zu spüren. Ventral des Ligamentum flavums beginnt der **Periduralraum,** der wenige mm breit ist und dessen innere Begrenzung von der Dura mater gebildet wird. Die **Arachnoidea** liegt der **Dura,** nur durch einen kapillären Raum getrennt, an. Dahinter befindet sich der Liquor cerebrospinalis.

☐ ☐ ☐
☺ 😐 ☹

? Frage: Wofür würde ein nicht wasserklar aussehender Liquor sprechen?

Antwort: Blutiger Liquor spricht für eine **Gefäßverletzung,** xanthochromer Liquor für eine stattgehabte **Massenblutung** mit Ventrikeleinbruch, eine zurückliegende Subarachnoidalblutung oder massiv **erhöhten Eiweißgehalt;** trüber Liquor für eine **Zellzahlerhöhung.** In diesen Fällen sollte eine Probe für weitere Labordiagnostik abgenommen werden, und die Spinalanästhesie muss dann abgebrochen werden.

☐ ☐ ☐
☺ 😐 ☹

? Frage: Was ist ein **Dermatom?** Geben Sie ein paar Beispiele!

Antwort: Ein Dermatom ist ein **Hautbezirk,** der von einem **bestimmten Spinalnerven** sensibel versorgt wird. Wichtige Segmente ☞ Abb. 1.6.

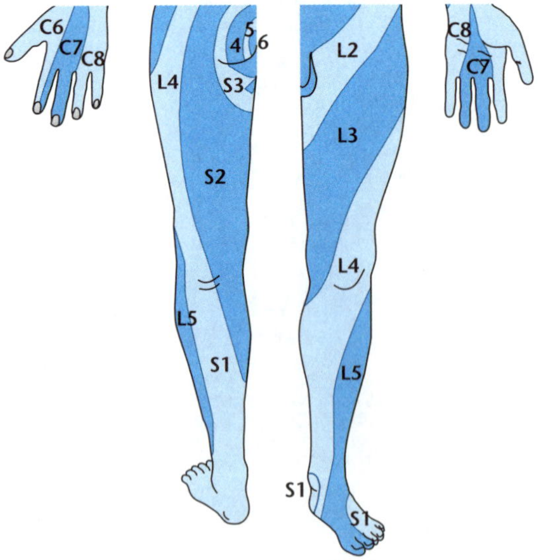

Abb. 1.6: Dermatome

Frage: Warum ist die Kenntnis der **Dermatome** bei diesem Anästhesieverfahren wichtig?

Antwort: Vor Operationsbeginn muss sich der Anästhesist davon überzeugen, dass das anästhesierte Areal das **Operationsgebiet** einschließt. Gleichzeitig muss eine (zu) hohe, aufsteigende Spinalanästhesie rechtzeitig erkannt werden, um den dadurch auftretenden Komplikationen präventiv begegnen zu können. Dazu ist die Kenntnis der Dermatome notwendig.

Frage: Sind alle drei Nervenfunktionen in der gleichen Höhe blockiert?

Antwort: Nein! Die sympathische Blockade beginnt ca. 1–2 Segmente höher, die motorische Blockade 1–2 Segmente tiefer als die sensible Blockade. Das liegt daran, dass die minimale blockierende Konzentration der Lokalanästhetika für sympathische Fasern geringer und für motorische höher ist, als für sensible Nervenfasern.

✚ Je höher aber die Sympathikusblockade liegt, desto ausgeprägter sind die durch den Blutdruckabfall bedingten Komplikationen.

Frage: Was ist eine Barbotage?

Antwort: Die Barbotage ist ein Verfahren, das bei Verwendung isobarer Lokalanästhetika Anwendung finden kann, um eine gute **Durchmischung** von Liquor und Lokalanästhetikum zu erreichen. Dazu wird intermittierend Liquor in die mit dem Lokalanästhetikum gefüllte Spritze aufgezogen und das Gemisch wieder in den Subarachnoidalraum zurückgespritzt. Dadurch wird eine hohe Anästhesieausdehnung erreicht. Derselbe Effekt kann aber auch durch eine schnelle Injektion des Lokalanästhetikums erreicht werden.

Frage: Was tun Sie nach der **Injektion** des **Lokalanästhetikums?**

Antwort: In der sich unmittelbar an die Applikation des Lokalanästhetikums anschließenden Phase ist die Gefahr von Frühkomplikationen besonders groß. Deshalb muss eine sehr **engmaschige Kontrolle** der Anästhesieausdehnung, des Blutdruckes, der Herzfrequenz und der Atemfunktion erfolgen. Das weitere Vorgehen nach der subarachnoidalen Applikation des Lokalanästhetikums hängt von verschiedenen Faktoren ab:

- Dichte der verwendeten Lösung
- geplante Anästhesieausdehnung
- Fixierungszeit des Lokalanästhetikums

☐ ☐ ☐
☺ 😐 ☹

Frage: Welches sind die häufigsten **Komplikationen,** die im Rahmen dieses Anästhesieverfahrens auftreten?

Antwort: Man kann die Komplikationen bei der Punktion, Früh- und Spätkomplikationen unterscheiden.

- Bei der **Punktion** können **Parästhesien** und **Schmerzen** als Zeichen einer Läsion eines Spinalnerven auftreten, die Nadel könnte bei unvorsichtigen Manipulationen abbrechen oder es könnte zu einer versehentlichen intravasalen Injektion kommen.
- Die wichtigsten **Frühkomplikationen** sind der durch die Sympathikusblockade bedingte **Blutdruckabfall,** evtl. eine **Bradykardie** und die **totale Spinalanästhesie** bei Überdosierung oder Lagerungsfehlern.
- Die häufigsten **Spätkomplikationen** sind die Harnretention durch einen **Parasympathikusblock** im S_2–S_4 und der **postspinale Kopfschmerz.** Über **Rückenschmerzen** wird ebenfalls relativ häufig geklagt, neurologische Komplikationen sind dagegen selten.

☐ ☐ ☐
☺ 😐 ☹

Frage: Wie erklären Sie sich den postspinalen Kopfschmerz?

Antwort: Zu postspinalen Kopfschmerzen kommt es 1–2 d nach der Durapunktion durch anhaltenden **Liquorverlust.** Er tritt bei jungen Patienten und bei Verwendung großlumiger Kanülen häufiger auf, wird besonders im Sitzen oder Stehen empfunden und wird im Hinterkopfbereich lokalisiert. Therapeutisch wird flache Lagerung, reichliche Flüssigkeitszufuhr, Analgetikagabe und die Anlage eines periduralen „blood patch" mit Eigenblut empfohlen. Bei Verwendung der heute gebräuchlichen 25- oder 26-G-Spinalnadeln ist diese Komplikation glücklicherweise selten geworden.

1.4.7 Periduralanästhesie

☐ ☐ ☐
☺ 😐 ☹

Frage: Was ist der Periduralraum?

Antwort: Der Periduralraum ist ein ca. 3–6 mm breiter Raum, der sich zwischen der **Dura mater** des Rückenmarkes und den **Knochen** und **Bändern** des **Wirbelkanals** erstreckt. Vorn wird er vom Ligamentum longitudinale anterius und hinten vom Ligamentum flavum begrenzt. Seitlich steht er über die Foramina intervertebralia mit dem paravertebralen Raum in Verbindung.

Im Periduralraum befinden sich Fett- und Bindegewebe, Arterien, Venen und Lymphgefäße sowie die Spinalnervenwurzeln. Im Normalfall herrscht ein leicht negativer Druck im Periduralraum, der bei starker

Venenfüllung durch Schwangerschaft, Adipositas oder Husten aber positiv werden kann.

Frage: Wie können Sie den Periduralraum bei der Punktion identifizieren?

☐ ☐ ☐
☺ 😐 ☹

Antwort: Zum Auffinden des Periduralraumes sind **zwei Methoden** gebräuchlich, die sich beide den subatmosphärischen Druck im Cavum epidurale zunutze machen.

- Bei der **„Loss-of-resistance"-Methode** wird eine mit Kochsalz gefüllte Spritze auf der Punktionskanüle unter Stempeldruck vorgeschoben. Nach Durchtritt durch das Ligamentum flavum verschwindet plötzlich der fast unüberwindliche Widerstand, und die Lösung lässt sich leicht in den Periduralraum einspritzen.
- Die Methode des **„hängenden Tropfens"** beruht darauf, dass ein an der Punktionsnadel hängender Kochsalztropfen durch den negativen Druck in den Periduralraum aspiriert wird, sobald die Nadelspitze diesen erreicht hat.
- Durch die liegende Punktionskanüle wird anschließend der Periduralkatheter in den Periduralraum hineingeschoben. Durch Vorinjektion einer geringen Menge des Lokalanästhetikums muss anschließend eine akzidentielle subdurale Katheterlage ausgeschlossen werden. Erst danach darf die vollständige Dosis für die gewünschte Anästhesieausdehnung verabreicht werden.

Fallbeispiel: Unmittelbar nach der Lokalanästhetikuminjektion sagt Ihnen der Patient, er verspüre ein Wärme- und Schweregefühl in den Beinen. Was schließen Sie daraus?

☐ ☐ ☐
☺ 😐 ☹

Antwort: Bei der Periduralanästhesie entfaltet das Lokalanästhetikum seine Wirkung vorwiegend an den Spinalwurzeln der austretenden Nervenfasern. Da diese noch von der Dura umhüllt sind, die das Lokalanästhetikum durch Diffusion überwinden muss, tritt eine Wirkung erst nach 5 min auf. Die zur Operation nötige Analgesiequalität wird sogar erst nach 15–30 min erreicht.

Wenn der Patient also unmittelbar nach der Injektion Wirkungen angibt, die durch die Sympathikusblockade hervorgerufen werden, muss das Lokalanästhetikum den Subarachnoidalraum sofort erreicht haben. Somit liegt der **Verdacht** auf eine **Durapunktion** sehr nahe.

Frage: Was passiert, wenn Sie unbemerkt eine Dura verletzen?

☐ ☐ ☐
☺ 😐 ☹

Antwort: Eine Verletzung der Dura mit der meist dicken Punktionsnadel kann ein ausgeprägtes **Liquorverlustsyndrom** zur Folge haben. Wird die Duraperforation bemerkt, muss die Periduralanästhesie sofort abgebrochen werden. Evtl. kann man auf das Spinalanästhesieverfahren überwechseln. Die prophylaktische Anlage eines Eigenblutflickens ist in diesem Fall angezeigt.

Bleibt die Perforation dagegen unbemerkt und wird deshalb eine PDA-Vollwirkdosis des Lokalanästhetikums injiziert, so kommt es zur Ausbildung einer totalen Spinalanästhesie. Aus diesem Grund wird immer, auch bei jeder Repetitionsdosis, zunächst eine Testdosis von 3–4 ml zugeführt, und erst wenn Zeichen der subarachnoidalen Blockade ausbleiben, wird die Volldosis gegeben.

☐ ☐ ☐
☺ 😐 ☹

? **Frage:** Warum hat der Katheter, der für die kontinuierliche PDA verwendet wird, **Entfernungsmarkierungen?**

✚ Bei dennoch auftretenden Injektionsschwierigkeiten kann man versuchen, den Katheter vorsichtig einen Zentimeter zurückzuziehen.

Antwort: Um eine kontinuierliche PDA für lange Operationen, in der Geburtshilfe oder zur Schmerztherapie durchführen zu können, wird ein Kunststoffkatheter in den Periduralraum eingelegt. Der Katheter sollte ca. **2–3 cm im Periduralraum** liegen. Bei weiterem Vorschieben besteht die Gefahr des Abknickens, dass der Katheter sich aufrollt oder den Periduralraum durch ein Foramen intervertebrale wieder verlässt. Die Folge wäre die Unmöglichkeit, die Lösung zu injizieren oder eine ungenügende Anästhesie.

Die Distanz zwischen Haut und Periduralraum beträgt je nach Dicke des Unterhautfettgewebes ca. 4–7 cm. Der Katheter sollte also nicht weiter als bis zur 10-cm-Markierung vorgeschoben werden.

☐ ☐ ☐
☺ 😐 ☹

? **Frage:** Welche Wirkungen hat die PDA auf die **Darmtätigkeit?**

Antwort: Die sympathische Versorgung des Darmes wird von den Segmenten Th_5–L_1 geleistet. Durch Blockade dieser Segmente kommt es zum Überwiegen der unbeeinträchtigten Vaguswirkung. Deshalb ist der Darm bei einer PDA **hyperperistaltisch, kontrahiert** und **klein.** Dadurch wird das operative Vorgehen bei abdominellen Eingriffen erleichtert. Außerdem soll die Häufigkeit eines postoperativen paralytischen Ileus dadurch vermindert werden.

☐ ☐ ☐
☺ 😐 ☹

? **Frage:** Wie würden Sie das Lokalanästhetikum dosieren?

Antwort: Die Dosierung des Lokalanästhetikums hängt von der beabsichtigten **Anästhesieausdehnung** und der geplanten **Qualität** der **Blockade** ab. Ersteres ist durch das verwendete **Volumen** der Lösung, Letzteres durch die **Konzentration** des Lokalanästhetikums steuerbar.

Das in den Periduralraum injizierte Volumen breitet sich relativ gleichmäßig sowohl nach oben als auch nach unten aus. Das Ausmaß der Ausbreitung ist abhängig von der Größe des Periduralraumes. Hohes Alter und erhöhter intraabdomineller Druck führen zu einer Verkleinerung des zur Verfügung stehenden Verteilungsvolumens. Sehr groß gewachsene Patienten benötigen dagegen ein höheres Volumen. Während bei 20-Jährigen ca. 1,5 ml/Segment nötig sind, beträgt das Volumen bei 80-Jährigen nur noch 0,8 ml/Segment.

Für sympathische Blockaden sind die geringsten, für motorische die höchsten Konzentrationen nötig. Danach richtet sich die Auswahl der Konzentration des Lokalanästhetikums (☞ Abb. 1.7).

✚ Für eine gute OP-Analgesie mit ausreichender motorischer Blockade wäre z.B. 1,5–2% Prilocain geeignet. Bei Punktion zwischen L_2 und L_3 und geplanter Ausdehnung bis Th_8 bei einem 60-jährigen Pat. (1,0 ml/Segment) wären 14 ml (inkl. Testdosis) nötig.

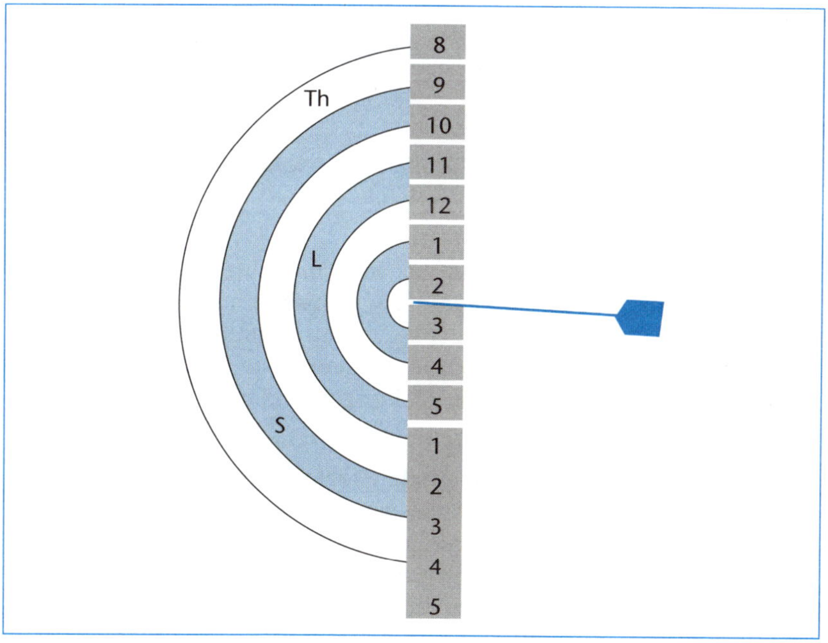

Abb. 1.7: Wirkung des Lokalanästhetikums bei PDA

Frage: Stellt die **Heparinisierung** eine **Kontraindikation** für die Durchführung einer PDA dar? **?**

☐ ☺ ☐ 😐 ☐ ☹

Antwort: **Blutgerinnungsstörungen** gelten als **absolute Kontraindikationen** für die Periduralanästhesie. Auch iatrogen durch Voll-Heparinisierung, ASS- oder Cumarin-Therapie herbeigeführte Veränderungen der Blutgerinnung machen hier keine Ausnahme. Bei Low-dose-Heparinisierung dagegen kann eine PDA durchgeführt werden. Allerdings müssen zwischen Heparingabe und Anlage bzw. Entfernung eines PDK bestimmte Zeitabstände eingehalten werden. Das gilt ebenso für eine Heparingabe nach Anlage eines PDK.

? **Frage:** Würden Sie einen **Unterschied** im geforderten Zeitabstand zwischen s.c.-Heparingabe und OP für unfraktionierte und für niedermolekulare Heparine machen?

Antwort: Die Halbwertszeiten und biologischen Wirkdauern unterscheiden sich bei unfraktionierten und bei niedermolekularen Heparinen. Aufgrund ihrer längeren Wirkdauer werden die niedermolekularen Heparine nur einmal täglich gegeben. Der Sicherheitsabstand zwischen letzter s.c.-Heparingabe und PDK-Anlage bzw. Spinalanästhesie sollte für unfraktionierte Heparine 4 h, für niedermolekulare Heparine 10–12 h betragen. Nach Katheteranlage ist die Gabe unfraktionierten Heparins nach einer Stunde erlaubt, die Gabe von niedermolekularen Heparinen nach 2–4 h.

? **Frage:** Beschreiben Sie bitte kurz die wesentlichen Unterschiede zwischen einer PDA und einer Spialanästhesie!

Antwort: Bei der Spinalanästhesie wird mit einer geringen Menge Lokalanästhetikum eine **ausgeprägte sensorische** und **motorische** Blockade erreicht. Die Anlage ist technisch relativ einfach und die Wirkung ist in der Regel gut **vorhersehbar** und **steuerbar** (z.B. durch hyperbare Lösungen). Systemisch-toxische Wirkungen sind nicht zu erwarten.

Bei der Periduralanäshesie wird durch relativ hohe Lokalanästhetikadosen eine **differenzierte segmentale** Blockade sympathischer, sensorischer und motorischer Funktionen erreicht. Diese kann **kontinuierlich** auch über längere Zeiträume erfolgen. Die Blockade ist weniger genau vorhersehbar und auch oft von geringerer Qualität als bei der Spinalen. Ein Nachteil ist die schwierigere Punktionstechnik und die Gefahr systemisch-toxischer Wirkungen.

? **Frage:** Der Periduralkatheter findet auch in der **Schmerztherapie** Anwendung. Können Sie dazu auch andere Stoffe als Lokalanästhetika applizieren?

Antwort: Zur Schmerztherapie, z.B. von präfinalen Krebspatienten, kann der Periduralkatheter als wirksames Mittel zur Analgesierung angewandt werden. Dazu können **Opioide** injiziert werden, deren Wirkung lang anhält (bis zu 24 h) und andere Nervenfunktionen als die Schmerzleitung wenig beeinflusst. Sympathikus und Motorik werden also kaum beeinträchtigt. Ein weiterer Vorteil gegenüber der systemischen Opiatgabe besteht darin, dass Nebenwirkungen wie Atemdepression, Übelkeit oder Erbrechen und Harnretention seltener und in nicht so schwerer Form auftreten.

1.5 Anästhesie bei Patienten mit Vorerkrankungen und bei alten Menschen

1.5.1 Kardiovaskuläres System

Frage: Das perioperative **Reinfarktrisiko** beträgt in den ersten 6 Monaten nach Myokardinfarkt ca. 40%! Wodurch lässt sich dies erklären? ?

☐ ☺ ☐ 😐 ☐ ☹

tipp Immer wenn nach perioperativen Besonderheiten gefragt wird, bietet sich eine chronologische Gliederung an.

Antwort: Dazu tragen prä-, intra- und postoperative Belastungen bei. Im Vordergrund stehen

- **präoperativ:** angst- und stressbedingte Tachykardien und inadäquate Infusionstherapie
- **intraoperativ:** Frequenzsteigerungen, Koronarspasmen, Blutdruckabfälle, blutungsbedingte Anämien, Hypoxämie und Hyperkapnie, aber auch Alkalose erniedrigen das O_2-Angebot; der O_2-Bedarf wird durch Tachykardien, Pre- und Afterloadzunahme und positiv inotrope Medikamente erhöht.
- **postoperativ:** Kältezittern, schmerzbedingte Tachykardien

Daher gilt: Möglichst keine Operation und Narkose innerhalb der ersten 6 Monate nach Herzinfarkt, möglichst Mindestabstand von 2 Jahren einhalten!

Frage: Welche Medikamente sollten bei Patienten mit **KHK** nicht eingesetzt werden? ?

☐ ☺ ☐ 😐 ☐ ☹

Antwort: **Ketamin** löst eine sympathikotone Reaktion aus. **Thiopental** und **Methohexital** führen häufig zu RR-Abfällen und Herzfrequenzsteigerungen. **Flunitrazepam** verursacht ebenfalls RR-Abfälle. **Halothan** wirkt negativ inotrop und steigert die Arrhythmiebereitschaft, und **DHB** kann durch die α-Blockade RR-Abfälle und Herzfrequenzsteigerungen auslösen.

☐ ☐ ☐
☺ 😐 ☹

? **Frage:** Wie würden Sie dann eine **Narkose** bei einem **KHK-Patienten** führen?

Antwort: Bewährt hat sich **Etomidat** zur Narkoseeinleitung, welches zur Unterdrückung von Intubationsreaktionen (vegetativ-sympathikotonen Reaktionen auf Schmerzreiz) mit **Fentanyl** kombiniert werden sollte. Relaxantien, die keine Histaminliberation verursachen, können angewandt werden. Die Narkose wird mit einem **volatilen Anästhetikum** und **Lachgas** aufrecht erhalten.

☐ ☐ ☐
☺ 😐 ☹

? **Frage:** Halten Sie das Ausweichen auf eine rückenmarksnahe Anästhesieform für eine risikoarme Alternative?

tipp Eine Suggestivfrage, daher einfach. Die Begründung sollte aber nicht fehlen.

Antwort: Die spinale oder periduale Anästhesie bietet, obwohl systemisch wirkende Medikamente eingespart werden, nicht nur Vorteile. Eine ausreichende Anxiolyse und Sedierung, z.B. durch Midazolam, ist unbedingt erforderlich, um stressbedingte Frequenzanstiege zu verhindern. Der mitunter ausgeprägte Blutdruckabfall kann den Koronarperfusionsdruck kritisch senken. Eine Blockade der Nn. accelerantes kann eine akute Herzinsuffizienz induzieren.

☐ ☐ ☐
☺ 😐 ☹

? **Frage:** Warum sollten während der Narkose auftretende Tachykardien bei Patienten mit **Mitral-/Aortenstenose** rasch therapiert werden?

Antwort: Bei Stenosierungen der Mitral- bzw. Aortenklappen hängt eine genügende Auswurffraktion des linken Vorhofs bzw. der linken Kammer von einer **ausreichenden Zeitspanne** ab. Bei einer Tachykardie fällt deshalb das HZV ab. Aus dem gleichen Grund kann ein peripherer Blutdruckabfall nicht durch ein erhöhtes HZV kompensiert werden. Unter Umständen ist eine zerebrale oder koronare **Minderperfusion** die Folge.

Bei Insuffizienzen der linkskardialen Herzklappen können hingegen eine leichte Tachykardie und ein geringer Blutdruckabfall durch eine Verminderung des Regurgitationsvolumens einen positiven Effekt haben.

☐ ☐ ☐
☺ 😐 ☹

? **Frage:** Weshalb verlangen einige Anästhesisten, dass Patienten mit **Hypertonie** ihre Medikamente auch am Operationsmorgen einnehmen?

Antwort: Hypertoniker wären bei plötzlichem Absetzen der antihypertensiven Therapie aufgrund auftretender **Reboundphänomene** durch hypertone Krisen besonders gefährdet. Koronarinsuffizienz und

Herzinfarkt, Linksherzversagen mit Lungenödem und zerebrale Komplikationen wären u.U. die Folge.

Reize, auf die mit starken Blutdruckanstiegen zu rechnen ist, sind Laryngoskopie, In- und Extubation, Stress, Angst und Schmerzen. Prophylaktisch wirkt eine ausreichende Prämedikation, Fentanyl und eine Oberflächenanästhesie zur Intubation sowie eine ausreichende Narkosetiefe.

Frage: Wie kommt es, dass Hypertoniker nicht nur durch intraoperative Hochdruckkrisen, sondern auch durch Blutdruckabfälle gefährdet sind? **?**

☐ ☐ ☐
☺ 😐 ☹

Antwort: Sofern nicht eine arteriosklerosebedingte Wandstarre der Gefäße vorliegt, verfügen Hypertoniker über eine deutliche **Reaktivitätssteigerung** ihrer **Gefäßmuskulatur.** Außerdem liegt bei Hypertonikern häufig eine **reaktive Hypovolämie** vor.

Von daher können perioperativ durch Vasodilatatoren, Sympatikolyse bei rückenmarksnaher Blockade oder durch überdosierte volatile Anästhetika ausgeprägte Blutdruckabfälle ausgelöst werden. Eine adäquate Volumensubstitution, positiv inotrope Pharmaka wie Dobutrex oder Akrinor können hier Abhilfe schaffen. Akrinor hat neben einer positiv inotropen Wirkung v.a. auch vasokonstriktorische Effekte. Nur im Ausnahmefall sind andere vasoaktive Substanzen nötig.

1.5.2 Hämatologisches System

Frage: Können Sie jetzt vielleicht noch etwas zu Narkose und **Porphyrie** sagen? **?**

☐ ☐ ☐
☺ 😐 ☹

Antwort: Ein Anfall der akut intermittierenden Porphyrie kann auch durch verschiedene **Medikamente** ausgelöst werden. Zu nennen sind da vor allem Barbiturate, aber auch alle anderen gebräuchlichen Einleitungsmedikamente, Pentazocin, Lidocain, Phenytoin und Sulfonamide. Außerdem stehen eine Reihe von weiteren Pharmaka im Verdacht, eine akute intermittierende Porphyrie auslösen zu können. Dazu sind auch die halogenierten volatilen Anästhetika zu zählen. Erlaubt sind dagegen unter anderem Fentanyl, DHB, Lachgas, alle Relaxantien, Phenothiazine und Anticholinergika, sodass sich die NLA als relativ sichere Anästhesieform anbietet.

> tipp Die Formulierung macht deutlich, dass der Prüfer schon sehr zufrieden ist und nun durch sehr spezielle Fragen die Tiefe des Wissens ausloten möchte.

Frage: Welche Laboruntersuchungen halten Sie zur Diagnose von **Gerinnungsstörungen** für sinnvoll? **?**

☐ ☐ ☐
☺ 😐 ☹

tipp Nun wieder eine einfache Frage. Nur bei angeborenen Gerinnungsstörungen (z.B. Hämophilie A/B, von-Willebrand-Syndrom) ist die Bestimmung einzelner Faktoren des plasmatischen Gerinnungssystems nötig.

Antwort: Als globale Suchtests haben sich fünf Laboruntersuchungen bewährt:

- **Thrombozytenzählung**
- **Fibrinogenkonzentration**
- **PTT**
- **TZ**
- **Quick**

Es kommt bei den häufigsten Gerinnungsstörungen jeweils zu **charakteristischen Befundkombinationen.** Zur Beurteilung der Thrombozytenfunktion kommt als klinischer Test auch die Bestimmung der **Blutungszeit** infrage.

□ □ □
☺ 😐 ☹

Frage: Können Sie bei einem **Hämophilie-A**-Patienten, bei dem ein Kniegelenksersatz durchgeführt werden soll, eine regionale Anästhesie machen?

Antwort: Bei allen Patienten mit angeborenen, erworbenen und iatrogenen **Gerinnungsstörungen** sollte auf jede Form der **Regionalanästhesie verzichtet** werden, weil ausgedehnte Hämatombildung zu bleibenden neurologischen Schädigungen führen kann.

Bei der Hämophilie A liegt ein unterschiedlich stark ausgeprägter Mangel an Faktor VIII vor, sodass es zu großflächigen Haut-, Muskel- und Gelenkblutungen und verstärkten Nachblutungen bei Verletzungen kommt. Vor größeren operativen Eingriffen und für die Zeit der Wundheilung ist durch Gabe von Faktor-VIII-Gerinnungspräparaten eine Aktivität von mindestens 50% anzustreben. Trotzdem verbietet sich die Regionalanästhesie bei diesem Patienten.

□ □ □
☺ 😐 ☹

Fallbeispiel: Sie sollen eine Narkose bei einem Patienten machen, der beim Sprung vom 5-Meter-Brett auf einen anderen Schwimmer sprang und sich dabei mehrere Knochenbrüche und schwere innere Verletzungen zuzog. Die vitalbedrohlichen Verletzungen sind bereits versorgt, es wurden viele Bluttransfusionen benötigt. Nun sollen die Frakturen operativ behandelt werden, aber Ihnen fallen disseminierte petechiale Blutungen auf. Woran denken Sie?

tipp Manche Prüfer verpacken ihre Fragen in Fallbeispiele. Dadurch wird es nicht immer leichter.

Antwort: Eine Massivbluttransfusion kann zu einer deutlichen Verschlechterung des Gerinnungsstatus des Patienten führen, weil in älteren Blutkonserven wenig Thrombozyten und eine geringe Aktivität der Gerinnungsfaktoren V und VIII vorhanden sind. Petechiale Blutungen legen den Verdacht auf eine **Thrombozytopenie** nahe. Deshalb sollte die Thrombozytenzahl bestimmt werden.

Wenn sich bei jenem polytraumatisierten Patienten im Blutbild eine Thrombozytopenie unter 20 000 findet, so ist die Infusion von Thrombozytenkonzentraten indiziert. Es sind ca. 3 TK notwendig, um die Thrombozytenzahl beim Empfänger um 10 000/mm³ anzuheben.

Frage: Lässt sich die Thrombozytopenie allein durch die Verdünnung erklären? **?**

☐ ☐ ☐
☺ 😐 ☹

Antwort: Als Ursache für die Verminderung der Thrombozytenzahl wird neben der Verdünnung die **Thrombozytolyse** durch Antikörper bei Infusionen nicht HLA-identischen Blutes verantwortlich gemacht. Deshalb ist neben der Rhesus-AB0-Kompatibilität bei Langzeittherapie mit Blutkonserven auch auf die HLA-Kompatibilität von Patient und Spender zu achten.

Frage: Wodurch unterscheiden sich **FFP** und **PPSB** voneinander? **?**

☐ ☐ ☐
☺ 😐 ☹

Antwort: **Fresh-Frozen-Plasma** und **Prothrombinkomplexpräparate** können zur Therapie von Gerinnungsstörungen eingesetzt werden.

FFP wird aus der Spende einer Einzelperson durch Abzentrifugieren aller korpuskulären Bestandteile gewonnen, tiefgefroren und bei Bedarf einem AB0-kompatiblen Empfänger übertragen. Es enthält alle Plasmabestandteile in **physiologischer Konzentration.** Es kann zum Plasmaersatz bei Infusionen von Erythrozytenkonzentraten oder zur Therapie eines klinisch manifesten Gerinnungsfaktorenmangels eingesetzt werden.

PPSB ist ein durch Fraktionierung aus gepoolten Plasma gewonnenes **Gerinnungsfaktorenkonzentrat,** welches die Faktoren II, VII, IX und X enthält und zur Therapie der Hämophilie B oder einer Cumarinüberdosierung eingesetzt werden kann.

tipp Nennt der Prüfer Abkürzungen, so kann man diese in der Antwort „übersetzen". In der eigenen Antwort sollte man nicht zu viele davon bringen. Das kommt oft nicht gut an.

1.5.3 Respiratorisches System

Frage: Warum fordern Sie rauchende Patienten auf, möglichst frühzeitig vor der OP den **Nikotinabusus** einzustellen? **?**

☐ ☐ ☐
☺ 😐 ☹

Antwort: Das Rauchen führt zu einer erhöhten Inzidenz **pulmonaler Komplikationen.** Zum einen stellt es einen wesentlichen ätiologischen Faktor für zahlreiche Erkrankungen dar. Dazu sind Arteriosklerose und kardiale Krankheiten, chronische Emphysembronchitis und maligne Neoplasien zu zählen. Zum anderen werden durch den

Nikotinabusus aber auch akute **Störungen physiologischer Vorgänge** im Respirationstrakt bewirkt:

- der tracheo-bronchiale Sekrettransport wird durch Schädigung der Ziliarfunktion beeinträchtigt
- die Funktion alveolärer Makrophagen wird unterdrückt
- die tracheale Schleimhypersekretion verengt die kleinen Luftwege
- der Anteil von CO-Hb wird auf bis zu 20% gesteigert, Polyglobulie ist die Folge
- die Magensekretproduktion wird angeregt

? Frage: Bei welchen Patienten würden Sie präoperativ eine **Lungenfunktionsüberprüfung** veranlassen?

Antwort: Indikationen für eine präoperative Überprüfung sind zum einen **pulmonale Vorerkrankungen,** zum anderen OPs, die mit einer **Beeinträchtigung** der **Atemfunktion** einhergehen, z.B. intrathorakale und Oberbaucheingriffe.

? Frage: Welche **Konsequenzen** kann ein pathologischer Wert in der Lungenfunktionsüberprüfung haben?

Antwort: In Kombination mit der BGA erlaubt die Lungenfunktionsüberprüfung (Spirometrie, ☞ Abb. 1.8) eine Abschätzung des Schweregrades von respiratorischen Vorerkrankungen und somit des **Risikos** von **pulmonalen Komplikationen.**

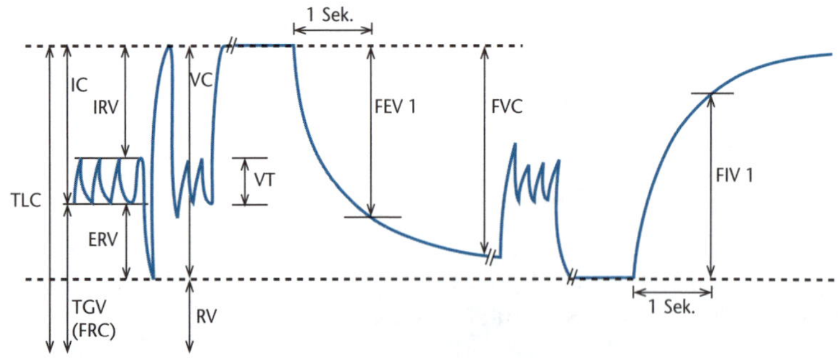

IRV	= inspiratorisches Reservevolumen	ERV	= exspiratorisches Reservevolumen
RV	= Residualvolumen	FEV1	= exspiratorische Sekundenkapazität
TGV	= thorakales Gasvolumen	FIV1	= inspiratorische Sekundenkapazität
TLC	= totale Lungenkapazität	FRC	= funktionelle Residualkapazität
VC	= (inspiratorische) Vitalkapazität	FVC	= forcierte Vitalkapazität
VT	= Atemzugvolumen	IC	= inspiratorische Kapazität

Abb. 1.8: Spirometrie

Man bestimmt die Totalkapazität, Vitalkapazität, funktionelle Residualkapazität, forciertes exspiratorisches Volumen und setzt die gewonnenen Werte in Beziehung zum Alter und Geschlecht des Patienten. Bei pathologischen Werten sollte, wenn die Zeit dies zulässt, zunächst eine möglichst starke Annäherung an die Normwerte angestrebt werden. Dazu können intensive Atemgymnastik, IPPB (Intermittend positive pressure breathing) und medikamentöse Maßnahmen durchgeführt werden. Entscheidungen über das postoperative Vorgehen, z.B. Intensivpflichtigkeit mit Nachbeatmung, werden erleichtert.

Frage: Was glauben Sie: Wodurch sind Patienten mit pulmonalen Vorerkrankungen am meisten gefährdet? **?**

☐ ☐ ☐
☺ 😐 ☹

Antwort: Die perioperative Gefährdung von Patienten mit Vorerkrankungen der Atmungsorgane beruht zu einem geringeren Teil auf intraoperativen Komplikationen, wie Laryngospasmus, Bronchospasmus, Pneumothorax und Lungenödem. Häufiger sind jedoch Komplikationen von Seiten der Lunge in der **postoperativen Phase.** Es kann zu **Pneumonien** und **Atelektasen,** aber auch zu einer **akuten respiratorischen Insuffizienz** kommen. Aus diesem Grund sollten elektive Eingriffe nicht durchgeführt werden, solange nicht ein für diese Patienten optimaler Funktionszustand erreicht ist.

Frage: Welches Narkoseverfahren würden Sie bei einem Patienten mit **Asthma bronchiale** empfehlen? **?**

☐ ☐ ☐
☺ 😐 ☹

Antwort: Manipulationen oder Medikamente, die eine Obstruktion auslösen oder verstärken können, sollten beim Patienten mit Asthma bronchiale vermieden werden. Bei kurz dauernden Eingriffen oder entsprechenden OP-Gebieten sind Maskennarkosen bzw. Regionalanästhesien günstig, weil sonst durch den Tubusreiz ein Bronchospasmus ausgelöst werden kann. Ist eine Allgemeinanästhesie notwendig, so sollte die Einleitung mit Propofol, **Etomidat** oder **Ketamin** und die Aufrechterhaltung mit dem **broncho-dilatatorisch wirkenden Sevofluran** erfolgen.

> ✚ Bei Fragen nach Vorerkrankungen ist immer zweierlei zu bedenken:
> 1. Welche Einflüsse hat die Narkose auf den Krankheitsverlauf?
> 2. Inwiefern beeinflusst die Krankheit die Narkoseführung?

Medikamente, die mit einer Histaminliberation einhergehen, z.B. Succinylcholin, Thiopental, Methohexital, Opioide, außerdem Cholinesterasehemmer, Atropin, β-Blocker sind dagegen ungünstig.

Frage: Welche Besonderheiten sind bei der Beatmung eines Patienten mit **obstruktiver Lungenerkrankung** zu beachten? **?**

☐ ☐ ☐
☺ 😐 ☹

Antwort: Asthmatiker und Emphysematiker benötigen aufgrund von Ventilationsstörungen und Verkleinerung der Lungenoberfläche ein

besonderes Beatmungsregime: Die Atemfrequenz sollte niedrig und das Inspirationszeit- zu Exspirationszeitverhältnis auf 1:3 angehoben werden, um trotz Obstruktion oder Kollaps der kleinen Atemwege eine Abatmung zu gewährleisten.

Anderenfalls kann es zum pCO_2-Anstieg und/oder Air-trapping mit Gefahr des Zerreißens von Emphysembläschen oder Alveolen kommen. Pneumothorax/-mediastinum wäre die Folge.

Aus diesem Grund
- sollten möglichst **niedrige Beatmungsdrucke** aufgewendet werden.
- muss der **O_2-Anteil** am Atemgemisch evtl. über 30% hinaus erhöht werden.
- stellt bei chronischen Lungenerkrankungen u.U. der niedrige pO_2 den einzigen Atemantrieb dar. Daran muss besonders bei der Ausleitung gedacht werden!

1.5.4 Lebererkrankungen

□ □ □
☺ 😐 ☹

Fallbeispiel: Im Rahmen der Prämedikationsvisite kommen Sie zu einem Patienten, der einen leichten Ikterus und Hautsuffusionen aufweist. Woran denken Sie?

Antwort: Ein Ikterus in Kombination mit flächenhaften Hautblutungen kann als Zeichen einer **Leberexkretionsstörung** und **-synthesestörung** gedeutet werden. Da eine pathologische Leberfunktion die Narkose auf verschiedene Art und Weise beeinflussen kann, ist eine präoperative Abklärung erforderlich. Bei begründetem Verdacht auf eine akute Virushepatitis oder einen Schub einer chronisch-persistierenden Hepatitis ist aufgrund einer erhöhten perioperativen Mortalität jeder Elektiveingriff kontraindiziert. Bei diabetischer Fettleber oder alkoholischer Hepatitis sollte durch strenge diätetische Maßnahmen ebenfalls zunächst eine Normalisierung angestrebt werden.

□ □ □
☺ 😐 ☹

? **Frage:** Welche **Leber-Laborwerte** bestimmen Sie präoperativ zur Abschätzung der Synthesefunktion?

+ Die 3 Hauptfunktionen der Leber: Metabolisierungs-, Synthese-, Exkretionsfunktion. Sie können durch spezielle Laborparameter untersucht werden, sind allerdings nur im Ausnahmefall isoliert gestört.

Antwort: Störungen der Synthesefunktion werden in einem **niedrigen Albumingehalt, Cholinesterasespiegel** oder **Quickwert** sichtbar. Nötigenfalls muss eine Dosisreduktion von Medikamenten mit hoher Proteinbindung erwogen werden. Bei Synthesestörungen muss mit einer erhöhten Toxizität der Lokalanästhetika vom Estertyp und einer verlängerten Succinylcholinwirkdauer gerechnet werden, weil sie durch die Pseudocholinesterase des Plasmas abgebaut werden. Außerdem ist eine verstärkte Blutungsneigung zu erwarten.

Frage: Wie beeinflusst eine gestörte Metabolisierungsfunktion die Narkose? ?

☐ ☐ ☐
☺ 😐 ☹

Antwort: Die Metabolisierungsfunktion kann indirekt über das Ausmaß eines Leberzellschadens abgeschätzt werden. Dazu werden GOT, GPT, LDH, γ-GT und GLDH bestimmt. Bei Störungen in diesem Bereich muss mit **verlängerter Wirkdauer** von hepatisch metabolisierten Medikamenten gerechnet werden: Opiate, Barbiturate, Lokalanästhetika vom Amidtyp, Benzodiazepine, Ketamin und Neuroleptika. Außerdem liegen häufig durch einen sekundären Hyperaldosteronismus bedingte **Elektrolystörungen** vor.

Frage: Können Sie sich vorstellen, dass auch die Narkose die Leberfunktion beeinflusst? ?

☐ ☐ ☐
☺ 😐 ☹

Antwort: Im Rahmen der Narkose beeinflussen verschiedene Mechanismen die Leberfunktion. Bei Lebergesunden spielen diese Einflüsse eine geringe Rolle. Anders dagegen sieht es bei Patienten aus, die bereits eine Vorschädigung der Leber aufweisen. Bei ihnen sind die Kompensationsmöglichkeiten eingeschränkt, sodass narkosebedingte Veränderungen zu einer **Verschlimmerung des Krankheitsbildes** führen können.

Zu beachten ist dabei,
- dass praktisch alle Inhalationsanästhetika zu einer **Verminderung** der **Leberdurchblutung** führen.
- dass einige Substanzen oder ihre Metaboliten direkt **lebertoxisch** wirken und deshalb bei Vorerkrankungen möglichst nicht eingesetzt werden sollten (z.B. Halothan).
- dass auch ein lokalanästhesiebedingter **RR-Abfall** zu einer **Minderperfusion** mit Einfluss auf die Metabolisierungsfunktion führen kann.
- dass es zu pharmakokinetischen **Interaktionen** kommen kann, die eine Verlängerung der Wirkdauer einzelner Medikamente zur Folge haben.

1.5.5 Nierenerkrankungen

Frage: Welche Nebenwirkungen der Inhalationsnarkotika halten Sie im Zusammenhang mit der **Nierenfunktion** für erwähnenswert? ?

☐ ☐ ☐
☺ 😐 ☹

+ Auch bei niereninsuffizienten Patienten ergeben sich kaum Einwände gegen eine Inhalationsnarkose. Komplikationsmöglichkeiten sind eher durch die Anämie, Elektrolytstörungen, Hypervolämie und Hypertonie zu erwarten.

Antwort: Durch die gängigen volatilen Anästhetika kommt es zu einer verminderten Perfusion der Niere und von daher zu einer **Abnahme der glomerulären Filtrationsrate** und **Urinproduktion.** Renal eliminierte Pharmaka können dadurch in ihrer Wirkdauer verlängert werden. Nach Enflurannarkosen wurde vereinzelt eine durch den erhöhten Fluoridspiegel bedingte **Einschränkung der Konzentrationsfähigkeit** gefunden. Bei im Rahmen einer Niereninsuffizienz erhöhten Kaliumspiegeln kann die durch Halothan hervorgerufene Arrhythmiebereitschaft zu gefährlichen **Rhythmusstörungen** führen.

Zusammenfassend lässt sich jedoch feststellen, dass die negativen Einflüsse der Inhalationsanästhetika auf die Nierenfunktion gering sind und bei gesunden Personen zu keinen Problemen führen.

☐ ☐ ☐
☺ 😐 ☹

? **Frage:** Bei der Auswahl des geeigneten **Muskelrelaxans** zur Narkose eines **niereninsuffizienten Patienten** müssen Sie einiges bedenken. Was ist das?

Antwort: Bei der Relaxierung niereninsuffizienter Patienten ergaben sich früher bei der Anwendung von Pancuronium und Alcuronium besondere Probleme, die durch die **verlängerte Wirkdauer** dieser renal eliminierten Relaxantien hervorgerufen wurden. So wurden über Tage anhaltende Muskelrelaxierungen anurischer Patienten beobachtet.

Succinylcholin kann wegen seines plasmatischen Abbaus zwar eingesetzt werden, jedoch muss die kaliumfreisetzende Wirkung bei den ohnehin meist hyperkaliämischen Patienten einschränkend beachtet werden. Man wird heute in aller Regel Vecuronium oder Atacurium bevorzugen, die wegen ihres hohen Metabolisierungsgrades kaum zu Komplikationen führen. Trotzdem ist eine zusätzliche Überwachung mit einem Nervenstimulator wünschenswert.

☐ ☐ ☐
☺ 😐 ☹

? **Frage:** Wie planen Sie die **Infusionstherapie** beim Patienten mit eingeschränkter Nierenfunktion?

Antwort: Um eine Hyperhydratation und Elektrolytstörungen zu vermeiden, ist der perioperativen Infusionstherapie besondere Sorgfalt zu widmen. Als Faustregel hat es sich bewährt, mit einer kaliumfreien Elektrolytlösung:

- die tägliche **Restdiurese,**
- das durch die **Perspiratio** abgegebene Wasser abzüglich des metabolischen Wassers,
- **besondere Verluste,** wie sie bei Erbrechen, Diarrhö, Fieber und Schweißneigung auftreten,

zu ersetzen. Die Messung des ZVD kann hierbei als weiterer Parameter herangezogen werden. Blutverluste sollten ab 20% Volumenverlust ersetzt werden. Bei geringen Verlusten ist eine Transfusion trotz des niedrigen Hb-Wertes in der Regel nicht nötig, da die Patienten daran adaptiert sind.

1.5.6 Endokrinologische Störungen

Frage: Warum sollte vor einer Operation bei **Schilddrüsenerkrankungen** ein euthyreoter Zustand herbeigeführt werden? **?**

☐ ☺ ☐ 😐 ☐ ☹

Antwort: Sowohl bei Hyperthyreosen als auch bei Hypothyreosen ist im unbehandelten Zustand die Komplikationsrate erhöht. Deshalb sollte präoperativ ein **euthyreoter Zustand** angestrebt werden. Bei hyperthyreoten Patienten können der perioperative Stress, aber auch das Operationstrauma sonst eine thyreotoxische Krise auslösen. Hypothyreote Patienten sind vor allem durch Hypothermie, Hypoventilation und erhöhte Medikamentenempfindlichkeit gefährdet.

Frage: Was ist eine thyreotoxische Krise? **?**

☐ ☺ ☐ 😐 ☐ ☹

Antwort: Die thyreotoxische Krise ist durch
- Hyperthermie
- Tachyarrhythmien, Vorhofflimmern und hypertensive Krisen
- Agitiertheit, Bewusstseinseintrübung und -losigkeit
- enterale Störungen wie Diarrhöen und Erbrechen

gekennzeichnet und kann trotz maximaler Therapie letal enden.

Neben der präoperativen Euthyreose tragen eine adäquate Sedierung und Sympatikusblockade zur Prophylaxe bei.

Frage: Welche antihypertensive Therapie würden Sie prä- und intraoperativ zur Adrenektomie bei einem Patienten mit **Phäochromozytom** einsetzen? **?**

☐ ☺ ☐ 😐 ☐ ☹

Antwort: Das Phäochromozytom kann durch exzessive Katecholaminausschüttungen zu persistierender Hypertonie, hypertensiven Krisen, Tachykardien, Arrhythmien, Hyperglykämie und Gewichtsverlust führen. Der Patient ist vor allem durch die Arrhythmien, eine mögliche Hirnmassenblutung, Hochdruckenzephalopathie und die Linksherzüberlastung gefährdet. Deshalb sollte eine **präoperative** α-Blockade mit Phenoxybenzamin und evtl. eine **β-Blockade** zur Normalisierung der Kreislaufsituation eingesetzt werden. Intraoperativ kann der kürzer wirkende α-Blocker Phentolamin oder das noch besser steuerbare Nitroprussid-Na oder Nitrate zur Blutdrucksenkung verabreicht werden.

✚ Nach der Tumorentfernung ist aufgrund der Gefäßweitstellung durch α- und β-Blockade und den Ausfall der vom Tumor ausgeschütteten Katecholamine mit verstärkten Hypotensionen zu rechnen. Deshalb ist auf einen ausreichenden Volumenersatz zu achten.

☐ ☐ ☐
☺ 😐 ☹

? Frage: Weshalb müssen Sie zur Planung Ihres anästhesiologischen Vorgehens wissen, ob ein Patient **Diabetiker** ist?

Antwort: Der Diabetes mellitus gehört zu den häufigsten endokrinologischen Störungen überhaupt. Zwar sind die Einflüsse der gängigen Narkoseverfahren auf den Blutzucker gering, doch kann sowohl der Typ-I- als auch Typ-II-Diabetes ein besonderes Vorgehen erfordern, um in der perioperativen Phase auftretende Gefahren zu vermeiden. Durch Stress, Nahrungskarenz und Folgekrankheiten kann es nämlich zu **Hyper-** und **Hypoglykämien, ketoazidotischem, hyperosmolarem** und **hypoglykämischem Koma** kommen.

Als **Folgeschäden,** die für die Anästhesie von Bedeutung sind, sind vor allem Polyneuropathien mit Schädigungen des autonomen Nervensystems, Atherosklerose und Hypertonus, KHK und Mikroangiopathien mit diabetischer Nephrosklerose zu nennen. Forensische Aspekte sind hierbei nicht zu vernachlässigen.

☐ ☐ ☐
☺ 😐 ☹

? Frage: Was ist das Behandlungsziel beim Diabetiker?

Antwort: Da die Gefahr diabetesbedingter Komplikationen von der Höhe der Schwankungen im Blutzuckertagesprofil abhängt, ist perioperativ eine **stabile Einstellung** das Ziel der Therapie. Dazu sollte der Blutzucker präoperativ den internistischen Kriterien eines gut eingestellten Diabetes genügen. Die Umstellung der Therapie ist in den meisten Fällen nicht nötig.

☐ ☐ ☐
☺ 😐 ☹

? Frage: Wie können Sie **Blutzuckerschwankungen** unmittelbar perioperativ gering halten?

Antwort: Das erforderliche Vorgehen hängt vom **Diabetestyp** und der **bisherigen Therapie** ab.

- Ein diätetisch eingestellter Diabetes braucht keine spezielle Therapie.
- Beim Typ-II-Diabetes sollten Biguanide wegen der Laktatazidosegefahr präoperativ abgesetzt werden. Sulfonylharnstoffe können dagegen bis zum Vorabend weiter genommen werden. In Ausnahmefällen, z.B. bei längerer postoperativer Nahrungskarenz, kann die Umstellung auf Altinsulin nötig sein.
- Patienten mit auf Depot-Insulin eingestelltem Diabetes werden aufgrund besserer Steuerbarkeit auf Altinsulin umgestellt.
- Typ-I-Diabetiker müssen auch am OP-Tag Insulin und Glukoseinfusionen erhalten. Der Blutzucker ist dann mittels dieser Kombination möglichst konstant zu halten. Deshalb werden – wie bei anderen Diabetesformen – engmaschig Blutzuckerkontrollen durchgeführt.

1.5.7 Neuromuskuläres System

Frage: Perioperative **Krampfanfälle** können zu pulmonalen Aspirationen, Wiederaufbrechen frischer Operationsnähte und Dislokationen versorgter Frakturen führen. Deshalb ist die Krampfanfallprophylaxe wichtigstes Ziel in der perioperativen Therapie epileptischer Patienten. Und wie erreichen Sie das?

Antwort: Man kann das erreichen durch die Fortführung der bisherigen antikonvulsiven Therapie auch am Operationsmorgen und die Vermeidung von krampfauslösenden Medikamenten und Maßnahmen wie Enfluran, Ketamin, krampfschwellensenkende Neuroleptika und Hyperventilation. Daraus ergibt sich, dass die Regionalanästhesie vorteilhaft sein kann. Evtl. ist zusätzlich die prophylaktische Gabe von Diazepam i.v. günstig.

tipp Die postoperative Neueinstellung der antiepileptischen Therapie in Zusammenarbeit mit Neurologen wird dennoch häufig nicht zu umgehen sein.

Frage: Warum geben Sie einem **Parkinsonkranken** keine Neuroleptika zur Prämedikation?

Antwort: Beim Parkinsonkranken liegt zentral ein Ungleichgewicht der Neurotransmitter Dopamin und Acetylcholin vor. Dies kann zu der klassischen Symptomentrias Rigor, Tremor, Akinese führen, die auch anästhesiologische Probleme verursachen kann. Neuroleptika wirken durch die Besetzung zentraler Rezeptoren dopaminantagonistisch und bewirken so eine **Verschlimmerung** des Krankheitsbildes. Die Gefährdung des Patienten durch muskulär bedingte Atemstörungen und Schluckstörungen würde dadurch also erhöht werden.

Frage: Wissen Sie, weshalb bei der anästhesiologischen Anamnese so großer Wert auf die Fragen nach **Muskelerkrankungen** gelegt wird?

Antwort: Die Neuro- und Myopathien können sowohl bei der Auswahl des Narkoseverfahrens als auch bei der Planung des intraoperativen und postoperativen anästhesiologischen Vorgehens besondere Überlegungen erfordern.

- Die Inzidenz der **malignen Hyperthermie** ist bei Patienten mit Myopathien erhöht.
- Bei der Anwendung von **atemdepressiven Medikamenten** und **Muskelrelaxantien** ist Vorsicht geboten.

Evtl. ist postoperativ eine **Nachbeatmung** bis zur Stabilisierung des neuromuskulären Systems nötig. Darüber ist der Patient zu informieren.

☐ ☐ ☐
☺ 😐 ☹

? Frage: Können Sie das bitte am Beispiel der **Myasthenia gravis** etwas näher erläutern?

tipp Die Patienten haben meist genaue Arzneimittellisten bei sich, welche Medikamente erlaubt und welche verboten sind.

Antwort: Die Myasthenia gravis ist eine autoimmunologisch bedingte Krankheit, bei der es durch eine Zerstörung der ACh-Rezeptoren zu einer Schwäche der quer gestreiften Muskulatur kommt. Die Betroffenen benötigen meist eine Dauertherapie mit Cholinesterasehemmern. Zahlreiche Medikamente, die z.T. auch Anwendung in der Anästhesie finden, können das Krankheitsbild verschlechtern. Sie sind deshalb zu vermeiden.

☐ ☐ ☐
☺ 😐 ☹

? Frage: Wie sieht Ihre medikamentöse Therapie also aus?

tipp Postoperativ muss die Dauertherapie häufig neu eingestellt werden.

Antwort: Präoperativ sind Cholinesterasehemmer in gewohnter Dosierung weiter zu geben, intraoperativ wird die Therapie intravenös fortgeführt. Lokalanästhetika vom Estertyp sind kontraindiziert, Regionalanästhesien werden deshalb nur mit **amidartigen Lokalanästhetika** durchgeführt. Die **Intubation** ist bei Allgemeinanästhesie obligat, da durch die Dauertherapie meist eine Bronchialhypersekretion vorliegt. Es sollte auf den Einsatz von Muskelrelaxantien verzichtet werden. Oft ist eine **Nachbeatmung** notwendig, extubiert wird nur nach Rückkehr einer ausreichenden Spontanatmung; evtl. ist die kontinuierliche Cholinesterasehemmerzufuhr in einem Tropf notwendig.

1.5.8 Adipositas und Sucht

☐ ☐ ☐
☺ 😐 ☹

? Frage: Weshalb dürfen einige Medikamente bei **adipösen Patienten** nicht nach Körpergewicht dosiert werden?

Antwort: Bei der Fettsucht liegt eine übermäßige Vermehrung des Fettgewebes vor, sodass das Körpergewicht mehr als 40% über dem Idealgewicht liegt. Das Fettgewebe stellt damit einen wesentlich vergrößerten **Verteilungsraum** für **lipophile Substanzen** dar. Die Eliminationshalbwertszeit dieser Medikamente ist deshalb deutlich verlängert. Andererseits ist es ein Kompartiment, welches **nicht** an der **Verteilung hydrophiler Substanzen** teilnimmt.

☐ ☐ ☐
☺ 😐 ☹

? Frage: Machen Sie das bitte an Beispielen deutlich!

Antwort: Lipophile Injektionsanästhetika (Thiopental u.a.) müssen höher als bei gleich großen Normalgewichtigen, aber niedriger als sonst nach kg KG dosiert werden. Muskelrelaxantien müssen ungefähr dem **Normalgewicht** entsprechend dosiert werden. Inhalationsanästhetika werden in der Anflutungsphase zwar geringer dosiert, man muss später jedoch mit einer verlängerten Abflutungszeit rechnen.

✚ Die Residualkapazität ist bei Adipösen kleiner. Bei hohen Opioiddosen ist vermehrt mit Rebound-Phänomenen zu rechnen.

Frage: Woran denken Sie, wenn Ihnen ein Patient am Vortag der Operation eingesteht, er tränke seit Jahren regelmäßig große **Alkoholmengen?**

Antwort: Der **chronische Alkoholabusus** kann zahlreiche Folgekrankheiten nach sich ziehen, die die Narkose beeinflussen können:

- Lebererkrankungen
- Kardiomyopathien
- periphere Polyneuropathie
- Ernährungsstörungen
- megaloblastische Anämie

Perioperativ kann sich ein **Alkoholentzugssyndrom** in Form eines Deliriums tremens entwickeln. Intraoperativ ist aufgrund von Kreuztoleranzen und Enzyminduktion mit einem **erhöhten Narkotikabedarf** zu rechnen.

Frage: Die Gabe von opioidhaltigen Analgetika kann bei Patienten mit überwundener Abhängigkeit erneut eine **Sucht** auslösen. Patienten nach erfolgreicher Opioidentzugsbehandlung sollten deshalb auch im Rahmen der Operation keine Opioide zur Analgesie erhalten. Wie können Sie dennoch Schmerzfreiheit erreichen?

Antwort: Wenn der Eingriff dies zulässt, sollte eine **regionale Anästhesieform** bevorzugt werden. Bei Allgemeinnarkosen kann Schmerzfreiheit meist durch volatile Anästhetika, peripher wirksame Analgetika und evtl. Periduralkatheter gewährleistet werden.

1.5.9 Schock und Verbrennungen

Frage: Worauf müssen Sie bei der Narkoseeinleitung im **Schock** besonderes Augenmerk richten?

Antwort: Die Narkoseeinleitung im Schock ist wegen erhöhter Aspirationsgefahr und der Bedrohung der Herz-Kreislauf-Funktion durch weitere Depressionen extrem **risikoreich.** Deshalb sollte eine Operation möglichst erst durchgeführt werden, wenn sich die Situation des Patienten durch die Primärbehandlung stabilisiert hat. Ist ein Notfalleingriff unumgänglich, so ist auf Folgendes zu achten:

- Die Patienten sind aspirationsgefährdet, deshalb muss eine **„Ileus-Einleitung"** durchgeführt werden.
- Eine zusätzliche Kreislaufdepression durch Pharmaka sollte, soweit möglich, vermieden werden: Zur Einleitung werden **Etomidat** und **Ketamin,** die geringe Herz-Kreislauf-Wirkungen haben, eingesetzt.
- Alle Narkotika sind **geringer** als sonst zu dosieren, da durch das verringerte Verteilungsvolumen und den reduzierten Metabolismus relativ höhere Blutspiegel erreicht werden.
- **Regionalanästhesie** und **Vasodilatatoren** sind im Schock **kontraindiziert.**

☐ ☐ ☐
☺ 😐 ☹

? **Frage:** Patienten mit **Verbrennungen** benötigen für die mitunter sehr schmerzhafte tägliche Wundtoilette eine Narkose. Was schlagen Sie vor?

Antwort: Für ausgedehnte häufige Wundversorgungen ist **Ketamin** wegen seiner potenten analgetischen Wirkung und der meist erhaltenen Schutzreflexe besonders geeignet. Die Kreislaufsituation wird durch Stimulation des Sympathikus nicht zusätzlich negativ beeinflusst. Außerdem ist die durch Ketamin hervorgerufene Atemdepression gering. Falls eine Muskelrelaxierung notwendig erscheint, müssen nichtdepolarisierende Relaxantien eingesetzt werden. Succinylcholin kann bei Schwerbrandverletzten exzessive Hyperkaliämien auslösen, die im Stande sind, irreversible Herzstillstände hervorzurufen.

1.5.10 Anästhesie bei alten Menschen

☐ ☐ ☐
☺ 😐 ☹

? **Frage:** Können Sie mir sagen, wann ein Patient **alt** ist?

Antwort: Bei der Beurteilung des Alters eines Patienten kann man das **biologische** vom **chronologischen Alter** unterscheiden. Diese müssen nicht zwangsläufig übereinstimmen. Mit einer Festsetzung des Seniums auf die Gruppe der über 65-Jährigen wird man also nicht allen Patienten gerecht. Das Alter lässt sich am ehesten als ein Zustand beschreiben, in dem die **Kompensationsmöglichkeiten** des Organismus so weit abgenommen haben, dass die Anpassung an körperliche und psychische Belastungen nur noch eingeschränkt gelingt.

☐ ☐ ☐
☺ 😐 ☹

? **Frage:** Welche **Alterungsprozesse** beeinflussen Ihre Narkoseführung besonders?

Antwort: In allen Organsystemen des menschlichen Körpers finden physiologische Alterungsprozesse statt. Für das anästhesiologische Vorgehen sind vor allem die **kardiopulmonalen** Veränderungen, die Einschränkungen der **Nieren-** und **Leberfunktion** sowie morphologische und physiologische Veränderungen im Bereich des **Nervensystems** von Bedeutung. Zu den physiologischen Alterungsvorgängen tritt eine **erhöhte Inzidenz pathologischer Prozesse** hinzu: Alte Patienten sind oft polymorbide, und die Narkoseführung muss zusätzlich an die Begleiterkrankungen angepasst werden.

Frage: Woran liegt es, dass man die meisten Medikamente bei alten Menschen niedriger dosieren muss, als man das sonst tut? **?**

☐ ☐ ☐
☺ 😐 ☹

Antwort: Die Pharmakotherapie alter Menschen muss an die **altersbedingten Veränderungen** in Kinetik und Dynamik der Medikamente angepasst werden.

- Durch die Abnahme des zirkulierenden Blutvolumens, des Gesamtkörperwassers, der Muskelmasse und evtl. eine Zunahme des Fettgewebes kommt es zu einer anderen **Zusammensetzung** der **Verteilungsräume.**
- Im Alter liegt häufig eine **Hypalbuminämie** vor, sodass es zu einer geringeren Plasmaproteinbindung der Pharmaka kommt.
- Die nachlassende Nieren- und Leberfunktion bedingt eine **längere Eliminationshalbwertszeit.**
- Die gesteigerte **Empfindlichkeit** des **ZNS** auf zahlreiche Narkotika drückt sich in einem niedrigeren MAC-Wert und einem geringeren Narkotikabedarf aus. Paradoxe Reaktionen treten gehäuft auf.
- Der im Alter **verkleinerte Periduralraum** führt zu einem kleineren Lokalanästhetikavolumenbedarf pro zu blockendem Segment.
- Die **Rezeptorendichte** an den Zellmembranen nimmt im Alter ab, sodass mit kleineren Dosen gleiche Wirkungen wie bei jüngeren hervorgerufen werden können.

Frage: Inwiefern beeinflusst das hohe Alter eines Patienten Ihre **Auswahl** des **Narkoseverfahrens?** **?**

☐ ☐ ☐
☺ 😐 ☹

Antwort: Das Alter eines Patienten hat auf die Auswahl des Narkoseverfahrens weniger Einfluss als die Art des Eingriffes und die Vorerkrankungen des Patienten. Man wird in höherem Alter etwas mehr Gewicht auf die regionalen Anästhesieverfahren legen.

Trotzdem sind auch allgemeine Narkosen bei Beachtung der veränderten Pharmakokinetik ohne wesentlich höheres Risiko möglich. Aufgrund der häufig vorliegenden Vorerkrankungen wie Hypertonus, KHK und Herzinsuffizienz sind Blutdruckabfälle im Rahmen der spinalen oder periduralen Regionalanästhesie bei älteren Patienten zum einen häufiger und zum anderen gefährlicher.

Bei Allgemeinanästhesien soll es dagegen öfter zu pulmonalen Komplikationen, Thrombosen und postoperativen Verwirrtheitszuständen kommen.

1.6 Anästhesie in den speziellen Fachgebieten

1.6.1 Neurochirurgie

☐ ☐ ☐
☺ 😐 ☹

? **Frage:** Haben Sie schon einmal etwas von der **Monroe-Kellie-Doktrin** gehört?

Antwort: Die Monroe-Kellie-Doktrin besagt, dass das intrakranielle Volumen mit seinen drei Kompartimenten Hirngewebe, Liquor und intravasales Blutvolumen konstant ist. Jede Volumenzunahme eines Kompartiments führt somit zu einer Erhöhung des normalerweise 5–15 mmHg betragenden intrakraniellen Druckes.

☐ ☐ ☐
☺ 😐 ☹

? **Frage:** Können Sie erläutern, warum einer sorgfältigen kontrollierten Beatmung bei der Therapie des **erhöhten Hirndruckes** besondere Bedeutung zukommt?

Antwort: Die **zerebrale Durchblutung** wird nun durch **pH, pCO_2** und **pO_2** des Blutes wesentlich mit beeinflusst. Über eine Verengung der zerebralen Arteriolen senkt eine kontrollierte Hyperventilation das intrakranielle Blutvolumen und somit den Hirndruck. Der pCO_2 sollte dabei 28–30 mmHg betragen. Hyperkapnie und Hypoxämie haben genau den gegenteiligen Effekt. Husten und Pressen bewirken durch einen Anstieg des venösen Druckes ebenfalls eine Zunahme des intrakraniellen Drucks. Aus diesem Grunde ist auch eine PEEP-Beatmung bei Verdacht auf Hirndruck kontraindiziert. Ein pH-Abfall, wie er bei Hyperkapnie, aber auch bei metabolischer Azidose auftritt, führt zu einer Arteriolendilatation, einer dadurch bedingten Volumenzunahme der dünnwandigen Hirnvenen und zu einem erhöhten intrakraniellen Druck.

☐ ☐ ☐
☺ 😐 ☹

? **Frage:** Welche hirndrucksenkenden Maßnahmen kennen Sie noch?

Antwort: Der Hirndruck wird innerhalb enger Toleranzgrenzen konstant gehalten. Unterhalb dieser Werte kann es zur zerebralen Ischämie, oberhalb zu Hirnödemen, Einklemmung und Hirntod kommen. Der intrakranielle Druck ist abhängig von den Blutgasen, arteriellem Blutdruck, ZVD und Körpertemperatur. Neben der kontrollierten Hyperventilation können erhöhten Hirndruck senken:

- **Lagerung** mit um ca. 30° erhöhtem Oberkörper
- kontrollierte **Hypotension** unter die Grenze der zerebralen Autoregulation bzw. Senkung eines erhöhten RR auf normotone Werte bei gestörter Autoregulation
- kontrollierte **Hypothermie**
- verschiedene **pharmakologische Maßnahmen**
- Bei Liquoraufstau kann eine **Ventrikeldrainage** eine rasche Normalisierung des intrakraniellen Drucks erlauben.

Frage: Welche Medikamente senken denn den Hirndruck? **?**

☐ ☺ ☐ 😐 ☐ ☹

Antwort:

- **Kortikoide** reduzieren vor allem bei Tumorödemen den Hirndruck, die Hirncompliance wird verbessert.
- **Barbiturate** (z.B. Thiopental) senken den zerebralen Blutfluss auf Werte von 20 ml/100 g/min und den Hirnstoffwechsel.
- **Osmodiuretika** können nach diagnostischer Abklärung (Kontraindikationen: intrakranielle Blutung, kardiale Erkrankungen) Hirndruckspitzen abfangen.
- **Diuretika** (z.B. Furosemid) können bei gestörter Blut-Hirn-Schranke positiv wirken.

Frage: Allgemeinanästhesien zu intrakraniellen Eingriffen werden häufig als Neuroleptanästhesien gefahren. Wissen Sie, weshalb? **?**

☐ ☺ ☐ 😐 ☐ ☹

Antwort: Durch die volatilen Anästhetika kommt es auch intrazerebral zu einer Vasodilatation mit konsekutivem **Hirndruckanstieg.** Zusätzlich wird die Autoregulation der Hirndurchblutung aufgehoben, sodass jede Blutdruckschwankung sich über eine Erhöhung/Erniedrigung des zerebralen Perfusionsdruckes in einer Veränderung des intrakraniellen Drucks ausdrückt. Ketamin, Succinylcholin und Lachgas können ebenfalls einen Anstieg des Hirndruckes hervorrufen. Die Einflüsse von Opioiden und Neuroleptika auf Hirndurchblutung und -stoffwechsel sind dagegen gering. So ist die Neuroleptanästhesie nach Einleitung mit Thiopental unter ausreichender Relaxierung zum Vermeiden von Husten und Pressen, kontrollierter Hyperventilation und engmaschiger Kontrolle hämodynamischer Parameter die Narkose der Wahl.

Frage: Wie würden Sie Patienten vor **neurochirurgischen Operationen** prämedizieren? **?**

☐ ☺ ☐ 😐 ☐ ☹

Antwort: Bewusstseinsgetrübte oder komatöse Patienten sollten **keine Sedativa** erhalten. Insbesondere bei Patienten mit intrakranieller Raumforderung sind diese, sowie Opioide, wegen ihrer atemdepressorischen Wirkung und konsekutiv ansteigendem p_aCO_2 und intrakraniellem Druck kontraindiziert. Bei den übrigen Patienten ist die durch zerebrale Erkrankungen evtl. gesteigerte Empfindlichkeit gegenüber Sedativa bei der Dosierung zu berücksichtigen. Paradoxe Reaktionen werden gehäuft beobachtet. Dies sind Erregungs- und Unruhezustände, die vor allem bei alten und hirnorganisch veränderten Menschen nach Gabe von Sedativa auftreten.

1.6.2 Ophthalmologie

☐ ☐ ☐
☺ 😐 ☹

? Frage: Was ist der okulo-kardiale Reflex?

Antwort: Im Rahmen der intraoperativen Manipulationen am Auge, speziell durch Druck auf den Bulbus oculi oder Zug an den äußeren Augenmuskeln, kann der okulo-kardiale Reflex ausgelöst werden. Seine afferenten Impulse werden über den N. trigeminus, die efferenten über den N. vagus geleitet. Dadurch wird am Herzen eine **Bradykardie** bis hin zur **Asystolie** ausgelöst. Die Therapie besteht in Gabe von 0,25–0,5 mg Atropin i.v.

☐ ☐ ☐
☺ 😐 ☹

? Frage: Warum werden Patienten nach **Augenoperationen** meist in tiefer Narkose extubiert?

Antwort: Husten, Pressen, Würgen und Atemanhalten erhöhen über eine Steigerung des ZVD und damit des allgemeinen Venendruckes den **Augeninnendruck** erheblich. Dies muss vor allem nach intraokulären OPs vermieden werden. Während der Operation selbst ist auf eine ausreichende Narkosetiefe und Muskelrelaxierung zu achten, damit nicht **unwillkürliche Augenbewegungen** das Auge und das Operationsergebnis gefährden.

☐ ☐ ☐
☺ 😐 ☹

? Frage: Wie wird der **Augeninnendruck** durch verschiedene, in der Anästhesie gebräuchliche Medikamente beeinflusst?

Antwort: **Ketamin** und **Succinylcholin** erhöhen – vermutlich über Faszikulationen der äußeren Augenmuskeln – den **Augeninnendruck.** Dadurch können bei perforierenden Augenverletzungen Innenstrukturen nach außen gepresst werden.

Diese Medikamente sind deshalb bei der Narkose ophthalmologischer Patienten kontraindiziert. Atropin beeinflusst bei systemischer Gabe den Augeninnendruck nicht. Aus Sicherheitsgründen kann man dennoch vor Atropingabe lokal ein Miotikum verabreichen. Praktisch alle anderen gebräuchlichen Narkotika und Lokalanästhetika beeinflussen den intraokulären Druck nicht oder **senken** ihn sogar.

Frage: Die meisten Augenoperationen werden in einer lokalen Anästhesie mit einem Retrobulbärblock durchgeführt. Wo sehen Sie dann ihre **Aufgabe** als Anästhesist?

Antwort: Die Leistung der Anästhesie besteht in diesem Fall in einem so genannten **Stand-by.** Stand-by ist dabei definiert als die **Überwachung** und **Sicherung** der **Vitalfunktionen** während eines operativen oder diagnostischen Eingriffs, ohne dass der Anästhesist eine Narkose durchführt.

- Der Anästhesist überwacht die Vitalfunktionen mit dem gleichen Monitoring, wie es auch zu einer Allgemeinanästhesie notwendig wäre: Monitor-EKG, nicht-invasive Blutdruckmessung, Pulsoximetrie.
- Darüber hinaus ist ein sicherer venöser Zugang mit laufender Elektrolytinfusion notwendig. Meist wird dem Patienten über diesen Zugang auch ein Sedativum intravenös appliziert.
- Eine Notfallausrüstung muss in unmittelbarer Reichweite vorhanden sein für den Fall, dass Komplikationen eintreten.

Der Anästhesist übernimmt während der Stand-by-Funktion die **volle ärztliche Verantwortung,** d.h., dass er den Raum nicht verlassen darf, damit er im Bedarfsfall sofort tätig werden kann.

1.6.3 HNO und Kieferchirurgie

Fallbeispiel: Sie sollen kurzfristig für einen erkrankten Kollegen einspringen und eine Allgemeinanästhesie für eine kombinierte Adeno- und Tonsillektomie durchführen. Sie kennen nur den Namen des Patienten. Worauf stellen Sie sich ein?

Antwort: Die geplante Operation lässt auf einen kleinen Patienten schließen – ein Kind. Da ist es gar nicht so günstig, dass ein anderer die Narkose macht als der, der die Prämedikationsvisite durchgeführt hat. Ich stelle mich also auf psychische Probleme des kleinen Patienten, auf Schwierigkeiten bei der Venenpunktion und Narkoseeinleitung ein. Außerdem muss ich auf evtl. lockere Milchzähne bei der Intubation achten und rechne mit Schwierigkeiten bei der Narkoseausleitung, wie Laryngospasmus, und mit Nachblutungen.

☐ ☐ ☐
☺ 😐 ☹

Frage: Worauf müssen Sie bezüglich der Tubuslage während einer **Tonsillektomie** achten?

tipp Ein Spiraltubus kann nicht abknicken, bei anderen Tuben besteht diese Gefahr.

Antwort: Nach der Intubation mit einem cufflosen Spiraltubus setzt der Operateur meist einen Mundsperrer ein. Dadurch und durch die folgenden operationsbedingten Manipulationen kann es zu Verschiebungen des Tubus kommen. Ich muss also besondere Aufmerksamkeit auf die Thoraxexkursionen, Atemgeräusche und den Beatmungsdruck richten, um **Tubusfehllagen** rechtzeitig zu erkennen.

☐ ☐ ☐
☺ 😐 ☹

Frage: Es gibt ein Gas, das bei **Mittelohroperationen** in einer bestimmten Weise dosiert wird.

tipp Manche Prüfer lieben es, ihre Fragen nicht als Fragen zu formulieren.

Antwort: Lachgas diffundiert in luftgefüllte Hohlräume. Dieses kann für den Operateur bei Mittelohroperationen störend sein oder sogar das Operationsergebnis gefährden. Deshalb beschränkt man die N_2O-Zufuhr auf 50 Vol% und stellt das Lachgas ca. 20 min vor dem Verschluss des Mittelohres ganz ab.

☐ ☐ ☐
☺ 😐 ☹

Frage: Um eine relative Blutleere im OP-Gebiet zu erreichen, injiziert der Operateur bei Ohr- und Nasenoperationen mitunter **Adrenalin** ins OP-Gebiet. Welches **volatile Anästhetikum** verbietet sich dann?

Antwort: Halothan kann schon für sich genommen Arrhythmien auslösen, indem es das Herz gegen Katecholamine sensibilisiert. Deshalb sollte man Halothan möglichst nicht in Kombination mit Katecholaminen einsetzen.

☐ ☐ ☐
☺ 😐 ☹

Frage: Welchen Intubationsweg wählen Sie für eine geplante **Neck-dissection?**

Antwort: Da es sich um eine ausgesprochen langwierige Operation handelt und die Patienten meist auch postoperativ beatmungspflichtig bleiben, wähle ich von vornherein den **nasalen Zugangsweg** und verwende **Low-pressure-Tuben.**

Dazu ist es oft günstig, die Nasenschleimhaut vor dem Einführen des Tubus mit α-Mimetika abschwellend zu behandeln und den Tubus ausreichend mit Gleitmittel zu versehen.

Frage: Bei einem Patienten nach Neck-dissection vor einem Jahr wird ein Revisionseingriff nötig. Womit müssen Sie rechnen und was tun Sie deshalb? **?**

☐ ☐ ☐
☺ 😐 ☹

Antwort: Man muss bei diesem Patienten mit erheblichen **Intubationsschwierigkeiten** aufgrund der veränderten Anatomie und narbiger Schrumpfungsprozesse rechnen. Die Intubation muss evtl. unter bronchoskopischer Kontrolle erfolgen, das Instrumentarium hierfür ist also bereitzustellen. Mitunter ist aber sogar das nicht möglich, sodass vor der Intubation eines solchen Patienten die Operateure informiert werden müssen, damit gegebenenfalls rasch eine Tracheotomie durchgeführt werden kann.

1.6.4 Herz- und Gefäßchirurgie

Frage: Wie wirkt eine kardioplege Lösung? **?**

☐ ☐ ☐
☺ 😐 ☹

Antwort: Eine kardioplege Lösung ist eine kühle, kaliumreiche Flüssigkeit, die in der Herzchirurgie eingesetzt wird, um das Herz während des Einsatzes der Herz-Lungen-Maschine ruhig zu stellen. Durch die hohe Kaliumkonzentration der Lösung flacht der Gradient K_i/K_e ab, und das Ruhepotential wird soweit vermindert, dass es schließlich zur **Lähmung** der **Sinusknotenautomatie** kommt. Die niedrige Temperatur der Lösung senkt außerdem den O_2-Verbrauch des Myokards.

✚ Der Konzentrationsgradient der intra- (K_i) und extrazellulären (K_e) K^+-Konzentrationen wird durch die Na^+/K^+-ATPase aufrecht erhalten.

Frage: Womit wird eine **Herz-Lungen-Maschine** vor der Operation gefüllt? **?**

☐ ☐ ☐
☺ 😐 ☹

Antwort: Zur Füllung einer Herz-Lungen-Maschine sind sowohl **kristalloide** als auch **kolloidale Lösungen** geeignet. Die dadurch bedingte Hämodilution kann aufgrund des hypothermiebedingt verminderten Sauerstoffbedarfs gut verkraftet werden. Nur, wenn der Patient ohnehin schon anämisch ist, oder bei Kindern, wird die Maschine mit **Vollblut** vorgefüllt.

Frage: Wie kann man bei Herzoperationen eine **kontrollierte Hypothermie** erreichen? **?**

☐ ☐ ☐
☺ 😐 ☹

Antwort: Eine kontrollierte Hypothermie ist durch eine **innere Abkühlung** wesentlich besser zu erreichen als durch eine äußerliche Oberflächenkühlung. Deshalb verfügen die Herz-Lungen-Maschinen über einen Wärmetauscher, der eine rasche Abkühlung des Körpers über das zirkulierende Blutvolumen und ebenso die Wiedererwärmung erlaubt.

☐ ☐ ☐
☺ 😐 ☹

? Frage: Wo messen Sie bei einer Operation eines **Aortenaneurysmas** den Blutdruck?

Antwort: Bei einer Aortenaneurysma-Operation ist eine **blutige direkte Blutdruckmessung** indiziert. Dabei sollte der Druck sowohl in der A. radialis als auch in der A. femoralis überwacht werden, um oberhalb und unterhalb der einzubringenden Aortenklemmen Messwerte zu erhalten.

☐ ☐ ☐
☺ 😐 ☹

? Frage: Welche **Probleme** ergeben sich hinsichtlich des **Blutdrucks** bei der Operation eines rupturierten Aortenaneurysmas?

Antwort: Das rupturierte Aortenaneurysma ist ein lebensbedrohlicher Notfall. Der Blutdruck ist aufgrund des Volumenmangels niedrig, sodass über mehrere Zugänge Volumen und Blut substituiert werden müssen. Der systolische Blutdruck sollte aber, um die Blutung nicht zu forcieren, nicht über 80 mmHg angehoben werden. Nach dem Abklemmen der Aorta oberhalb der Rupturstelle steigt der Blutdruck proximal stark an und muss nun evtl. medikamentös gesenkt werden. Nach dem Öffnen der Klemmen sinkt der Druck dagegen wieder ab, durch venöses Pooling sinkt u.U. das Herzzeitvolumen, sodass wiederum Volumen und/oder blutdrucksteigernde Medikamente eingesetzt werden müssen.

☐ ☐ ☐
☺ 😐 ☹

? Frage: Warum darf der Kopf bei Operationen einer **Karotisstenose** nicht stark überstreckt werden?

Antwort: Bei Operationen von Karotisstenosen ist in der Regel eine Abklemmung des betroffenen Gefäßes notwendig. In dieser Zeit ist die Blutversorgung der entsprechenden Hirnhemisphäre von der Kollateraldurchblutung abhängig. Eine starke Überstreckung des Kopfes würde den Blutfluss in der kontralateralen A. carotis und den Aa. vertebrales u.U. beeinträchtigen und so eine **zerebrale Ischämie** verursachen.

1.6.5 Thoraxchirurgie

Frage: Können Sie etwas zum Ventilations-Perfusions-Verhältnis bei Thoraxoperationen in Seitenlage sagen? **?**

☐ ☺ ☐ ☹ ☐ ☹

Antwort: Beim narkotisierten Patienten in Seitenlage ist in der unteren Lunge die Perfusion gut, während die Ventilation gering ist. In der oberen Lunge dagegen ist die Ventilation gut, aber sie wird weniger perfundiert. Dadurch kommt es zu **intrapulmonalen Rechts-links-Shunts** mit der Gefahr einer Hypoxämie. Eine Hyperkapnie wird dagegen selten beobachtet, weil der CO_2-Austausch in der unteren Lunge reaktiv gesteigert wird.

Frage: Welches Beatmungsregime würden Sie zur Ein-Lungen-Anästhesie wählen? **?**

Antwort: Die Ein-Lungen-Anästhesie wird durchgeführt, um die oben liegende, zu operierende Lunge ruhigzustellen. Die unten liegende Lunge wird dabei mit dem gleichen Atemminutenvolumen ventiliert, wie es sonst für beide Lungen verwendet wird. Dadurch wird für die untere Lunge ein **günstigerer Ventilations-Perfusions-Quotient** hergestellt, sodass trotz des Rechts-links-Shunts der oberen Lunge eine ausreichende O_2-Sättigung erreicht wird. Der Erfolg dieser Beatmung muss durch häufig durchzuführende BGA ständig kontrolliert werden. Evtl. muss der Sauerstoffanteil am Atemgas auf bis zu 50% erhöht werden.

✚ Die Beatmungsdrucke sind bei der Ein-Lungen-Anästhesie deutlich höher als sonst.

Frage: Was ist die technische Voraussetzung für die **seitengetrennte Beatmung** eines Patienten? **?**

Antwort: Der Patient muss mit einem **Doppellumentubus** intubiert sein. Es gibt diese Tuben zur Intubation in den linken oder in den rechten Hauptbronchus. Einige stützen sich mit einem Carinasporn auf der Bifurkation ab. Normalerweise reicht ein Respirator aus, der entweder an beide Lungen gleichzeitig oder an nur eine angeschlossen wird. In Ausnahmefällen kann ein zweiter Respirator nötig sein.

Frage: Warum werden meist linksseitige Doppellumentuben verwendet? **?**

Antwort: Bei Intubation in den rechten Hauptbronchus besteht die Gefahr, dass der sehr früh abgehende rechte Oberlappenbronchus durch den Cuff verlegt wird. Es würden dann nur der rechte Mittel- und Unterlappen ventiliert, was **Hypoxämien** hervorrufen kann.

☐ ☐ ☐
☺ 😐 ☹

? **Frage:** Kennen Sie noch andere **Indikationen** für die **seitengetrennte Beatmung** als die Ruhigstellung einer Lunge oder die Ein-Lungen-Anästhesie?

Antwort: Wenn in einer Lunge einschmelzende **infektiöse Prozesse** vorliegen, dann kann durch den Doppellumentubus das Überfließen von Sekreten, Eiter oder Blut in die gesunde Lunge verhindert werden.

☐ ☐ ☐
☺ 😐 ☹

? **Frage:** Haben Sie schon einmal etwas von der apnoischen Oxygenierung gehört?

✚ Eine exotische Frage, die wohl selten gestellt wird.

Antwort: Die apnoische Oxygenierung ist ein Verfahren, mit dem kurzzeitig eine vollständige **Ruhigstellung beider Lungen** möglich ist. Der Patient wird nicht ventiliert, sondern das Blut wird oxygeniert, indem ein kontinuierlicher 100%iger O_2-Flow in der Höhe des Verbrauchs in die Lungen geleitet wird. Der O_2-Bedarf beträgt ca. 300 ml/min. Da das CO_2 dabei aber nicht abgeatmet werden kann, steigt der p_aCO_2 kontinuierlich, und zwar um ca. 5 mmHg/min an. Deshalb sollte die apnoische Oxygenierung nicht länger als 10 min durchgeführt werden.

☐ ☐ ☐
☺ 😐 ☹

? **Frage:** Sie führen eine Narkose bei einem Patienten mit Bronchial-Ca durch. Nach der Lobektomie fordert der Chirurg Sie zur **Wasserprobe** auf. Was ist das?

Antwort: Bronchopleurale Fistel und Pneumothorax sind schwer wiegende Komplikationen nach einer Lobektomie. Um das zu verhindern, muss der Bronchus, nachdem er abgesetzt wurde, absolut dicht verschlossen werden. Mittels der Wasserprobe wird die **Dichtigkeit** des **Bronchusverschlusses** überprüft: Der Operateur überflutet den verschlossenen Bronchus mit Wasser, und der Anästhesist übt dann mit dem Atembeutel per Hand einige Sekunden lang einen kontinuierlichen Druck von ca. 20 cm Wassersäule auf die Atemwege aus. Steigen keine Luftblasen auf, so ist die Wasserprobe „bestanden“: Der Bronchus ist dicht.

1.6.6 Abdominalchirurgie

☐ ☐ ☐
☺ 😐 ☹

? **Frage:** Warum ist der **Infusionstherapie** sowohl bei abdominalchirurgischem Elektiv- als auch Notfalleingriffen besondere Bedeutung beizumessen?

Antwort: Viele abdominelle Erkrankungen gehen mit einer **Störung** des **Wasser-Elektrolyt-Haushaltes** einher. Es handelt sich hierbei sowohl um Sequestrierungen in den so genannten dritten, hämodynamisch unwirksamen Raum mit resultierender Hypovolämie, als auch um Elektrolytstörungen. Diese sollten präoperativ ausgeglichen werden, um intraoperative Komplikationen zu vermeiden. Aber auch intraoperativ kann durch z.T. erhebliche Blutverluste, verdampfende Flüssigkeit aus dem offenen Abdomen (500 ml/h) und Sekretverluste über Magen-Darm-Drainagen die Infusion größerer Mengen von Vollelektrolytlösungen nötig sein. Bei Bedarf sind auch Blutkomponenten und Plasmaeiweiße zu substituieren.

✚ Ein präoperativ gelegter ZVK ist zur Abschätzung des Volumenbedarfs und zur postoperativen parenteralen Ernährung sinnvoll.

Frage: Welches Narkoseverfahren würden Sie zur geplanten **Sigmaresektion** bei einem 50-jährigen Patienten empfehlen? **?**

☐ ☺ ☐ 😐 ☐ ☹

Antwort: Grundsätzlich sind chirurgische Unterbaucheingriffe sowohl in Allgemeinanästhesie als auch in Regionalanästhesie möglich. Um einen optimalen Operationssitus zu schaffen, ist jedoch häufig eine ausgeprägte Muskelrelaxierung erforderlich. Diese kann am besten durch **nicht depolarisierende Relaxantien** in Kombination mit einem **volatilen Anästhetikum** erreicht werden. Durch die Operationshaken kann außerdem das Zwerchfell in seinen Exkursionen so eingeschränkt werden, dass es sinnvoll ist, die ausreichende Ventilation durch eine **kontrollierte Beatmung** sicherzustellen.

✚ Gelegentlich legt man zusätzlich zur postoperativen Schmerztherapie, zum Erleichtern des Abhustens bei pulmonalen Vorerkrankungen und zur Vasodilatation im Splanchnikusgebiet einen PD-Katheter.

Frage: Die operativen Manipulationen am offenen Abdomen erfordern evtl. besondere Reaktionen in der Narkoseführung. Können Sie sich vorstellen, was ich meine? **?**

☐ ☺ ☐ 😐 ☐ ☹

Antwort: Intraoperativ kann durch Zug am Mesenterium ein **vagaler Reflexbogen** aktiviert werden, der Bradykardien, Blutdruckabfälle, aber auch -anstiege auslösen kann. Diese Reaktionen können meist durch Gabe von Atropin oder Vertiefung der Narkose beseitigt werden.

tipp Die Beantwortung einer so offenen Frage ist fast unmöglich. Evtl. um ein Stichwort bitten.

Frage: Im Rahmen einer Hohlorganperforation kommt es häufig zu einer **diffusen Peritonitis.** Nennen Sie bitte einige aus anästhesiologischer Sicht bedeutsame Folgen. **?**

☐ ☺ ☐ 😐 ☐ ☹

Antwort: Patienten mit einer diffusen Peritonitis sind schwer krank. Es kommt zu einem **septischen Krankheitsbild** und einer Kombination aus **septischem** und **hypovolämischem Schock.** Klinisch findet man eine progrediente respiratorische Insuffizienz, ein akutes renales Versagen, eine reduzierte Leberfunktion, hämodynamische Zeichen des Schocks und Gerinnungsstörungen durch eine disseminierte intravasale Gerinnung (DIC). Entscheidend ist die Schockbehandlung und Therapie der gestörten Gerinnung. Postoperativ müssen diese Patienten auf einer **Intensiveinheit** überwacht werden.

1.6.7 Urologie

☐ ☐ ☐
☺ 😐 ☹

? **Frage:** Bei den transurethralen urologischen Eingriffen wird eine elektrolytfreie Spülflüssigkeit verwendet. Warum macht man das?

Antwort: Da im Rahmen der TUR-Operationen elektrochirurgische Instrumente im großen Maße zum Einsatz kommen, muss eine Spülflüssigkeit verwendet werden, die den Strom nicht leitet. Die ionisierten Elektrolyte würden das aber tun. Um eine zu rasche Resorption des destillierten Wassers zu verhindern, werden der Spülflüssigkeit hochmolekulare Zucker zugesetzt, sodass die Lösung ungefähr plasmaisoton ist.

☐ ☐ ☐
☺ 😐 ☹

? **Frage:** Welche **Komplikationen** können sich trotzdem ergeben?

> ✚ Die durchschnittlich im Rahmen einer transurethralen Resektion eingeschwemmte Flüssigkeitsmenge beträgt 700 ml.

Antwort: Während der TUR-Prostataresektion werden die Kapselvenen eröffnet, in denen ein geringerer hydrostatischer Druck herrscht als innerhalb der Blase durch die TUR-Flüssigkeit. So wird, obwohl die direkte Resorption durch intakte Gefäßwände gering ist, mitunter eine größere Menge der Spülflüssigkeit nach intravasal eingeschwemmt. Es kann dann zur **hypotonen Hyperhydratation** mit Folgen der Wasserintoxikation, Hämolyse, Kreislaufüberlastung und Linksherzinsuffizienz kommen.

☐ ☐ ☐
☺ 😐 ☹

? **Frage:** Wie äußert sich so eine **Wasserintoxikation?**

Antwort: Als Frühsymptome bei einer Wasserintoxikation gelten **Unruhe, Verwirrtheit** und **Übelkeit.** Später kommt es dann zu **Bewusstseinsstörungen** bis hin zum Koma und zu Krämpfen.

Die schnellere Erkennbarkeit der Wasserintoxikation bei spinaler Anästhesie ist der Grund dafür, dass diese für TUR-OPs gegenüber der Allgemeinanästhesie bevorzugt wird.

☐ ☐ ☐
☺ 😐 ☹

? **Frage:** Kennen Sie ein Verfahren, mit dem man die Einschwemmung größerer TUR-Flüssigkeitsmengen schon vor einer Intoxikation erkennen kann?

Antwort: Man kann der Flüssigkeit eine definierte Alkoholmenge zusetzen. Über ein Gerät, das die **Alkoholkonzentration** in der Ausatemluft kontinuierlich misst, kann ein Computer dann ständig die bis dahin nach intravasal gelangte Spülflüssigkeitsmenge errechnen.

Frage: Haben Sie schon einmal davon gehört, dass bei **Prostata-Operationen** gehäuft **Störungen** der **Blutgerinnung** auftreten? Im ersten Fall besteht die Therapie in Gabe von Aminokapronsäure, im zweiten ist die Vollheparinisierung angezeigt.

?

□ □ □
☺ 😐 ☹

Antwort: Das Prostatagewebe enthält hohe Konzentrationen an **Plasminogenaktivatoren.** Gelangt das Gewebe in die Gefäße, so kann es durch die **gesteigerte Fibrinolyse** zu Blutungen kommen. Andererseits können während der OP aber auch andere Gewebeteile in die Blutbahn gelangen, sodass eine disseminierte intravasale Gerinnung in Gang gesetzt wird.

1.6.8 Anästhesie in Gynäkologie und Geburtshilfe

Frage: In der **Schwangerschaft** kommt es durch hormonelle, nervale und mechanische Einflüsse zu Besonderheiten des physiologischen Zustandes der Frau. Die anästhesierelevanten Veränderungen betreffen vor allem die Atmung, das Herz-Kreislauf-System, die Blutzusammensetzung und den Gastrointestinaltrakt. Was muss bei der Beatmung einer Schwangeren beachtet werden?

?

□ □ □
☺ 😐 ☹

Antwort: Die **physiologische Schleimhautschwellung** im oberen Respirationstrakt kann zu Schwierigkeiten – insbesondere bei der nasalen – Intubation führen. Mit dem Wachsen des Uterus wird das Zwerchfell nach oben verschoben und die **funktionelle Residualkapazität** nimmt ab. Dadurch kommt es zu einer schnelleren An- und Abflutung von Inhalationsnarkotika.

tipp Manche Prüfer holen gerne etwas weiter aus. Nicht die Ruhe verlieren.

Aufgrund des **höheren Sauerstoffbedarfs** hyperventilieren Schwangere, sodass sich ein p_aCO_2 von 32 mmHg einstellt. Dieser Wert sollte auch während einer Narkose angestrebt werden. Bei einer Low-flow- oder Minimal-flow-Beatmung sollte eine Sauerstoffzufuhr von 6 ml/kgKG/min nicht unterschritten werden.

Frage: Die Plazenta bildet keine wesentliche Grenze für den Übertritt der in der Anästhesie verwendeten Medikamente. Das Ausmaß der **Plazentagängigkeit** hängt von chemischen und physikalischen Eigenschaften der Pharmaka ab. Was können Sie dazu sagen?

?

□ □ □
☺ 😐 ☹

Antwort: Eine Substanz diffundiert umso schneller in den fetalen Kreislauf, je lipophiler und je weniger ionisiert sie ist. Ein hohes Molekulargewicht dagegen erschwert die Passage, da Moleküle mit einem Gewicht von über 1000 die mütterlichen Gefäße kaum verlassen.

Aus dem gleichen Grund wirkt eine hohe Plasmaproteinbindung dem Übertritt in den fetalen Kreislauf entgegen. Daneben beeinflusst aber auch die plazentare Durchblutung den Konzentrationsgradient zwischen mütterlichem und fetalem Blut, die Reife und der Metabolismus der Plazenta wirken sich auf die Höhe des im fetalen Blut erreichten Plasmaspiegels aus.

Klinisch gilt, dass praktisch alle in der Anästhesie verwendeten Medikamente über eine gute Plazentagängigkeit verfügen. Ausnahmen bilden Succinylcholin wegen seines hohen Ionisationsgrades, Pancuronium, Alcuronium und Neostigmin. Barbiturate, vor allem in hoher Dosierung, Opiate, Benzodiazepine und Inhalationsanästhetika dagegen können zu mehr oder minder ausgeprägter fetaler Depression führen.

☐ ☐ ☐
☺ 😐 ☹

? Frage: Was ist ein „Floppy infant"?

Antwort: Sowohl Benzodiazepine als auch Muskelrelaxantien, Barbiturate und Opiate passieren die Plazenta und können zum Bild des floppy child führen, d.h. das Kind atmet kaum und bewegt sich nicht. Diese **Neugeborenendepression** findet ihren Niederschlag in **erniedrigten Apgar-Werten.** Je länger die Dauer der Allgemeinnarkose war, desto ausgeprägter und häufiger ist diese Neugeborenendepression.

☐ ☐ ☐
☺ 😐 ☹

? Frage: Obwohl Schwangere meist jung und gesund sind, ist das **Narkoserisiko** bei ihnen erhöht. Woran liegt das?

> ✚ Um die Aspirationspneumonie zu verhindern, wird eine Schwangere stets so behandelt, als sei sie nicht nüchtern. Wenn eine Regionalanästhesie nicht durchführbar ist, muss intubiert werden. Eine Maskennarkose während der Schwangerschaft ist kontraindiziert! Die Einleitung wird als Crush- oder Ileuseinleitung durchgeführt.

Antwort: Durch die schwangerschaftsspezifischen Veränderungen treten einige Komplikationen bei diesen Patientinnen gehäuft auf.

Wegen der verzögerten Magenentleerungszeit im letzten Trimenon kann es zur **Aspiration** von Mageninhalt kommen. Die verzögerte Magenentleerung wird zum einen mechanisch durch den hoch stehenden Uterus verursacht. Verstärkend können unter der Geburt **Stress** und **Hypertonie** wirken. Zum anderen kommt es durch den erhöhten intraabdominellen Druck zu einer **vermehrten Gastrinausschüttung.**

In Rückenlage kann der Uterus die Aorta, vor allem aber die Vena cava inferior komprimieren, sodass es zum **aorto-kavalen Kompressionssyndrom** kommt. Der verringerte venöse Rückstrom führt dabei zum Sinken des Herzzeitvolumens und einer schockähnlichen Symptomatik.

Bei Regionalanästhesien kann der durch die Sympathikusblockade bedingte Blutdruckabfall so gravierend sein, dass es zu einer akuten Gefährdung von Mutter und Kind kommt.

Frage: Wie vermeidet man ein Cava-Kompressionssyndrom? **?**

☐ ☐ ☐
☺ 😐 ☹

Antwort: Das Cava-Kompressionssyndrom lässt sich durch **Linksseitenlagerung** der Patientin vermeiden. Ist operationstechnisch eine Rückenlagerung nötig, so kann man den Uterus manuell nach links verlagern, oder durch ein Kissen unter der rechten Gesäßseite eine Verschiebung des Uterus erreichen.

Frage: Und wie begegnen Sie den Blutdruckabfällen, die durch Regionalanästhesien bedingt sind? **?**

☐ ☐ ☐
☺ 😐 ☹

Antwort: Ein Abfall des mütterlichen Blutdrucks bei Durchführung einer Regionalanästhesie kann durch ausreichende **Volumengabe** vor Injektion des Lokalanästhetikums verhindert werden. Man gibt meist 500–1000 ml Vollelektrolytlösung, wobei besondere Vorsicht bei Vorliegen einer (Prä-)Eklampsie geboten ist. Auch Stützstrümpfe tragen zur Vermeidung des Blutdruckabfalls bei.

Frage: Es gibt verschiedene Verfahren, um der Kreißenden die Geburtsschmerzen zu erleichtern. Welche sind das? **?**

☐ ☐ ☐
☺ 😐 ☹

Antwort: Aufgrund zunehmender Kenntnisse der fetalen Physiologie werden systemische Analgetika und Anästhetika zur Schmerzbehandlung bei normalen vaginalen Entbindungen nur noch selten eingesetzt. An ihre Stelle sind in den letzten Jahren zunehmend neurale Blockadetechniken getreten. Dies sind vor allem die lumbale Periduralanästhesie, Kaudalanästhesie, Spinalanästhesie, Pudendusblock und Parazervikalblockade. Als wirksamstes und sicherstes Verfahren kommt am häufigsten die kontinuierliche lumbale Periduralanästhesie zur Anwendung.

Frage: Welche Besonderheiten müssen Sie beachten, wenn Sie eine **PDA** bei einer Schwangeren durchführen wollen? **?**

☐ ☐ ☐
☺ 😐 ☹

tipp Aufgrund der guten Steuerbarkeit ist die Katheter-Periduralanästhesie das Verfahren der Wahl zur Schmerztherapie bei vaginaler Entbindung, aber auch zur geplanten Sectio caesarea.

Antwort: Aufgrund der Flüssigkeitseinlagerungen im Gewebe ist der Periduralraum schwieriger zu identifizieren. Besonders bei Ungeübten kann es zur akzidentellen **Punktion** des **Subarachnoidalraumes** mit allen daraus resultierenden Komplikationen kommen.

Durch den erhöhten intraabdominellen Druck kommt es über eine Stauung der Periduralvenen zu einer **Verkleinerung** des **Verteilungsvolumens.** Deshalb müssen geringere Dosen des Lokalanästhetikums pro Segment verwendet werden.

Da Schwangere physiologischerweise einen erhöhten Sympathikotonus haben, kann der **Blutdruckabfall** nach Injektion des Lokalanästhetikums stark ausgeprägt sein.

☐ ☐ ☐
☺ 😐 ☹

? **Frage:** Über welche **Nebenwirkungen** klären Sie die Patientin auf?

✚ Die Geburtsverlängerung beruht auf einer Blockierung der afferenten Fasern für den Fergusonreflex. Dieser bezeichnet die Relaxation des Beckenbodens und der unteren Uterusanteile bei Kontraktion der Uterusmuskulatur bzw. intrakavitärer Druckerhöhung.

Antwort: Die Schwangere ist über die Möglichkeit von Herz-Kreislauf-Problemen, neurologischen Schädigungen, Kopfschmerzen bei versehentlicher Durapunktion und eine möglicherweise verlängerte Geburt aufzuklären. Außerdem ist darauf hinzuweisen, dass die Gefahr einer mangelhaften Analgesie durch ungeblockte Segmente besteht und dadurch evtl. die Einleitung einer Vollnarkose nötig wird. Darüber hinaus kann es insbesondere bei unsachgemäßer Durchführung zu Infektionen im Bereich der Punktionsstelle oder des ZNS kommen.

☐ ☐ ☐
☺ 😐 ☹

? **Frage:** Wie gehen Sie bei der **Narkoseeinleitung** für eine geplante **Sectio caesarea** vor?

Antwort: Auf eine sedierende Prämedikation wird in der Regel verzichtet. Als Aspirationsprophylaxe empfiehlt sich die Gabe von H_2-Rezeptorantagonisten, z.B. Cimetidin 300 mg per os am Vorabend und ca. 1–3 h vor der Operation. Zusätzlich wird üblicherweise 20–30 ml Natriumcitrat per os ca. 10 min vor Narkoseeinleitung verabreicht. Über einen großlumigen Venenzugang wird präoperativ ausreichend Volumen zugeführt. Um die Zeit zwischen Narkoseeinleitung und OP-Beginn kurz zu halten, wird erst nach der vollständigen OP-Vorbereitung (Abwaschen etc.) eingeleitet. Dazu wird der OP-Tisch um ca. 20° nach links geneigt und eine Präoxygenierung mit 100% O_2 über 5 min durchgeführt. Alle Hilfsmittel für eine schwierige Intubation und zur Therapie einer Aspiration müssen vorhanden sein. Um gastrale Muskelfaszikulationen zu vermeiden, wird mit einem nicht depolarisierenden Relaxans präkurarisiert, dann ein schnell wirkendes Barbiturat und Succinylcholin injiziert. Nach dem Atemstillstand wird nicht mit Maske zwischenbeatmet, sondern zügig intubiert, evtl. unter Krikoiddruck zur Abwendung einer Aspiration, und der Tubus sofort geblockt. Die Beatmung erfolgt mit 50% N_2O und 50% O_2 und einem volatilen Anästhetikum in niedriger Dosierung.

Frage: In der Gynäkologie haben allgemeine und regionale Anästhesieverfahren ihren Platz. Für welche Eingriffe würden Sie welches Verfahren bevorzugen und warum?

Antwort: Je nach Region und Dauer des geplanten Eingriffes können Inhalationsnarkosen, Regionalanästhesien und seltener Neuroleptanästhesien zur Anwendung kommen. Kürettage, Abrasio und Abruptio sind die Domäne der Maskennarkosen, die in Spontanatmung oder assistierter Beatmung durchgeführt werden können. Voraussetzung ist, dass die Dauer des Eingriffes 20–30 min nicht übersteigt.

Für Salpingographien, Sterilisationen oder andere kleinere Eingriffe können Spinalanästhesien eingesetzt werden. Meist wird man aber, wie auch zu größeren abdominellen Eingriffen und Laparoskopien, die Allgemeinanästhesie bevorzugen. In der Geburtshilfe wird aufgrund zahlreicher Vorteile gern die PDA eingesetzt.

Fallbeispiel: Eine Frau, die vor einigen Tagen via naturalis entbunden hat, möchte noch im Wochenbett eine Sterilisation durchführen lassen. Was sagen Sie ihr bei der Prämedikationsvisite bezüglich des **Stillens** ihres Kindes?

Antwort: Obwohl bisher keine gesicherten Untersuchungen vorliegen, in welchem Ausmaß die zur Narkose verwendeten Medikamente auch in der Muttermilch erscheinen, sollte aus Sicherheitsgründen ein **Abstand** von ca. 1 d zwischen **Narkose** und **Stillen** eingehalten werden. Aus diesem Grund sollte auch auf eine Prämedikation verzichtet werden. Die Mutter kann unmittelbar vor dem Weg zur OP noch einmal stillen, die nächsten Portionen sollten abgepumpt und verworfen werden. Der Säugling wird während dieser Karenzzeit z.B. mit leicht gesüßtem Tee versorgt.

Frage: Warum müssen Sie in der **Frühschwangerschaft** bei jeder Pharmakotherapie, also auch bei der Auswahl der Narkosemedikamente, besondere Vorsicht walten lassen?

✚ Man unterscheidet: Embryogenese: 1.–3. Monat; Fetalentwicklung: 4.–9. Monat
Wegen der im Operationssaal erhöhten Narkosegaskonzentration wird OP-Personal bei Schwangerschaft eine andere, expositionsärmere Tätigkeit empfohlen.

Antwort: Da fast alle im Rahmen der Narkose eingesetzten Medikamente über eine gute Plazentagängigkeit verfügen, besteht die **Gefahr** einer **fetalen Schädigung.** Diese ist abhängig von der Substanz, dem Zeitpunkt, der Höhe der Dosis und der Dauer der Zufuhr des Stoffes. Da für potenziell teratogene Substanzen keine Schwellenwerte angegeben werden, sollten diese auch aus forensischen Gründen strikt vermieden werden. Die Schwangere ist dennoch über Risiken von Schädigungen des Kindes aufzuklären.

Während es in der Embryogenese zu komplexen Missbildungen kommen kann, herrschen bei Schädigung in der Fetalentwicklung Organschäden vor. Um das Risiko solcher Fruchtschädigungen zu verringern, werden elektive Eingriffe nicht in der Schwangerschaft durchgeführt. Nötige Eingriffe werden möglichst erst im 2. oder 3. Trimenon vorgenommen.

1.6.9 Anästhesie in der Orthopädie

☐ ☐ ☐
☺ 😐 ☹

? **Frage:** Operationen an der Wirbelsäule werden in der Regel in Bauchlage durchgeführt. Was müssen Sie als Anästhesist bei so einem Eingriff beachten?

Antwort: Für solche Operationen muss der Patient in aller Regel intubiert und kontrolliert beatmet werden. Nachdem der Tubus nach der Umlagerung nur noch schlecht zugänglich ist, sollte man ihn nach der Intubation gut fixieren. Außerdem muss der Patient besonders sorgfältig gelagert werden, da es bei unsachgemäßer Lagerung zum einen zu einer Beeinträchtigung der Atmung und der Herz-Kreislauf-Funktion kommen kann und zum anderen zu druckbedingter Schädigung, z.B. am Auge, am Plaxus brachialis, an den Sehnen und Nerven des Fußrückens oder am Oberschenkel. Ein besonders kritischer Moment ist auch die Umlagerung des anästhesierten und relaxierten Patienten von der Rückenlage in die Bauchlage. Zum einen kann es zum Abfall des arteriellen Blutdruckes kommen, da durch die Anästhetika die autonomen kardiovaskulären Reflexreaktionen auf einen Lagewechsel beeinträchtigt sind. Außerdem besteht das Risiko für eine Schädigung der Gelenke durch den Verlust des Muskeltonus.

☐ ☐ ☐
☺ 😐 ☹

? **Frage:** Der totale Hüftgelenkersatz gehört zu den häufigsten Operationen in der Orthopädie. Womit müssen Sie bei so einem Eingriff rechnen?

Antwort: Hüft-TEP können mit erheblichen Blutverlusten einhergehen. Das gilt insbesondere bei einem Prothesenwechsel. Daher empfiehlt sich bei diesen Eingriffen eine präoperative Eigenblutspende.

In jedem Falle aber müssen ausreichend gekreutzte EKs bereitgestellt werden. Außerdem ist intraoperativ in der Regel ein erweitertes invasives Monitoring mit zentralem Venenkatheter und direkter arterieller Blutdruckmessung erforderlich, zumal es sich ja meist um ältere Patienten mit Begleiterkrankungen des Herz-Kreislauf-Systems wie Hypertonus und KHK handelt.

Maßnahmen, die zu einer Verminderung von Blutverlusten beitragen können sind z.B. eine kontrollierte Hypotension, die Anlage einer Periduralanästhesie, perioperative Hämodilution oder eine autologe Bluttransfusion mittels Cell-Saver.

Auch in den ersten Stunden postoperativ können noch weitere Blutverluste auftreten, sodass eine entsprechende Überwachung im Aufwachraum erforderlich ist. Je nach Verlauf der Operation und dem Zustand des Patienten ist oftmals auch eine erweiterte Intensivüberwachung für die ersten drei Tage postoperativ erforderlich.

Fallbeispiel: Sie arbeiten in der orthopädischen Klinik und führen eine Spinalanästhesie bei einem Patienten mit Sprunggelenksfraktur durch. Die Anlage war problemlos, der Block „sitzt". Ca. 40 min nach OP-Beginn klagt der Patient über Schmerzen im operierten Bein. Woran denken Sie?

☐ ☐ ☐
☺ 😐 ☹

Antwort: Die Dauer einer Spinalanästhesie ist abhängig von Art und Dosis des verwendeten Lokalanästhetikums. Dennoch wäre es auch bei kurzwirksamen Substanzen wie Lidocain oder Mepivacain ungewöhnlich, nach so kurzer Zeit eine unzureichende Analgesie zu haben, zumal ja die Blockade der sakralen Segmente zuletzt zurückgeht. Ich würde daher am ehesten an einen sog. Tourniquetschmerz denken, der bei einigen Patienten trotz gut sitzender Blockade ca. 45–60 min nach Anlegen einer Blutsperre auftreten kann. Es handelt sich dabei um einen dumpfen, schlecht definierbaren Schmerz, der sich bis zu unerträglicher Intensität steigern kann. Durch Entblocken der Blutsperre kann dieser Schmerz sofort beseitigt werden.

1.6.10 Anästhesie im Kindesalter

Frage: Was ist mit dem berühmten Satz: „Ein Kind ist kein kleiner Erwachsener" gemeint, wenn er in einem Anästhesie-Lehrbuch steht?

☐ ☐ ☐
☺ 😐 ☹

Antwort: Vermutlich steht der Satz in der Einleitung zum Kapitel über die Anästhesie bei Kindern. Damit soll zum Ausdruck gebracht werden, dass Kinder keine maßstabsverkleinerten Abbilder erwachsener Menschen sind, sondern bei der Narkose zahlreiche, bedeutsame

Unterschiede zu bedenken sind. Diese betreffen sowohl die Psychologie des Kindes als auch seine Anatomie und Physiologie.

□ □ □
☺ 😐 ☹

? **Frage:** Welche **anatomischen Besonderheiten** der **Atemwege** sind bei Kleinkindern zu beachten?

+ Kleinkind: Vollendung des 1. bis Vollendung des 6. LJ. Einige Autoren unterscheiden noch Kleinkinder und Kindergartenkinder (Grenze: 4. LJ).

Antwort: Die Zunge ist relativ groß, und der Kehlkopf steht recht hoch, was die Intubation erschweren kann. Man verwendet deshalb gerade Laryngoskopspatel. Die Atemwege sind relativ eng, die engste Stelle befindet sich im Bereich des Ringknorpels. Es besteht deshalb besondere Verletzungsgefahr bei der Intubation.

Die Trachea ist kurz, ca. 5 cm lang, und sehr eng, ca. 10 mm im Durchmesser. Dadurch, dass beide Hauptbronchien im gleichen Winkel abgehen, ist auch eine Fehlintubation in den linken Hauptbronchus möglich.

□ □ □
☺ 😐 ☹

? **Frage:** Welche Konsequenzen hat die geringe funktionelle Residualkapazität für Ihre Beatmung – auch mit Narkosegasen?

+ Der Sauerstoffbedarf von Neugeborenen und Kleinkindern (ca. 6–8 ml/kg KG/min) ist doppelt so hoch wie der von Erwachsenen.

Antwort: Kleinkinder haben durch ihre geringe funktionelle Residualkapazität eine **schlechte „Pufferfunktion“,** d.h., bereits kurze Hypoxiezeiten führen zu Hypoxämien. Das hängt auch mit dem hohen O_2-Verbrauch zusammen. Bei der Inhalationsnarkose führen Änderungen der Gaskonzentration sehr schnell zu Veränderungen in der Narkosetiefe.

□ □ □
☺ 😐 ☹

? **Frage:** Warum muss bei Säuglingen der **Infusionstherapie** so große Sorgfalt gewidmet werden? Anders gefragt: Warum reagieren Säuglinge auf Überinfusion sehr rasch mit Ödemen, auf Wasserrestriktion mit Dehydratationszuständen?

Antwort: Die **Kompensationsmechanismen** des Säuglings sind unvollkommen, weil der Kreislauf schon physiologischerweise leicht zentralisiert ist. Außerdem ist die Fähigkeit, überschüssiges Wasser und Elektrolyte auszuscheiden bzw. den Harn stärker zu konzentrieren, bei Säuglingen aufgrund der **eingeschränkten Nierenfunktion** gering. Der **Flüssigkeitsbedarf** ist aber bei Säuglingen deutlich höher als bei Erwachsenen. Er beträgt bis zu 120 ml/kg KG/d.

□ □ □
☺ 😐 ☹

? **Frage:** Und wozu werden die Infusionslösungen für Säuglinge angewärmt?

Antwort: Die **Temperaturregulation** von Säuglingen ist sehr mangelhaft. Aufgrund ihrer im Verhältnis zum Körpergewicht großen Körperoberfläche und des dünnen subkutanen Fettgewebes kühlen sie rasch aus. Dem wird durch Aufheizen des OP-Saals, Anwärmen von OP-Tisch, der Infusionslösungen und der Atemgase und durch Einschlagen des Säuglings in eine Wärmefolie entgegengewirkt.

✚ Dabei muss man aber aufpassen, dass das Kind nicht überhitzt wird. Das verträgt es genauso schlecht!

Frage: Mit der Prämedikation von Kindern werden zwar ähnliche Ziele verfolgt wie bei Erwachsenen, trotzdem gibt es einige **Unterschiede.** Können Sie das bitte einmal kurz skizzieren?

Antwort: Das Hauptziel bei der Prämedikation von Kindern besteht in einer effektiven **Anxiolyse** und ausreichenden **Sedierung,** damit die Narkose ohne Schwierigkeiten eingeleitet werden kann. Säuglinge benötigen meist keine Prämedikation, und auch bei Kleinkindern kann man oft auf eine vorabendliche Sedativumgabe verzichten.

Eine gute Möglichkeit, unangenehme Erfahrungen im Zusammenhang mit der Narkose zu vermeiden, bietet der schmerzlose rektale oder orale Applikationsweg von Prämedikationssubstanzen. Spritzen sollten, wenn möglich, nicht gegeben werden. Die Medikamente sollten nicht starr nach kg KG dosiert werden, sondern man passt die Dosis dem Ausmaß der Erregung des Kindes an. Anticholinergika gibt man erst nach der Narkoseeinleitung.

Frage: Welche **Tuben** legen Sie zur Intubation bereit?

Antwort: Kinder bis zum Alter von 8 Jahren werden mit **ungeblockten Tuben** beatmet. Man kann die passende Tubusgröße mit einer Formel berechnen:

Innendurchmesser (mm) = 4,0 + (Alter : 4).

Oder man richtet sich nach der **Kleinfinger-Regel:** Der Tubus soll so groß sein wie der kleine Finger des Patienten. Man legt dann noch einen eine Nummer größeren und einen eine Nummer kleineren Tubus zusätzlich bereit.

Frage: Wenn im Beatmungszyklus eines intubierten Kindes bei 25 cm Wassersäule **Nebenluft** auftritt, haben Sie dann einen zu kleinen Tubus gewählt?

Antwort: Nein. Eine leichte Leckage ist bei diesem Druck normal. Die Trachea hat subglottisch ihre engste Stelle. Hier liegt die Schleimhaut dem Tubus an, lässt aber bei höheren Beatmungsdrucken Luft entweichen. Träte keine Nebenluft auf, so wäre der Tubus zu groß!

☐ ☐ ☐
☺ 😐 ☹

? Frage: Welche Kriterien muss ein **Narkosesystem** erfüllen, damit Sie es als geeignet für die **Kinderanästhesie** ansehen?

Antwort: Aufgrund der besonderen anatomischen und physiologischen Situation des Kindes sind Narkosesysteme nur dann geeignet, wenn sie
- einen **minimalen Totraum** haben.
- der Ventilation einen **geringen Atemwiderstand** entgegensetzen.
- eine **Rückatmung** der CO_2 **ausgeschlossen** ist.
- die Möglichkeit zur **Anwärmung** und **Anfeuchtung** der Atemgase besteht.

☐ ☐ ☐
☺ 😐 ☹

? Frage: Würden Sie bitte einmal eine übliche Respiratoreinstellung zur kontrollierten Beatmung eines Kindes vorstellen?

tipp Nie den Prüfer wegen einer unexakten Fragestellung kritisieren, aber ruhig deutlich machen, worin man die Schwierigkeiten einer Frage sieht. Das relativiert die vielleicht genauso unexakte Antwort.

Antwort: Die Frage ist schwer zu beantworten, weil es durch das Alter des Kindes Unterschiede in der optimalen Beatmung gibt, die nicht alle durch die Umrechnung auf kg KG berücksichtigt werden können. Als Faustregel hat sich ein Atemminutenvolumen von 150 ml/kg KG bewährt, dem noch das so genannte kompressive Volumen zuzuschlagen ist. Die genau erforderliche Einstellung für Atemfrequenz und Atemzugvolumen kann anhand von Normogrammen bestimmt werden. Bei größeren und längeren Operationen sollten die Parameter dann nach Kontrolle der Blutgase, wenn erforderlich, entsprechend verändert werden.

☐ ☐ ☐
☺ 😐 ☹

? Frage: Welche **Methoden** der **Narkoseeinleitung** in der Kinderanästhesie kennen Sie?

Antwort: Eine Narkoseeinleitung ist grundsätzlich auf vier verschiedene Arten möglich: **per inhalationem, rektal, intravenös** und **intramuskulär.**

Die Methoden haben unterschiedliche Vor- und Nachteile und erfordern einen unterschiedlichen Grad von Kooperativität von Seiten des Kindes, sodass man die Auswahl des Verfahrens an die individuelle Situation anpassen sollte.

☐ ☐ ☐
☺ 😐 ☹

? Frage: Warum verwendet man zur Einleitung per inhalationem nicht Isofluran?

✚ Man nimmt an, dass bei maligner Hyperthermie ein Funktionsdefekt des sarkoplasmatischen Retikulums vorliegt. Vermutlich ist die Kalziumfreisetzung aus dem sarkoplasmatischen Retikulum gesteigert und die -wiederaufnahme vermindert. → Störung der myoplasmatischen Kalziumhämostase.

Antwort: Am häufigsten tritt die maligne Hyperthermie im Rahmen der Narkoseein- oder -ausleitung auf. Es fällt dann an der gesamten Skelettmuskulatur eine **prolongierte Muskelrigidität,** zunächst vor allem der Massetermuskulatur, mit fehlender Erschlaffung auf Succinylcholin auf.

Zweites Kardinalzeichen ist der **rasche Temperaturanstieg** um mehrere Grad Celsius. Außerdem können **Tachykardien, Schwitzen** und Zeichen der **extrem** gesteigerten **CO_2-Produktion** beobachtet werden.

Zur Diagnosesicherung kann dann im Zweifelsfall eine **BGA** durchgeführt werden. Dort fällt ein niedriger pH, ein hoher pCO_2 und evtl. ein niedriger pO_2 auf. Letztlich wird die Diagnose aber durch das Ansprechen auf Dantrolen gesichert.

☐ ☐ ☐
☺ 😐 ☹

? Frage: Wodurch äußert sich die gesteigerte CO_2-Produktion?

Antwort: Direkt nachweisbar ist die Hyperkapnie bei exspiratorischer **pCO_2-Messung** mit dem Kapnometer. Indirekte Zeichen der gesteigerten CO_2-Produktion und des erhöhten O_2-Verbrauchs sind eine **zentrale Zyanose, Tachypnoe** und eine rasche **Erwärmung** sowie **Verfärbung** des **Atemkalkes.**

Der normale O_2-Verbrauch beträgt in Narkose ca. 4 ml/kg KG/min. Bei maligner Hyperthermie kann er auf bis zu 80 ml/kg KG/min gesteigert sein!

☐ ☐ ☐
☺ 😐 ☹

? Frage: Worin besteht Ihre Soforttherapie?

tipp Dazu sollten auch die Beatmungsschläuche gewechselt werden, wenn möglich der gesamte Respirator.

Antwort: Bei Verdacht auf eine maligne Hyperthermie muss **augenblicklich** eine **suffiziente Therapie** einsetzen, um letale Komplikationen zu verhindern:

- Die **Zufuhr** aller möglichen Triggersubstanzen ist sofort zu stoppen.
- Die **OP** muss möglichst rasch **beendet** werden, bis dahin wird die Narkose notfalls mit Fentanyl und Barbituraten weitergeführt.
- Der Patient wird mit **100% Sauerstoff** massiv bis zum dreifachen Atemminutenvolumen hyperventiliert.
- Kontrolle des **p_ECO_2** am Kapnometer, 5 Vol% sind anzustreben.
- **Dantrolen** wird in einer Dosis von 2,5 mg/kg KG als Bolus i.v. zugeführt, danach als Infusion bis zu 10 mg/kg KG/24 h weitergeben.
- Die metabolische Azidose sollte mit **Na-Bikarbonat** ausgeglichen werden.
- Die erreichbare Körperoberfläche sollte **gekühlt** werden, evtl. kann man auch Magen-Darm-Spülungen mit Eiswasser durchführen.
- Zur Prophylaxe einer DIC muss der Patient **vollheparinisiert** werden.

Fallbeispiel: Sie bekommen einen 25-jährigen Patienten nach Sportunfall mit offener Sprunggelenksfraktur. Er berichtet Ihnen, bei einer Appendektomie vor 10 Jahren sei während der Narkose eine Komplikation aufgetreten. Diese halten Sie nach Schilderung des Patienten für eine maligne Hyperthermie. Wie können Sie hier eine Narkose machen?

☐ ☐ ☐
☺ 😐 ☹

Antwort: Nach Möglichkeit werde ich die Diagnose anhand der alten Akte sichern. Der Patient wird dann, um den Stress zu minimieren, stark sediert, z.B. mit einem **Benzodiazepin.** Er wird mit **Dantrolen** prämediziert, und ich wende ein Anästhesieverfahren mit weitgehend sicheren Pharmaka an. Möglich wäre z.B. eine **Neuroleptanästhesie.** Bei dem OP-Gebiet am oberen Sprunggelenk wäre eine spinale Anästhesie mit einem Lokalanästhetikum vom Estertyp vorteilhaft.

1.7.2 Laryngospasmus

Frage: Warum stellen akute **Infekte** in den oberen Atemwegen eine **Kontraindikation** für Narkosen zu elektiven Eingriffen dar?

☐ ☐ ☐
☺ 😐 ☹

Antwort: Bei akuten Infekten der oberen Luftwege ist die **Schleimhaut** besonders **empfindlich,** und es liegt häufig eine **Hypersekretion** vor. Schleimhautläsionen durch die Laryngoskopie und den Tubus sowie Sekrettröpfchen können nach der Extubation deshalb gehäuft zu reflektorischen Glottisverschlüssen und **Laryngospasmen** führen. Deshalb sollten Elektiveingriffe erst nach Ausheilung des Infektes vorgenommen werden.

✚ Eine Ausnahme bilden die Adenotomien bei Kleinkindern, die ja Voraussetzung für das Ausheilen des Infektes sind.

Frage: Ein junger Kollege, der zurzeit überwiegend Anästhesien in der HNO-Klinik macht, berichtet Ihnen, er beobachte relativ häufig, dass die Kinder in der Narkoseausleitung einen Laryngospasmus bekämen. Was macht er wahrscheinlich falsch?

☐ ☐ ☐
☺ 😐 ☹

Antwort: Mit Kindern in der HNO hat der Kollege sozusagen Risikopatienten bei Risikoeingriffen, was den Laryngospasmus betrifft.

- Erstens sind Schleimhaut und Trachea bei Kleinkindern besonders empfindlich, sodass es leicht zu Läsionen durch den Tubus kommt, wodurch Laryngospasmen ausgelöst werden können.
- Zweitens stellen stark blutende Eingriffe im oberen Respirationstrakt wie Tonsillektomien, Adenotomien oder Septumdeviationsoperationen ein Risiko dar, weil Blutstropfen und -koagel durch lokale Irritationen reflektorische Laryngospasmen auslösen können. Der Kollege sollte also gründlicher und schonender absaugen.

- Drittens hat er vermutlich unbeabsichtigt mitunter im Exzitationsstadium der Narkoseausleitung extubiert, in dem eine unkontrollierte Aktivität der Reflexzentren vorliegt. Er sollte also entweder eher – in tiefer Narkose – oder später – beim wachen Patienten nach Rückkehr der Schutzreflexe – extubieren.

☐ ☐ ☐
☺ 😐 ☹

? Frage: Wie sieht die **Therapie** eines Laryngospasmus aus?

Antwort: Die Behandlung muss rasch einsetzen, um hypoxische Schäden zu verhindern. Zunächst wird **kausal** therapiert, d.h. z.B. abgesaugt oder pharyngeale Stimuli unterbrochen. Dann muss evtl. die Narkose wieder vertieft werden, z.B. mit Trapanal, und reiner **Sauerstoff** über eine Maske zugeführt werden. Hat dies keinen Erfolg, kann man versuchen, den Laryngospasmus durch kontinuierlichen **positiven Luftdruck** über eine Maske mit 100% Sauerstoff zu durchbrechen. Mitunter muss trotzdem mit Succinylcholin die quer gestreifte Kehlkopfmuskulatur **relaxiert** werden. Ultima Ratio ist die **Kriko-** oder **Tracheotomie.**

1.7.3 Bronchospasmus

☐ ☐ ☐
☺ 😐 ☹

? Frage: Wie macht sich ein intraoperativ aufgetretener **Bronchospasmus** beim kontrolliert beatmeten Patienten bemerkbar?

Antwort: Zunächst können **eingeschränkte Thoraxexkursionen** im Verlauf des Atemzyklus als Ausdruck des sinkenden Atemminutenvolumens auffallen. Der **Beatmungsdruck** steigt aufgrund der verminderten Lungencompliance an. Bei der Auskultation sind **trockene RG** und evtl. **Giemen** zu hören. Das **Herzzeitvolumen** sinkt wegen des Euler-Liljestrand-Reflexes, und es kommt reflektorisch zur **Tachykardie.** In ausgeprägten Fällen können Zeichen der sinkenden O_2-Sättigung und der Hyperkapnie beobachtet werden.

☐ ☐ ☐
☺ 😐 ☹

? Frage: Wie kann es denn überhaupt intraoperativ zum Bronchospasmus kommen?

Antwort: Eine besondere Gefährdung für das Auftreten von Bronchospasmen haben Patienten mit einer bereits vorbestehenden **obstruktiven Lungenerkrankung** und **Raucher.** Denkbar ist auch eine reflektorische Bronchokonstriktion bei lokalen Irritationen oder aufgrund einer intraoperativ auftretenden **Anaphylaxie** bzw. einer **allergischen Reaktion.** Die Absonderung eines zähen Schleimes bei Dehydratationen kann das begünstigen.

1.7.4 Aspiration

Frage: Was versteht man unter dem **Mendelsson-Syndrom?** ?

☐ ☐ ☐
☺ 😐 ☹

Antwort: Als Mendelsson-Syndrom wird der von dem New Yorker Gynäkologen Mendelsson zuerst beschriebene Symptomenkomplex bezeichnet, der nach der **Aspiration** von saurem Mageninhalt auftritt. Er fand bei den betroffenen Patientinnen **Tachypnoe, Bronchospasmus** und **Zyanose.** Im Verlauf kam es häufig zu bakterieller **Superinfektion** und **kardio-respiratorischen Versagen,** sodass ein großer Teil der Patientinnen verstarb. Auch heute beträgt die Letalität der Aspiration noch knapp 50%.

tipp Fragen nach Eigennamen sind bei einigen Prüfern beliebt. Falls einem dazu nichts einfällt, sollte man um ein Stichwort bitten.

Frage: Welche Patienten würden Sie als **besonders aspirationsgefährdet** einstufen und warum? ?

☐ ☐ ☐
☺ 😐 ☹

Antwort: Ein voller Magen erhöht die Gefahr einer Aspiration ganz wesentlich. Bei normaler Magenentleerungszeit kann man nach 6-stündiger Nahrungskarenz einen Patienten als nüchtern einstufen. Verschiedene Erkrankungen, Medikamente und die Nahrungsbeschaffenheit können jedoch diese Zeit erheblich verlängern. **Stenosen** im Magen-Darm-Trakt, wie Pylorospasmus, Magenausgangsstenose, aber auch ein Ileus verzögern die Magenentleerung ebenso wie **Traumen, Opioide, Sedativhypnotika** und **neurologische Störungen.** Außerdem sind Patienten mit **oberer gastrointestinaler Blutung** und **Schwangere** als nicht nüchtern anzusehen.

Frage: Können Sie etwas zur Pathologie und Pathophysiologie der Aspiration sagen? ?

☐ ☐ ☐
☺ 😐 ☹

Antwort: Sowohl Regurgitation als auch aktives Erbrechen können bei gestörten Schutzreflexen zur Aspiration führen. Saurer, flüssiger Mageninhalt erreicht nach einigen Sekunden die Alveolen, wo er zu einer Surfactant-Schädigung führt. Die Folge ist ein Alveolenkollaps mit Ausbildung atelektatischer Lungenabschnitte. Proteinreiches Exsudat tritt aus, der Gasaustausch wird empfindlich gestört, es kommt durch Diffusionsstörungen und Shuntvolumen zu einer Hypoxämie. Zusätzlich zu dieser **chemischen Lungenschädigung** kann eine **bakterielle Superinfektion** die Prognose weiter verschlechtern.

tipp Die Aspiration ist ein beliebtes Prüfungsthema. Es wird in irgendeiner Form in fast jeder Prüfung angesprochen.

Bei Aspiration fester Nahrungsteile kann eine teilweise oder komplette Verlegung der Atemwege **Atelektasen** und **reflektorische Bronchospasmen** erzeugen. Auch hier ist die Hypoxämie, in späteren Stadien auch die Hyperkapnie, Zeichen des progredienten Lungenversagens.

☐ ☐ ☐
☺ 😐 ☹

? **Frage:** Wie können Sie das **Risiko** einer Aspiration vor der Narkoseeinleitung gering halten?

tipp Fast immer, wenn Komplikationen angesprochen werden, wird auch nach einer möglichen Prophylaxe gefragt.

Antwort: Ist eine Operation beim nicht nüchternen Patienten unausweichlich, so kann man durch verschiedene Maßnahmen das Aspirationsrisiko verringern.

- Flüssiger Mageninhalt kann über eine **Magensonde** abgesaugt werden; vor Narkoseeinleitung sollte sie jedoch zurückgezogen werden, da sie als Leitschiene zur Regurgitation dienen kann.
- **Antazida** heben den Magen-pH und verringern so evtl. die Folgen einer Aspiration, verhindern diese jedoch nicht. Das gleiche Ziel wird durch die Gabe von **H_2-Blockern** verfolgt.
- **Metoclopramid** beschleunigt die Magenentleerung und erhöht den gastroösophagealen Sphinktertonus. So beugt es dem Erbrechen vor.
- Eine **Kopfhochlagerung** kann durch Regurgitation bedingten Aspirationen vorbeugen. Bei **Kopftieflagerung** kann Erbrochenes zwar den Pharynx, nicht aber die nun höher gelegenen Lungenabschnitte erreichen.

☐ ☐ ☐
☺ 😐 ☹

? **Frage:** Was ist eine Crush-Einleitung?

Antwort: Die **Crush-** oder **Ileus-Einleitung** wird bei allen **nicht nüchternen Patienten** zur Aspirationsprophylaxe durchgeführt. Nach den entsprechenden medikamentösen und lagerungstechnischen Maßnahmen wird der Mageninhalt über eine Sonde abgesaugt, danach über 5 min mit 100% O_2 präoxygeniert. Nach Präkurarisierung mit einem nichtdepolarisierenden Muskelrelaxans zur Verhinderung gastraler Faszikulationen wird in schneller Folge eine Volldosis Succinylcholin und z.B. Methohexital gegeben. Während der Narkoseeinleitung kann durch einen erfahrenen Helfer der **Sellick'sche Handgriff** angewandt werden. Sobald der Patient eingeschlafen ist, wird sofort ohne Maskenzwischenbeatmung intubiert und der Tubus geblockt.

☐ ☐ ☐
☺ 😐 ☹

? **Frage:** Was ist der Sellick'sche Handgriff?

Antwort: Beim Sellick'schen Handgriff wird **Druck** auf den **Ringknorpel** ausgeübt. Damit kann man den oberen Ösophagus komprimieren und so eine Aspiration regurgitierten Materials verhindern.

☐ ☐ ☐
☺ 😐 ☹

? **Frage:** Was tun Sie, wenn es trotz aller Vorsichtsmaßnahmen doch zum Eindringen sauren Mageninhaltes in die Lunge gekommen ist?

Antwort: Ein Patient, der aspiriert hat, wird sofort **intubiert,** mit reinem **Sauerstoff** und einem **PEEP** von 5 cm H_2O kontrolliert beatmet. Es muss – evtl. unter bronchoskopischer Kontrolle – **abgesaugt** werden. Eine Bronchiallavage wird nur bei festen Nahrungsbestandteilen durchgeführt, bei flüssigem Magensaft schadet die Spülung mehr als sie nützt. **Volumenersatz** soll die intraalveolären Flüssigkeitsverluste kompensieren. **Kortikoide** und **Bronchodilatatoren** sind beim Bronchospasmus sinnvoll; auf die prophylaktische Antibiotikagabe dagegen sollte verzichtet werden. Zur Beurteilung des bronchopulmonalen Infiltrationsausmaßes muss möglichst bald ein **Rö-Thorax** gemacht werden. Der Patient wird postoperativ auf der **Intensivstation** überwacht.

1.7.5 Luftembolie

Frage: Welche apparativen Überwachungen würden Sie zur frühzeitigen Diagnose einer **Luftembolie** vorschlagen? **?**

☐ ☐ ☐
☺ 😐 ☹

Antwort: Die erfolgreiche Behandlung der Luftembolie, die vor allem bei Eingriffen in sitzender Position, im Kopf-Hals-Bereich oder bei Ablatio mammae auftritt, hängt von einem frühzeitigen Beginn ab. Diagnostisch bewährt haben sich dazu die präkordiale **Ultraschalldopplersonographie,** die **Kapnometrie** und – gleichzeitig zur Therapie – der **Pulmonaliskatheter.**

Frage: Wann würden Sie eine Luftembolie als schwer bezeichnen? **?**

☐ ☐ ☐
☺ 😐 ☹

Antwort: Eine Luftembolie ist als schwer anzusehen, wenn die eingedrungene Luftmenge **50 ml** übersteigt und/oder der Lufteintritt **sehr rasch** erfolgt. Während kleinere Luftmengen folgenlos resorbiert werden können, führen schwere Luftembolien zu einer **Verlegung** der **Lungenstrombahn** und zum **akuten Cor pulmonale,** oft mit tödlichem Ausgang. Bei offenem Foramen ovale können **Hirn-** und **Koronarembolien** das Krankheitsbild verschlimmern.

Frage: Welche **Therapiemaßnahmen** schlagen Sie bei einer schweren Luftembolie vor? **?**

☐ ☐ ☐
☺ 😐 ☹

Antwort: Bei erfolgter Luftembolie muss der Operateur aufgefordert werden, die **Lufteintrittsstelle** zu **komprimieren,** bzw. mit steriler Kochsalzlösung zu überfluten. Die **N_2O-Zufuhr** muss sofort **unterbrochen** werden, damit es nicht zur diffusionsbedingten Vergrößerung der intravasalen Bläschen kommt. Stattdessen wird mit **100% O_2** und **PEEP** beatmet, um eine Hypoxie zu verhindern und den intrathorakalen Druck zu erhöhen. Man sollte versuchen, über den Pulmonaliskatheter **Luft**

> tipp Bei der Beschreibung therapeutischer Maßnahmen sollten immer zuerst die kausalen Ansätze genannt werden. Erst dann zur Pharmakotherapie kommen.

abzusaugen, evtl. sind zusätzlich Medikamente nötig, die die **Kreislauffunktion** unterstützen, z.B Katecholamine.

Kommt es trotz aller dieser Therapieansätze zu keiner wesentlichen Verbesserung der Symptomatik, so kann durch **Umlagerung** (Füße hoch, Oberkörper flach – wenn der Stand der Operation dies erlaubt) der beim sitzenden Patienten (z.B. bei einer neurochirurgischen Operation) negative Druck im oberen venösen System angehoben werden. Dies dient im Wesentlichen der Verhinderung weiterer Luftembolien. Gleichzeitig wird eine günstigere Ausgangslage für die kardiopulmonale Reanimation geschaffen.

1.7.6 Anaphylaxie

☐ ☐ ☐
☺ 😐 ☹

? **Frage:** Was verstehen Sie unter einer anaphylaktischen Reaktion?

Antwort: Eine anaphylaktische Reaktion ist eine IgE-vermittelte, mit Histaminliberation aus Mastzellen einhergehende **allergische Reaktion** vom **Soforttyp.** Sie kann auch durch verschiedene, in der Anästhesie eingesetzte Pharmaka ausgelöst werden, und ruft an Haut, Atemwegen und Lunge, Herz-Kreislauf-System und ZNS typische Wirkungen hervor.

☐ ☐ ☐
☺ 😐 ☹

? **Frage:** Beschreiben Sie die **Klinik** einer Anaphylaxie.

Antwort: Kurze Zeit nach der Allergenzufuhr setzen Unruhe, Rhinitis, Konjunktivitis, Erythembildung und Urtikaria ein. Es kommt dann zu Temperaturerhöhung, Ödemen im oberen Respirationstrakt, Bronchospasmen und Blutdruckabfällen. Reflektorisch tritt eine Tachykardie auf, evtl. kommt es zu Rhythmusstörungen, Herzstillstand, Krampfanfällen und Bewusstseinsverlust.

☐ ☐ ☐
☺ 😐 ☹

? **Frage:** Welche Rolle spielt das **Adrenalin** in der Behandlung der anaphylaktischen Reaktion?

Antwort: Neben der Volumengabe gehört Adrenalin in einer Dosierung von bis zu 0,3 mg i.v. zu den wichtigsten **Sofortmaßnahmen.** Das Adrenalin wirkt der Vasodilatation entgegen, wirkt positiv inotrop, beeinflusst den Bronchospasmus günstig und hemmt die Histaminliberation.

☐ ☐ ☐
☺ 😐 ☹

? **Frage:** Kennen Sie noch weitere **pharmakologische Möglichkeiten** zur Intervention?

Antwort: Es gibt die **AAC-Regel** zur Behandlung des anaphylaktischen Schocks: Absetzen des Allergens, Adrenalin, Kortikoide. Man kann also hoch dosiert Prednisolon geben, wobei jedoch der verzögerte Wirkungseintritt zu beachten ist. Durch H_1- und H_2-Blocker wie Meclastin und Cimetidin wird die Histaminwirkung an den Rezeptoren der Zielorgane antagonisiert.

1.7.7 Versehentliche intraarterielle Injektionen

Frage: Warum ist die **akzidentelle intraarterielle Injektion** bestimmter Pharmaka so gefährlich? **?**

☐ ☺ ☐ 😐 ☐ ☹

Antwort: Besonders Barbiturate (Thiopental/Methohexital/Pentobarbital), Benzodiazepine (Diazepam/Flunitrazepam) und Neuroleptika (Promethazin/Triflupromazin) können bei intraarterieller Injektion heftige **Schmerzen,** sofortigen **Arterienspasmus** und ein **Intimaödem** und somit eine **Ischämie** der Extremität verursachen. Konsekutiv kann es zu Nervenläsionen und schließlich zur Gangrän kommen, was schlimmstenfalls eine Amputation nötig machen kann.

> tipp Viele Prüfer werden bei langen Umwegen ungeduldig. Lieber knapp antworten. Falls es nicht reicht, wird nachgefragt.

Frage: Was tun Sie, um den Schaden nach intraarterieller Thiopentalgabe so gering wie möglich zu halten? **?**

☐ ☺ ☐ 😐 ☐ ☹

Antwort: Die Nadel muss arteriell liegen bleiben, damit auf diesem Wege lokal therapiert werden kann. Die **Verdünnung** mit 20 ml 0,9%igem NaCl und ein wasserlösliches **Glukokortikoid** mindern das Intimaödem. Durch **Xylocain** i.v. (10 ml 0,25%) wird zum einen eine Vasodilatation erreicht, zum anderen nimmt es die starken Schmerzen. Demselben Zweck dient eine **Plexusanästhesie** oder **Stellatumblockade** durch Sympathikolyse und Analgesie.

Die **systemische Antikoagulation** mit 7500 IE Heparin beugt sekundären thrombotischen Verschlüssen vor. Trotz dieser Maßnahmen ist eine operative Revision oder gar Amputation nicht immer zu umgehen.

1.7.8 Totale Spinalanästhesie

Frage: Die **totale Spinalanästhesie** ist eine, wenn auch seltene, doch lebensbedrohliche Komplikation. Was passiert da? **?**

☐ ☺ ☐ 😐 ☐ ☹

Antwort: Unter einer totalen Spinalanästhesie versteht man die **Blockade** sämtlicher vom Rückenmark ausgehender, **sympathischer, sensibler** und **motorischer Fasern.** Evtl. dringt das Lokalanästhetikum in das Ventrikelsystem des Gehirns ein und verursacht eine **Lähmung** der

medullären Zentren. Bradykardie, Hypotension und Ateminsuffizienz mit Hypoxämie sowie Pupillenerweiterung und Bewusstseinsverlust können die Folgen sein.

☐ ☐ ☐
☺ 😐 ☹

? **Frage:** Wie behandeln Sie einen Patienten, bei dem es, z.B. im Rahmen einer PDA, versehentlich zur Injektion einer großen Menge Lokalanästhetikum in den **Liquorraum** gekommen ist?

Antwort: Die Therapie ist **symptomatisch** bis zum Abklingen der Wirkung des Lokalanästhetikums. Die endotracheale Sauerstoffbeatmung sichert die Oxygenierung. Beinhochlagerung und Volumensubstitution sowie Atropin und Vasopressoren dienen der Therapie kardiovaskulärer Symptome. Bei (verständlicher) psychischer Agitiertheit, aber auch zur Krampfprophylaxe und -therapie kann die Gabe von Diazepam sinnvoll sein.

1.7.9 Hypoxämie

☐ ☐ ☐
☺ 😐 ☹

? **Frage:** Während einer Allgemeinnarkose bemerken Sie plötzlich einen **Abfall** der **O_2-Sättigung** am Pulsoxymeter. Können Sie sich Ursachen dafür vorstellen?

tipp Eine recht praxisorientierte Frage. Es kommt bei der Aufzählung der Ursachen darauf an, diese zu strukturieren. Unterscheide Hypoxämie und Hypoxie!

Antwort: Die Ursachen für eine intraoperative Hypoxämie kann man unterteilen in

- **apparative, beatmungstechnische** (Hypoxie)
- **pulmonale** und **Atemwegsursachen**
- **kardiovaskuläre Ursachen**

Eine Hypoxie kann durch eine zu geringe inspiratorische O_2-Konzentration, Respirator-Dysfunktion, Dyskonnektion oder Leckagen, abgeknickte Schläuche oder eine versehentliche Verstellung am Respirator ausgelöst werden.

Die Atemwege können durch Schleim, Koagel oder Fremdkörper verlegt sein. Ein Bronchospasmus kann die ausreichende Belüftung der Alveolen erschweren, pulmonale Atelektasen oder ein nach endobronchial verrutschter Tubus würden das Shuntvolumen erhöhen.

Ein akut verringertes HZV durch Hypotension, Herzinfarkt oder Lungenembolie sind die häufigsten kardiovaskulären Ursachen. Seltener kann ein Lungenödem, ein Pneumothorax, eine Aspiration oder die maligne Hyperthermie als Ursache gefunden werden. Eine sorgfältige Überwachung und ein sinnvolles Monitoring erlauben die schnelle Diagnose, welche Voraussetzung einer notwendigen kausalen Therapie ist. Kalte Hände des Patienten (=schlechte Durchblutung) können einen Sättigungsabfall im Pulsoxymeter bewirken.

1.7.10 Zentralanticholinerges Syndrom

Frage: Haben Sie schon einmal etwas vom **zentralanticholinergen Syndrom** gehört?

Antwort: Das ZAS ist ein mit Bewusstseinstörungen einhergehendes anticholinerges Syndrom, das durch einen **relativen** oder **absoluten Acetylcholinmangel** in den zentralen Synapsen hervorgerufen wird. Es kommt außer bei Vergiftungen mit Anticholinergika auch perioperativ bei Allgemein- und Regionalanästhesien vor. Mögliche Auslöser sind Hypnotika, Opiate, Inhalationsanästhetika, Benzodiazepine, Neuroleptika, Lokalanästhetika, trizyklische Antidepressiva, Histaminrezeptorenblocker und andere Medikamente.

✚ Verschwindet die Symptomatik nicht innerhalb von ca. 20 min, so handelt es sich nicht um ein zentralanticholinerges Syndrom!

Die Symptomatik besteht neben den typischen peripher anticholinergen Symptomen entweder in einer prolongierten Schläfrigkeit bis hin zum Koma nach der Narkose oder in einer agitierten, unruhigen Form mit Halluzinationen, Hyperaktivität, motorischer Dyskoordination und Krämpfen. Man therapiert das ZAS durch **Physiostigmin,** wobei die Dosis 2 mg nicht übersteigen sollte.

1.7.11 Beatmungsprobleme während der Narkose

Fallbeispiel: Sie sind in der HNO-Klinik und führen eine Narkose zur Tonsillektomie bei einem jungen, gesunden Patienten durch. Kurz nachdem der HNO-Kollege mit der Operation begonnen hat, kommt es zu einem Druckalarm. Ein Blick auf das Spirometer zeigt, dass das Atemhubvolumen deutlich gesunken ist. Was nun?

Antwort: Zunächst muss ich die **Zuleitungsschläuche** zum Patienten überprüfen, weil es sein könnte, dass es zu einem nur vorgetäuschten erhöhten Beatmungsdruck durch eine Abknickung eines zuführenden Beatmungsschlauches gekommen ist. Auch der **Filter** sollte kurz überprüft werden: Ist er zu nass geworden – wodurch auch immer –, steigt der Widerstand im System ebenfalls an. Sind die zuführenden Schläuche in Ordnung, gilt der zweite Blick dem **abführenden Schenkel:** Wenn es hier zu einem Knick gekommen ist, resultiert eine Art Air-trapping, da die inspirierte Luft nicht mehr vollständig abgeatmet werden kann.

Sind alle Schläuche des Systems in Ordnung, erfolgt eine **Auskultation** des Patienten:

- seitengleiche Belüftung?
- oder Tubus durch Manipulationen zu tief gerutscht und dadurch nur noch einseitige Belüftung? Pneumothorax?
- Bronchospasmus?

Danach ein Blick zum **Operateur:** Bei einer Tonsillektomie kann durch das Einlegen den Mundsperrers der Tubus abgedrückt und dadurch die Beatmung behindert werden.

Ist durch diese Maßnahmen noch keine Behebung des Problems möglich, nehme ich den Patienten an den Ambu-Beutel, um zu überprüfen, ob es sich tatsächlich um einen erhöhten Beatmungsdruck handelt: Ist der Tubus durch Sekrete oder eine Cuffhernie verlegt? Oder handelt es sich um einen technischen Defekt des Druckmonitors?

☐ ☐ ☐
☺ 😐 ☹

? **Frage:** Jetzt stellen wir uns mal den umgekehrten Fall vor: Die Beatmungsdrücke, die bisher während der gesamten bisherigen Narkosedauer um die 20 cm H_2O betrugen, sinken ab und der inspiratorische Druck liegt nur noch bei ca. 10 cm H_2O. Wo könnte die Ursache liegen?

+ Oft ist es hilfreich, einfach genau hinzuhören, man hört dann schon, wo das Leck ist: Schlauchverbindungen in Ordnung, Tubus bzw. Cuff-Leckage?

Antwort: Hierfür kommt eigentlich nur eine Ursache in Frage: Irgendwo muss es zu einer **Leckage** gekommen sein. Mein erster Blick gilt dem Spirometer und dem Pulsoxymeter. Liegt noch ein ausreichendes Atemhubvolumen vor und ist die Sättigung am Patienten noch in Ordnung, so habe ich genügend Zeit, in Ruhe nach dem Leck zu suchen. Anderenfalls überbrücke ich die Zeitspanne der Fehlersuche, indem ich den Patienten mit dem Ambu-Beutel beatme. Wenn ich ein älteres transportables Narkosegerät verwende, sind vielleicht einfach die Gasflaschen leer oder die Steckverbindungen zwischen Gasflaschen und Beatmungsgerät haben sich gelockert.

☐ ☐ ☐
☺ 😐 ☹

? **Frage:** Sie führen eine Allgemeinnarkose mit Beatmung durch und es kommt plötzlich zu einem andauernden **Singultus** des Patienten, der dazu führt, dass es wiederholt intermittierend zu deutlich erhöhten Beatmungsdrücken kommt. Woran könnte das liegen?

Antwort: Ein intraoperativ auftretender Schluckauf kann durch **Manipulationen** des Operateurs im Bereich des Zwerchfells bei Oberbaucheingriffen oder im Verlauf des Nervus phrenicus bedingt sein. Dieses Problem löst sich meist dann von allein, wenn die Manipulationen beendet werden. Weitere Ursachen für einen Singultus sind eine vermehrte **Wandspannung** im **Magen** durch Füllung mit Luft, zum Beispiel im Rahmen einer Maskenbeatmung, oder Füllung des Magens mit Blut bei gastrointestinalen Blutungen oder durch aus oberen Regionen (HNO-Operationen) in den Magen hinablaufendes Blut. Auch **Irritationen** des **N. phrenicus** bei Eingiffen im Halsbereich oder Phrenikusirritationen im Mediastinum durch Hämatome etc. kommen infrage.

Frage: Wie können Sie bei einem solchen störenden Singultus Abhilfe schaffen?

Antwort: Ein Singultus kann bei einem voll relaxierten Patienten nicht auftreten, also könnte ich bei störendem Schluckauf ein **Muskelrelaxans** verabreichen. Alternativ kommen bei Kontraindikationen für eine Relaxierung **Metoclopramid** oder **Triflupromazin** i.v. als Therapieversuch infrage.

Prophylaktisch wird bei Oberbaucheingriffen präoperativ eine **Magensonde** gelegt. Bei Maskenbeatmungen ist darauf zu achten, dass der Beatmungsdruck möglichst **unterhalb des Eröffnungsdruckes** für den oberen Ösophagussphinkter liegt, also kleiner als 20 mmHg ist.

1.8 Infusionstherapie

1.8.1 Prinzipien und Grundlagen der Infusionstherapie

Frage: Wie hoch würden Sie den **Flüssigkeitsbedarf** eines erwachsenen Patienten ansetzen?

Antwort: Der Basisbedarf eines erwachsenen Menschen beträgt normalerweise ca. **30–40 ml/kg KG/d.** Je nach Art der gesundheitlichen Störungen müssen jedoch abnorme Verluste, wie sie bei Erbrechen, Diarrhö, Fieber oder Flüssigkeitsverlusten über Drainagen und Sonden auftreten, ersetzt werden. Dazu lässt sich der korrigierte Basisbedarf individuell errechnen.

Frage: Können Sie erläutern, wie Sie auf den Basisbedarf von 40 ml/kg KG/d kommen?

Antwort: Der Mensch muss täglich Wasser zu sich nehmen, um die laufenden Verluste zu ersetzen. Diese Verluste betragen etwa
- 1000–1500 ml über den Urin
- 500 ml über die Haut
- 400 ml über die Lunge
- 100 ml über den Stuhl

Es ergibt sich ein Volumen von ca. 2–2,5 l, wovon das im Stoffwechsel anfallende Oxidationswasser von ca. 300 ml/d abgezogen werden muss. Umgerechnet auf das Körpergewicht folgt daraus also ein Basisbedarf von 30–40 ml/kg KG/d.

☐ ☐ ☐
☺ 😐 ☹

? Frage: Wissen Sie, wie sich das Gesamtkörperwasser auf die **Körperkompartimente** verteilt?

Antwort: Das Gesamtkörperwasser beträgt bei Erwachsenen ca. 50–60% des Körpergewichts. Bei adipösen Menschen liegt der Anteil tiefer, da Fett nur einen geringen Wassergehalt hat. Es befinden sich ca. 2/3 des Gesamtkörperwassers, also 40% des Körpergewichts intrazellulär. 20% des Körpergewichts, also 1/3 des Gesamtkörperwassers, liegen extrazellulär, davon wiederum 3/4 extravasal im Interstitium. Das Plasmavolumen eines erwachsenen Menschen entspricht also ca. 5% des Körpergewichts (☞ Abb. 1.9).

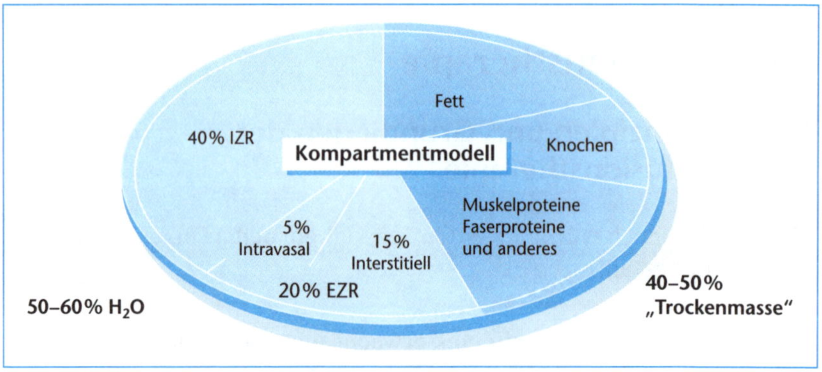

Abb. 1.9: Kompartmentmodell

☐ ☐ ☐
☺ 😐 ☹

? Frage: Wodurch kommt die Serumosmolarität zustande?

Antwort: Die Serumosmolarität beträgt ca. 290–300 mosm/l. Sie wird zu über 90% durch das **Serumnatrium** bestimmt. Die übrigen Elektrolytionen, Plasmaproteine, Glukose, Harnstoff u.a. tragen nur zu ca. 10% zur Gesamtosmolarität bei. Deshalb kann im Normalfall die Serumosmolarität über das Serumnatrium mittels einer Formel abgeschätzt werden: mosm/l = 2 x (Serum-Na in mval/l + 5).

☐ ☐ ☐
☺ 😐 ☹

? Frage: Wie reguliert der Körper physiologisch seinen Wasserhaushalt?

Antwort: Physiologischerweise sind zwei Mechanismen an der Regulation des Wasserhaushaltes beteiligt. Zum einen wird das intravasale Volumen, zum anderen die Serumosmolarität ständig registriert und über das **Renin-Angiotensin-Aldosteron-System** bzw. das **antidiuretische Hormon (ADH)** korrigiert. Bei Volumenminderung wird über arterielle Barorezeptoren und venöse Baro-Volumenrezeptoren eine Stressreaktion ausgelöst und das Renin-Angiotensin-Aldosteron-System aktiviert. Osmorezeptoren im Hypothalamus und in der Hypophyse reagieren auf Osmolaritätsanstiege mit einer Aktivierung der ADH-Ausschüttung und lösen außerdem Durst aus.

tipp In der Hierarchie der Regulation werden immer zuerst die Volumenverluste und dann die Osmolaritätsverschiebungen korrigiert. Daran orientiert sich auch die Infusionstherapie.

Frage: Können Sie etwas zur Verteilung des Kaliums im Körper sagen? **?**

☐ ☺ ☐ 😐 ☐ ☹

Antwort: Das Körperkalium befindet sich zu ca. 98% **intrazellulär.** Zusammen mit dem Magnesium stellt es das Hauptkation der Intrazellulärflüssigkeit dar. Bei der Bestimmung des Serumkaliums wird also nur ein geringer Teil des Gesamtkörperkaliums erfasst.

Frage: Wovon hängt die **Höhe** des Serumkaliums ab? **?**

☐ ☺ ☐ 😐 ☐ ☹

Antwort: Der Serumkaliumspiegel hängt vom Gesamtkörperkalium, aber auch von der momentanen Kaliumaufnahme, renalen und extrarenalen Verlusten sowie vom pH ab. Außerdem kann bei Hämolyse des Blutes ein falsch-hoher Serumkaliumspiegel gemessen werden.

Frage: Wie beeinflusst der **pH** denn das **Serumkalium?** **?**

☐ ☺ ☐ 😐 ☐ ☹

Antwort: Bei sinkendem pH, also bei einer Azidose, werden über **H^+/K^+-Austauschvorgänge** H^+-Ionen in die Zelle aufgenommen und K^+-Ionen in den Extrazellulärraum abgegeben. Bei einer Azidose kann ein erhöhtes Serumkalium also normal sein. Im Falle einer Alkalose laufen die Vorgänge genau umgekehrt: K^+-Ionen werden im Austausch gegen intrazelluläre H^+-Ionen nach intrazellulär verschoben, und so kann ein erniedrigtes Serumkalium durchaus ein normales Gesamtkörperkalium repräsentieren.

Frage: Was würden Sie als die **Hauptfunktion** des **Kaliums** bezeichnen? **?**

☐ ☺ ☐ 😐 ☐ ☹

Antwort: Das Kalium erhält durch seinen Konzentrationsgradienten das **negative Membranpotential** an den erregbaren Geweben aufrecht.

Antwort: Isofluran hat einen stechenden **unangenehmen Geruch** und löst unter Umständen **Hustenreiz** aus. Sevofluran gilt als das Mittel der Wahl zur Inhalationseinleitung, weil es die geringsten kardiovaskulären Nebenwirkungen hat und die Einleitung schnell verläuft. Die Einleitung kann mit sehr hohen Konzentrationen erfolgen (z.B. 8 Vol%). Dadurch tritt der Bewusstseinsverlust meist sehr schnell ein (nach 2 bis 3 Atemzügen).

Fallbeispiel: Sie sind Anästhesist in der HNO-Klinik. Am Morgen eines schönen Tages wird Ihnen ein schreiendes und zappelndes Kind in den Einleitungsraum gebracht. Es hat keinen i.v. Zugang. Wie können Sie die Narkose ohne allzu große psychische Traumatisierung des kleinen Patienten einleiten?

☐ ☺ ☐ 😐 ☐ ☹

Antwort: Ich würde eine Inhalationseinleitung mit Sevofluran wählen, wie ich sie eben beschrieben habe. Sobald das Kind eingeschlafen ist, wird unter Maskenbeatmung ein venöser Zugang gelegt. Anschließend wird relaxiert, z.B. mit Mivacurium, intubiert und die Narkose als balazierte Anästhesie weitergeführt. Eine weitere Möglichkeit ist auch die **rektale Applikation** von **Barbituraten** oder **Benzodiazepinen.** Das ist aber bei sehr unruhigen, unkooperativen Kindern auch nicht so einfach.

1.7 Narkosekomplikationen

1.7.1 Maligne Hyperthermie

Frage: Was ist eine maligne Hyperthermie? ?

☐ ☺ ☐ 😐 ☐ ☹

Antwort: Die maligne Hyperthermie ist eine seltene lebensbedrohliche hypermetabolische **Entgleisung** der **Skelettmuskelfunktion,** die mit **Dauerkontraktionen** der quer gestreiften Muskulatur und konsekutiver **Überwärmung** des Körpers einhergeht. Die Krankheit ist vermutlich genetisch determiniert und tritt am häufigsten im Rahmen von Anästhesien auf. Dabei scheint eine Triggerung durch volatile Anästhetika, Succinylcholin, Amid-Lokalanästhetika oder Ketamin und andere Pharmaka stattzufinden.

✚ Die Störung wird vor allem bei Kindern manifest und ist nicht an die Triggersubstanzen gebunden, sondern tritt auch bei „Stress" auf. Es handelt sich um einen Hyperkatabolismus, der in jedem Lebensalter auftreten kann.

Frage: Wie können Sie zur **Diagnose** maligne Hyperthermie kommen? ?

☐ ☺ ☐ 😐 ☐ ☹

☐ ☐ ☐
☺ 😐 ☹

? Frage: Welche Folgen hat dann ein Kaliummangel?

Antwort: Bei einer Hypokaliämie flacht der K_i/K_e-Gradient ab, sodass das Membranpotential größer wird. Folge ist eine **Abnahme** der **neuromuskulären Erregbarkeit,** sodass Adynamie, Obstipation, abgeschwächte Reflexe, renale Konzentrationsschwäche und metabolische Alkalose das klinische Bild bestimmen. Am **Herzen** dagegen dominiert ein **stimulierender Einfluss** auf die Erregungsbildung, sodass Extrasystolien, Tachykardien und eine verminderte Digitalistoleranz im Vordergrund stehen.

☐ ☐ ☐
☺ 😐 ☹

? Frage: Warum können bei einer Alkalose trotz normalen Serumkalziums Zeichen einer Hypokalzämie auftreten?

Antwort: Mit der laborchemischen Bestimmung des Serumkalziums wird das Gesamtkalzium im Serum bestimmt. Das Kalzium liegt jedoch zum einen in **freier, ionisierter Form,** zum anderen in **proteingebundener Form** vor. **Biologisch aktiv** ist nur das **freie Kalzium.** Bei einer Alkalose verschiebt sich das Gleichgewicht zu Ungunsten des ionisierten Kalziums, und so kann z.B. bei Hyperventilation trotz normalen Gesamtkalziums eine hypokalzämische Tetanie auftreten.

☐ ☐ ☐
☺ 😐 ☹

? Frage: Warum sollten Sie sich bemühen, den Blut-pH-Wert eines Patienten konstant im **physiologischen Bereich** zu halten?

Antwort: Veränderungen in der Wasserstoffionenkonzentration beeinflussen den **Elektrolythaushalt,** vor allem Kalium und Kalzium. Zahlreiche **enzymatische Reaktionen** sind von einem bestimmten pH abhängig und **Neurotransmitter** wie Katecholamine können in ihrer Funktion durch pH-Schwankungen gestört werden.

☐ ☐ ☐
☺ 😐 ☹

? Frage: Wie hält der Körper den pH-Wert konstant?

Antwort: An der Regulation des pH sind verschiedene **Puffersysteme,** die **Lunge** über Abatmung oder Retention von CO_2 und die **Niere** über H^+-Ausscheidung oder Retention beteiligt.

☐ ☐ ☐
☺ 😐 ☹

? Frage: Welche **Puffersysteme** kennen Sie?

Antwort: Die wichtigsten physiologischen Puffersysteme sind das **Bicarbonat,** die **Plasmaproteine** und das **Phosphat.** Der Bicarbonatpuffer ist innerhalb kürzester Zeit wirksam, ist aber an eine ausreichende Ventilation zur Abatmung des entstehenden CO_2 gebunden. Die Pufferwirkung der Plasmaproteine ist wesentlich geringer, und beim Phosphatpuffer handelt es sich um einen vorwiegend intrazellulär wirksamen Puffer.

1.8.2 Infusionslösungen

Frage: In welche Gruppen können Sie die zur Verfügung stehenden **Infusionslösungen** einteilen? **?**

☐ ☐ ☐
☺ 😐 ☹

Antwort: Man kann kristalloide und kolloidale Infusionslösungen unterscheiden. Die kristalloiden Infusionslösungen lassen sich in Vollelektrolyt-, 2/3- oder Halbelektrolytlösungen unterteilen. Ihr Elektrolytgehalt entspricht entweder dem des Plasmas oder ist entsprechend geringer. Auch die niedermolekularen Kohlenhydratlösungen sind zu den kristalloiden Lösungen zu rechnen. Bei den kolliodalen Lösungen stehen Dextrane, Gelatine und Hydroxyäthylstärke zur Verfügung.

tipp Außerdem lassen sich Blut bzw. einzelne Blutkomponenten transfundieren.

Frage: Haben Sie schon einmal etwas von der **Infusion freien Wassers** gehört? **?**

☐ ☐ ☐
☺ 😐 ☹

Antwort: Da die Infusion elektrolytfreier Lösungen zur Hämolyse des Empfängerbluts führen würde, wird diesen Flüssigkeiten **Glukose** oder **Laevulose** zugesetzt. Die Osmolarität der Lösung wird damit auf physiologische Werte von ca. 290 mosm angehoben. Nach Verstoffwechselung des Zuckers steht dem Körper dann freies Wasser zur Verfügung.

Frage: Warum heißt die 0,9%-NaCl-Lösung „physiologische Kochsalzlösung“ und ist es aber nicht? **?**

☐ ☐ ☐
☺ 😐 ☹

Antwort: Eine 0,9%ige NaCl-Lösung ist **plasmaisoton,** d.h. ihre Osmolarität entspricht der des Plasmas. Ihre Zusammensetzung ist aber unphysiologisch, da sie **Natrium** als einziges Kation und **Chlorid** als einziges Anion in zu hoher Konzentration enthält. Die Zufuhr großer Mengen kann also eine hyperchlorämische Azidose auslösen.

Frage: Welche kristalloide Lösung ist dann besser zum Ersatz größerer Flüssigkeitsverluste geeignet? **?**

☐ ☐ ☐
☺ 😐 ☹

Antwort: Aufgrund ihrer Zusammensetzung sollte man **Ringer-Lactat-Lösung** zum Ersatz größerer Flüssigkeitsverluste bevorzugen. Ringer-Lactat enthält nämlich neben Natrium auch Kalium und Kalzium als Kationen und neben Chlorid auch Lactat als Anion. Damit werden die physiologischen Verhältnisse besser nachgeahmt und Komplikationen treten seltener auf. Für massive Volumenverluste oder Störungen in der Zusammensetzung des Plasmas ist jedoch auch Ringer-Lactat nicht die ideale Infusionslösung.

☐ ☐ ☐
☺ 😐 ☹

? **Frage:** Warum sind kristalloide Lösungen für den Ersatz schwerwiegender Volumendefizite nicht geeignet?

Antwort: Kristalloide Lösungen können frei durch alle Membranen diffundieren. Sie verteilen sich daher relativ rasch in allen Flüssigkeitskompartimenten, also im intrazellulären Raum, im interstitiellen Raum, und für den intravasalen Raum steht dann nur noch ein relativ geringer Anteil des infundierten Volumens zur Verfügung. Die Infusion großer Mengen kristalloider Lösungen kann also eine **Überwässerung** des Organismus zur Folge haben, **ohne** dass ein ausreichender **intravasaler Ersatz** stattfindet.

☐ ☐ ☐
☺ 😐 ☹

? **Frage:** Welche Lösungen würden Sie stattdessen bei großen Volumendefiziten oder Störungen der Plasmazusammensetzung vorschlagen?

Antwort: Bei massiven Volumendefiziten wären **kolloidale Lösungen** oder je nach Ursache auch **Blut** oder **Blutkomponenten** geeigneter. Zur Therapie von Störungen der Elektrolytzusammensetzung des Plasmas sollten korrigierende Lösungen verwandt werden. Diese sind evtl. individuell herzustellen und nach Berechnung der Defizite speziell zu infundieren.

☐ ☐ ☐
☺ 😐 ☹

? **Frage:** Wodurch unterscheiden sich die **kolloidalen** von den **kristalloiden Lösungen?**

Antwort: Die kolloidalen Lösungen enthalten z.T. ebenfalls Elektrolyte. Ihr Hauptbestandteil sind jedoch die **Kolloide.** Das sind Substanzen, deren Molekulargewicht über 10 000 liegt und die deshalb im Gegensatz zu den Elektrolyten die Kapillarmembranen nicht durchdringen können. Deshalb verteilen sie sich **nur im Intravasalraum.**

☐ ☐ ☐
☺ 😐 ☹

? **Frage:** Weshalb kann man nun **Plasmaersatzmittel** von **Plasmaexpandern** unterscheiden?

Antwort: Entspricht der onkotische Druck einer kolloidalen Lösung dem des Plasmas, so verhält sich die Lösung osmotisch neutral: Der Volumeneffekt entspricht der infundierten Menge, und die Lösung wird als **Plasmaersatzmittel** bezeichnet. Wenn jedoch der kolloidosmotische Druck einer Lösung höher liegt als der des Plasmas, dann wird Wasser aus dem Interstitium nach intravasal strömen und das Volumen zusätzlich vergrößern. Diese Lösungen nennt man **Plasmaexpander.**

Frage: Warum stellen **Gerinnungsstörungen** eine Kontraindikation für die Anwendung einiger kolloidaler Lösungen dar? **?**

☐ ☺ ☐ 😐 ☐ ☹

Antwort: Durch einige kolloidale Lösungen wird die Thrombozytenaggregation gehemmt, und außerdem kommt es zu einer unspezifischen Verdünnungskoagulopathie.

Bei vorbestehenden Gerinnungsstörungen kann dieser Effekt jedoch zu verstärkten Blutungen führen.

tipp Dies macht man sich bei Durchblutungsstörungen therapeutisch zunutze!

Frage: Was ist Promit? **?**

☐ ☺ ☐ 😐 ☐ ☹

Antwort: Promit ist ein Dextranmonomer mit einem Molekulargewicht von 1000. Es wird zur **Prophylaxe anaphylaktischer Reaktionen** vor der Infusion von Dextran 40 oder 60 gegeben, da dadurch vorhandene Antikörper abgefangen werden.

Frage: Bitte nennen Sie einige **Indikationen** für die verschiedenen Kolloide! **?**

☐ ☺ ☐ 😐 ☐ ☹

Antwort: Dextran 40 wird vorwiegend zur Beeinflussung der Fließeigenschaften des Blutes und zur Blutzellaggregationshemmung eingesetzt. Indikationen sind also **Schock** und **Thrombosephrophylaxe** bzw. -therapie.

Dextran 60 ist ein Plasmaexpander, der vor allem zum **Volumenersatz** und zur **Hämodilution** verwendet wird. **Gelatine** hat keinen Einfluss auf die Blutgerinnung und wird deshalb ebenfalls zum **Volumenersatz** und zur **Hämodilution** gegeben. Die verschiedenen **HAES-Lösungen** können sowohl zur **Hämodilution** und zum **Volumenersatz** als auch zur Beeinflussung der **Blutgerinnung** eingesetzt werden.

Frage: Unterscheiden sich die künstlichen Kolloide auch bezüglich ihrer **Halbwertszeit?** **?**

☐ ☺ ☐ 😐 ☐ ☹

Antwort: Die Plasmahalbwertszeit von Dextran 40 und Gelatine beträgt ca. 2–4 h, die von Dextran 60 und HAES ca. 6–8 h. Die Elimination aus dem Körper dauert allerdings wesentlich länger, nämlich ungefähr 10–12 d.

1.8.3 Behandlung von Störungen des Wasser-, Elektrolyt- und Säure-Base-Haushaltes

□ □ □
☺ 😐 ☹

? Frage: Was ist das Ziel Ihrer intraoperativen Flüssigkeitszufuhr?

Antwort: Das Ziel der Infusionstherapie ist es, präoperative Defizite zu beheben, den Erhaltungsbedarf zu decken und intraoperative Verluste zu ersetzen.

□ □ □
☺ 😐 ☹

? Frage: Wie hoch ist das präoperative Defizit, wenn ein Patient seit 22 Uhr nichts mehr zu sich genommen hat und um 10 Uhr operiert wird?

Antwort: Die Zeitspanne von 22:00 Uhr bis 10:00 Uhr beträgt 12 h. Bei einem täglichen Basisbedarf von 40 ml/kg KG/d wären dies beim 70 kg schweren Patienten ca. 2800 ml/d, also 1400 ml Defizit durch die Flüssigkeitskarenz. Besondere Verluste, wie sie bei Fieber, über Drainagen oder bei Blutverlusten auftreten, müssen natürlich zusätzlich ausgeglichen werden.

□ □ □
☺ 😐 ☹

? Frage: Wie hoch veranschlagen Sie den zusätzlichen Wasserbedarf bei **Fieber?**

Antwort: Bei Fieber gehen durch die gesteigerte Verdunstung **ca. 500 ml/°C** zusätzlich verloren. Ein Patient mit 39 °C Fieber müsste also einen Liter Flüssigkeit zusätzlich zum Basisbedarf erhalten.

□ □ □
☺ 😐 ☹

? Frage: Kennen Sie auch einen **Basisbedarf** für Elektrolyte?

+ 99% des Gesamtkörperkalziums sind im Knochen gebunden.

Antwort: Der Basis- oder Erhaltungsbedarf gilt auch für die Elektrolyte. Magnesium wird allerdings gut vom Organismus konserviert, und die Kalziumspeicher im Knochen lassen eine Kalziumverarmung als sehr unwahrscheinlich erscheinen. Für Natrium und Kalium gilt jedoch, dass sie ständig in ausreichender Menge zugeführt werden müssen. Der tägliche Natriumbedarf beträgt etwa 2 mval/kg KG, der Kaliumbedarf ca. 1 mval/kg KG.

Frage: Ein Verlust von über 20% des Gesamtkörperwassers endet meist letal. Welche Ursachen für **Dehydratationen** kennen Sie?

☐ ☐ ☐
☺ 😐 ☹

Antwort: Bei den Dehydratationen lassen sich je nach Plasmaosmolarität **isotone, hyper-** und **hypotone Dehydratationen** unterscheiden. Die Ursachen hierfür sind unterschiedlich. Eine **isotone** Dehydratation kann durch Blutverluste, Verbrennungen, renale oder gastrointestinale Verluste wie Erbrechen oder Diarrhöen hervorgerufen werden.

Zu einer **hypertonen** Dehydratation kommt es bei Verlust hypotoner Flüssigkeiten, z.B. beim Schwitzen, Fieber oder Diabetes insipidus. Meist liegt jedoch eine ungenügende Wasseraufnahme zugrunde. Die **hypotone** Dehydratation wird durch Salzverluste, z.B. bei Polyurie, Diuretika- oder Laxantienabusus, oder iatrogen durch Zufuhr freien Wassers in nicht ausreichender Menge ausgelöst.

Frage: Wie können Sie **klinisch** eine Dehydratation erkennen?

☐ ☐ ☐
☺ 😐 ☹

Antwort: Die klinischen Zeichen der Dehydratation lassen sich durch die **Abnahme** des **extrazellulären Volumens** erklären.
- Der Hautturgor ist vermindert.
- Die Augenbulbi sind weich.
- Haut, Schleimhäute und Zunge sind trocken.
- Der Patient fühlt sich schwach und müde.
- In ausgeprägten Fällen können Bewusstlosigkeit und Koma folgen.
- Der Blutdruck ist erniedrigt.
- Es kommt zu orthostatischen Dysregulationen.
- Reflektorische Tachykardien treten auf.
- Die Urinausscheidung sinkt.
- Der Patient verspürt Durst (Ausnahme: hypotone Dehydratation).

Frage: Warum hat ein hypoton dehydrierter Patient keinen **Durst?**

☐ ☐ ☐
☺ 😐 ☹

Antwort: Das Durstgefühl wird durch Osmorezeptoren in Thalamus und Hypophyse gesteuert. Bei niedrigen Plasmaosmolaritäten sprechen diese nicht an.

Frage: Welche Möglichkeiten zur **Diagnose** einer Dehydratation gibt es noch?

☐ ☐ ☐
☺ 😐 ☹

Antwort: Man kann den **ZVD** bestimmen. Durch die verminderte intravasale Füllung ist er bei Dehydratationszuständen erniedrigt. Außerdem können verschiedene **Laborparameter** bestimmt werden, um die Diagnose zu sichern und eine Unterscheidung in isotone, hyper- und hypotone Dehydratationen zu treffen (☞Tab. 1.4).

Parameter	Dehydratation		
	hypotone	**isotone**	**hypertone**
Plasmaosmolarität	↓	–	↑
Erythrozytenzahl	↑	↑	↑
MCV	↑	–	↓
Hk + Hb	↑	↑	↑
ges. Eiweiß i.S.	↑	↑	↑
Na+ + K+	↓	–	↑
MCHE	↓	–	↑

Tab. 1.4: Laborparameter bei Dehydratation

Frage: Wie würden Sie eine hypertone Dehydratation behandeln?

Antwort: Dehydratationen werden durch Zufuhr von **Flüssigkeit** behandelt. Bei der hypertonen Form muss freies Wasser, z.B. in Form von 5%iger Glukose gegeben werden. Die Behandlung muss aber vorsichtig und langsam vorgenommen werden, um eine Überinfusion mit Kreislaufbelastungen und Hämolyse zu vermeiden. ZVD und Laborparameter sind engmaschig zu kontrollieren.

✚ Flüssigkeits- und Elektrolytdefizite sollten nur halb so schnell korrigiert werden, wie sie entstanden sind.

Frage: Können Sie sich Ursachen für eine hypotone Hyperhydratation vorstellen?

Antwort: Zu einer hypotonen Hyperhydratation – oder Wasserintoxikation – kann es kommen, wenn zu große Mengen **hypotoner Flüssigkeiten,** z.B. Bier, aufgenommen werden. Aber auch beim **Ertrinkungsunfall** im Süßwasser, bei **iatrogener Zufuhr** zu viel elektrolytarmer Infusionslösungen, oder im Rahmen eines **TUR-Syndroms** ist eine Wasserintoxikation möglich. Als weitere seltene Ursache wäre ein **Schwartz-Bartter-Syndrom** denkbar.

✚ Alkohol hemmt allerdings die ADH-Ausschüttung, sodass es einige Zeit nach dem Bierkonsum eher zu einer hypertonen Dehydratation kommt.

Frage: Welche **Therapie** schlagen Sie bei einer Wasserintoxikation vor?

Antwort: Sofern das möglich ist, sollte natürlich zunächst die jeweilige Ursache beseitigt werden. Nötig ist auch eine **Flüssigkeitsrestriktion.** Ansonsten sollte man durch Gabe von **Natrium** die physiologische

Plasmaosmolarität wieder herstellen und gleichzeitig mit **Diuretika** das Volumen vermindern. Im Notfall ist außerdem eine Hämodiafiltration oder Ultrafiltration möglich.

Frage: Warum ist bei der **Kaliumsubstitution** besondere Vorsicht geboten? **?**

☐ ☐ ☐
☺ 😐 ☹

Antwort: Zu schnelle Anstiege des Serumkaliumspiegels können zu schweren **kardialen Störungen** durch Beeinflussung des Reizbildungs- und -leitungssystems führen. Deshalb sollte die Substitution langsam und unter EKG-Kontrolle erfolgen.

Frage: Wie gehen Sie vor? **?**

☐ ☐ ☐
☺ 😐 ☹

Antwort: Wenn ausreichend Zeit zur Verfügung steht, ist die **orale Zufuhr** von Kalium vorzuziehen, weil dann seltener Komplikationen auftreten. Muss aber Kalium intravenös zugeführt werden, so sollte wegen der venenreizenden Wirkung der Kaliumlösung ihre Konzentration 20 mval/l nicht überschreiten. Die Infusionsgeschwindigkeit sollte auf nicht mehr als 20 mval/h eingestellt werden und die maximale tägliche Zufuhr auf 2–3 mval/kg KG begrenzt werden.

Frage: Worin könnte die **Soforttherapie** bei einer Hyperkaliämie bestehen? **?**

☐ ☐ ☐
☺ 😐 ☹

Antwort: Bei einer Hyperkaliämie kommt es darauf an, die Kaliumionen entweder möglichst schnell aus dem Körper zu entfernen, sie von intravasal nach intrazellulär zu verschieben oder die Kaliumwirkung zu antagonisieren.

Frage: Können Sie das bitte etwas konkretisieren? **?**

☐ ☐ ☐
☺ 😐 ☹

Antwort: Kalium lässt sich durch **Diuretika, Kationentauscher** oder **Dialyse** aus dem Körper entfernen.

- Diuretika beschleunigen die renale Ausscheidung des Kaliums.
- Kationentauscher geben intestinal Natrium-, Aluminium- oder Kalziumionen gegen Kalium ab und fördern so die Kaliumausscheidung mit dem Stuhl.
- Die Dialyse ist das wirksamste Verfahren zur Kaliumelimination.

Erhöhung des **pH** oder **Glukose-/Insulingabe** bewirkt eine Kaliumverschiebung.

- Natriumbicarbonat kann durch leichte Alkalisierung des Blutes den transzellulären Austausch von K^+- und H^+-Ionen erhöhen
- Die Infusion von Glukose und Insulin steigert die Kaliumaufnahme in die Zelle.

Kalzium wirkt an der Zellmembran kaliumantagonistisch, kann also die Folgen der Hyperkaliämie abschwächen. **NaCl** hat den gleichen Effekt.

☐ ☐ ☐
☺ 😐 ☹

? **Frage:** Welche Untersuchung führen Sie durch, um Störungen im **Säure-Base-Haushalt** zu diagnostizieren und zu differenzieren?

Antwort: Zur Diagnose von Störungen im Säure-Base-Haushalt wird eine **Blutgasanalyse** durchgeführt. Dabei werden routinemäßig der pH, das Standardbikarbonat, der Base excess und der pCO_2 bestimmt. Typische Befundkonstellationen erlauben die Unterscheidung in metabolisch oder respiratorisch bedingte Störungen.

☐ ☐ ☐
☺ 😐 ☹

? **Frage:** Welche Werte würden Sie bei einer **metabolischen Azidose** in der BGA erwarten?

Antwort: Bei einer metabolischen Azidose wäre der pH erniedrigt, Standardbikarbonat vermindert, der Base excess negativ und der pCO_2 zunächst normal. Der Körper versucht allerdings durch Hyperventilation mit vermehrter CO_2-Abgabe die Störung respiratorisch zu kompensieren. Dann wäre der pH wieder fast normal und der pCO_2 erniedrigt.

☐ ☐ ☐
☺ 😐 ☹

? **Frage:** Wie können Sie dann eine respiratorisch kompensierte metabolische Azidose von einer metabolisch kompensierten respiratorischen Alkalose unterscheiden?

> tipp In der Praxis stellt sich diese Frage jedoch selten, weil die BGA nicht isoliert betrachtet wird, sondern erst im Zusammenhang mit der zugrunde liegenden Störung des Patienten und der Klinik an Bedeutung gewinnt.

Antwort: Die Unterscheidung kann schwierig sein, da die Blutgasanalysen nahezu identisch sind. Zur Unterscheidung kann vor allem der **pH** dienen, denn sowohl die respiratorischen als auch die metabolischen Kompensationsmechanismen sind meist nicht in der Lage, den pH-Wert wieder vollkommen zu normalisieren. So liegt dann der pH bei einer respiratorisch kompensierten metabolischen Azidose etwas tiefer als normal, bei einer metabolisch kompensierten respiratorischen Alkalose etwas höher als 7,4. Base excess, Standardbikarbonat und pCO_2 sind in beiden Fällen erniedrigt.

Frage: Können Sie **Ursachen** für eine metabolische Azidose nennen? ?

☐ ☐ ☐

Antwort: Ursachen für eine **Zunahme saurer Valenzen** können sein:

- Lactatazidose bei katabolen Zuständen
- Ketoazidose bei Diabetes, Hungerzuständen oder Alkoholismus
- Nierenversagen mit mangelnder H^+-Ausscheidung
- Fieber, Hypoxie, Hyperthyreose und Schock

Ein Basenverlust tritt auf bei

- Diarrhöen
- Pankreas- oder Gallenfisteln bzw. -drainagen
- Uretero-Sigmoidostomie

Frage: Wie würden Sie eine metabolische Azidose nun **behandeln?** ?

☐ ☐ ☐

Antwort: Zunächst sollte, wenn möglich, die Ursache beseitigt werden. Ansonsten gilt, dass metabolische Störungen immer metabolisch, respiratorische Störungen immer respiratorisch behandelt werden. D.h., dass bei der metabolischen Azidose **Bikarbonat** zugeführt werden muss. Voraussetzung ist jedoch, dass das entstehende CO_2 über die Lunge abgeatmet werden kann, und man muss bedenken, dass bei Normalisierung des pH ein bis dahin maskierter Kaliummangel in Erscheinung treten kann. Deshalb muss Kalium überwacht und evtl. substituiert werden.

Frage: Wie viel **Bikarbonat** führen Sie denn zu? ?

☐ ☐ ☐

Antwort: Der Bikarbonatbedarf kann nach einer Formel abgeschätzt werden:
Bikarbonatbedarf in mmol = negativer Base excess × kg KG × 0,2.

1.9 Unmittelbare postoperative Versorgung

1.9.1 Organisation und Aufgaben der postoperativen Überwachung

Frage: Was ist ein Aufwachraum? ?

☐ ☐ ☐

Antwort: Der **Aufwachraum** ist ein Raum in naher räumlicher Beziehung zu den Operationssälen, in dem die Patienten **unmittelbar postoperativ** überwacht werden. Dort müssen alle personellen und instrumentellen Möglichkeiten gegeben sein, um Komplikationen sowie Rest- und Nebenwirkungen der Narkose zu erkennen und die sofortige Behandlung einzuleiten.

Der Aufenthalt der Patienten im Aufwachraum ist zeitlich begrenzt. Von hier aus werden die Patienten, wenn die notwendigen Kriterien erfüllt sind, auf die Allgemeinstation verlegt oder eine Intensivtherapie angeordnet.

☐ ☐ ☐
☺ 😐 ☹

? **Frage:** Welche **Kriterien** müssen erfüllt sein, bevor der Patient auf die **Allgemeinstation** verlegt werden kann?

Antwort: Der Patient muss wach sein und über ausreichende Schutzreflexe verfügen. Es muss natürlich eine effektive Spontanatmung und eine stabile Herz-Kreislauf-Funktion vorliegen. Außerdem sollte der Patient keine Störungen im Wasser-Elektrolyt-Haushalt mehr haben; Gerinnungsstörungen sollten behoben sein, die Rektaltemperatur über 35 °C liegen, und der Patient sollte schmerzfrei sein.

☐ ☐ ☐
☺ 😐 ☹

? **Frage:** Welche routinemäßigen Überwachungen schlagen Sie im Aufwachraum vor?

Antwort: Im Aufwachraum wird die **Herz-Kreislauf-Funktion** durch EKG, Blutdruck- und evtl. ZVD-Messung überwacht. Die **Atemfunktion** kann bei Zweifeln durch ein Pulsoxymeter oder BGAs kontrolliert werden. Meist reicht es jedoch aus, den Patienten genau zu beobachten, ihn von Zeit zu Zeit zum Abhusten und tiefen Durchatmen aufzufordern und gegebenenfalls Sauerstoff über eine Maske zuzuführen. Zusätzlich werden die **Temperatur,** die **Urinproduktion** sowie **Blut-** und **Flüssigkeitsverluste** über Drainagen regelmäßig gemessen.

☐ ☐ ☐
☺ 😐 ☹

? **Frage:** Werden alle Patienten ausnahmslos postoperativ in den Aufwachraum verlegt?

Antwort: Die Station, auf die ein Patient nach der Operation verlegt wird, hängt von den **Vorerkrankungen** des Patienten, der **Art** der **Operation** und der durchgeführten **Anästhesieform** ab. Nach Plexusanästhesien können die Patienten in der Regel direkt auf die Allgemeinstation verlegt werden. Wenn leichte Vorerkrankungen vorliegen, eine sehr dichte Überwachung und eine eng kontrollierte Fortführung der Infusions- oder Transfusionstherapie notwendig ist, sollte der Patient auf die postoperative Wachstation (sofern vorhanden) verlegt werden. Patienten mit schweren Grunderkrankungen, nach Operationen mit hoher Komplikationsrate, nach Narkosekomplikationen oder mit Narkoseüberhängen werden direkt auf die Intensivstation verlegt.

Frage: Welche **Komplikationen** sind in der unmittelbar postoperativen Phase am häufigsten? **?**

☐ ☐ ☐

☺ 😐 ☹

Antwort: Die häufigsten Komplikationen nach der Operation sind
- Störungen der Atemfunktion mit Hypoxie, Hyper- oder Hypokapnie
- Störungen der Herz-Kreislauf-Funktion wie Hypo- oder Hypertonie und Herzrhythmusstörungen
- Hyper- oder Hypothermie mit Muskelzittern
- Störungen des Wasser-Elektrolyt-Haushaltes und Nachblutungen
- Anurie oder Polyurie
- Übelkeit und Erbrechen

Frage: Welche Ursachen gibt es für eine gestörte Atemfunktion? **?**

☐ ☐ ☐

☺ 😐 ☹

Antwort:
- Zum einen könnten die **Atemwege** durch die zurücksinkende Zunge, durch einen Laryngo- oder Bronchospasmus oder durch Fremdkörper **verlegt** sein.
- Zum zweiten könnten **intrapulmonal** durch ein Lungenödem, durch Atelektasen, nach einer Aspiration, durch eine Lungenembolie oder bei niedrigem HZV **Hypoxämien** ausgelöst werden.
- Drittens kann die **Atemmechanik** durch Muskelrelaxantienüberhänge, einen Pneumothorax oder Thoraxinstabilitäten gestört sein.
- Viertens kann eine **zentrale Atemdepression** durch Narkotika oder Opiate vorliegen.

Frage: Können Sie am **Atemtyp** erkennen, ob ein Muskelrelaxantien- oder ein Opiatüberhang vorliegt? **?**

☐ ☐ ☐

☺ 😐 ☹

Antwort: Beim Muskelrelaxantienüberhang fehlt die Muskelkraft zu einer effektiven Atemmechanik. Der Patient ist aber wach und agitiert. Er macht häufig schnelle und kleine Atemzüge. Im Extremfall wird keine Luft bewegt oder nur der Totraum belüftet. Beim Opiatüberhang fehlt der Atemantrieb. Der Patient ist bewusstlos oder ruhig und macht wenige langsame und mitunter sehr tiefe Atemzüge.

Frage: Warum ist das postoperative Shivering gefährlich? **?**

☐ ☐ ☐

☺ 😐 ☹

Antwort: Beim Muskelzittern, das zum einen hypothermiebedingt, zum anderen aus unklarer Ursache auftritt, steigt der **Sauerstoffbedarf** exzessiv an. Es kann dabei zur Hypoxämie und bei Patienten mit eingeschränkter Koronar- oder respiratorischer Reserve zu Komplikationen kommen. Eine vorsichtige Wiedererwärmung unter gleichzeitiger Sauerstoffzufuhr ist deshalb obligat.

1.9.2 Prinzipien der postoperativen Analgesie

□ □ □
☺ 😐 ☹

? Frage: Im Aufwachraum sollte der Anästhesist auch mit der postoperativen **Schmerztherapie** beginnen. Welche Analgetika sind dazu geeignet?

Antwort: Zur postoperativen analgetischen Behandlung sind sowohl zentral wirkende Opioide als auch peripher wirkende Analgetika geeignet. Die Auswahl des Medikaments hängt vor allem vom Patienten selbst und von der Art des Eingriffes ab.

□ □ □
☺ 😐 ☹

? Frage: Welche peripher wirkenden Analgetika kennen Sie?

Antwort: Man unterscheidet die **analgetischen Säuren** mit antiphlogistischer und antipyretischer Wirkung von den **nichtsauren Analgetika,** die zwar antipyretisch, nicht aber antiphlogistisch wirken. Zu den analgetischen Säuren sind ASS, Diclophenac, Ibuprofen, Indometacin und Phenylbutazon zu rechnen. Paracetamol und Metamizol sind nichtsaure Analgetika.

□ □ □
☺ 😐 ☹

? Frage: Bei was für einer Art von Schmerz sind periphere Analgetika den zentral wirkenden manchmal überlegen?

Antwort: Die peripheren Analgetika wirken besonders gut beim **somatischen, hellen,** über die **A-delta-Fasern** geleiteten Schmerz. Dieser Schmerz tritt bei Knochen- und Zahnverletzungen und bei Haut- und Bindegewebsaffektionen auf. Beim viszeralen, dumpfen, über die C-Fasern geleiteten Schmerz sind dagegen die Opioide wirksamer.

□ □ □
☺ 😐 ☹

? Frage: Trotzdem geben Sie nach einer Knochenoperation mitunter Opioide?

Antwort: Bei stärksten postoperativen Schmerzen – auch somatischer Art – sind die Opioide dennoch Mittel der ersten Wahl. Die peripheren Analgetika sind hier meist nicht potent genug, und ein

Experimentierstadium bis zum Finden des geeigneten Analgetikums sollte man dem Patienten auf jeden Fall ersparen.

Frage: Bei der Auswahl des Opioids kommt es unter anderem auf die Wirkdauer an. Welches Medikament würden Sie bevorzugen?

Antwort: Günstig sind Piritramid (Dipidolor) und Buprenorphin (Temgesic) mit einer Wirkdauer von 4–8 h sowie Morphin und Pethidin (Dolantin). Auch Tramadol (Tramal) kann als schwächer wirkendes zentrales Analgetikum eingesetzt werden.

✚ Tramadol beeinflusst auch das postoperative Shivering positiv.

Frage: Wonach richten Sie die Dosierung des Analgetikums?

Antwort: Für die Dosierung der Analgetika gibt es Richtwerte, die sich nach der Applikationsform unterscheiden. Zusätzlich sind zulässige Tageshöchstdosen zu beachten, und man muss bedenken, dass ab einer bestimmten Dosierung keine Zunahme der analgetischen Wirkung, wohl aber der Nebenwirkungen beobachtet werden kann. Grundsätzlich gilt jedoch, dass die Dosierung nach **Wirkung** erfolgt. Dazu werden kleinere Dosen bis zur vollen Analgesie zugeführt.

Fallbeispiel: Ein 40-jähriger Patient, bei dem in balancierter Anästhesie eine Gastrektomie durchgeführt wurde, erhält von Ihnen postoperativ Fortral. Daraufhin klagt er, die Schmerzen seien nach der Spritze schlimmer als zuvor. Wie erklären Sie sich das?

Antwort: Der Patient wird intraoperativ im Rahmen der balancierten Anästhesie den μ-Agonisten Fentanyl erhalten haben. Fortral ist jedoch ein **μ-Antagonist** und **κ-Agonist.** Da postoperativ evtl. noch eine Restwirkung des Fentanyls vorlag und die analgetische Potenz am μ-Rezeptor höher ist als die Wirkung am κ-Rezeptor, wurde durch das Fortral das stärker analgetisch wirkende Restfentanyl antagonisiert und gegen den schwächer analgetisch wirkenden κ-Agonisten ausgetauscht. Aus diesem Grunde sollte postoperativ nach μ-Agonistengabe kein Fortral verabreicht werden.

Frage: Welche Möglichkeiten zur postoperativen Schmerztherapie haben Sie außer der Gabe von systemischen Analgetika noch?

Antwort: Sofern die Lokalisation des OP-Gebietes dies zulässt, können auch **regionale Anästhesieverfahren** zur postoperativen Analgesie durchgeführt werden, z.B. PDA, Plexusanästhesien oder Nervenblockaden.

1.9.3 Indikationen zur Intensivüberwachung

☐ ☐ ☐
☺ 😐 ☹

? **Frage:** Nach welchen Operationen halten Sie die Verlegung auf die **Intensivstation** für notwendig?

Antwort: Patienten nach Operationen, die die **Vitalfunktionen** tangiert haben, oder die mit einer hohen Rate an **lebensbedrohlichen Komplikationen** einhergehen, sind anschließend auf der Intensivstation zu überwachen und weiterzubehandeln. Die Intensivüberwachung und -behandlung trägt wesentlich zum Therapieerfolg bei. Operationen der Herz- und Gefäßchirurgie, der Thorax- und Neurochirurgie bedürfen immer einer postoperativen Intensivbehandlung.

☐ ☐ ☐
☺ 😐 ☹

? **Frage:** Auch Patienten mit weniger schweren Operationen müssen gelegentlich intensiv gepflegt werden. Welche Patienten sind das?

Antwort: Patienten, die aufgrund ihrer **Vorerkrankungen** eine eingeschränkte Adaptationsbreite an die höheren Belastungen der Operation haben, z.B. Herz- oder Ateminsuffiziente oder Patienten mit bestimmten Grunderkrankungen, wie Peritonitis oder Myasthenia gravis, müssen ebenfalls auf der Intensivstation weiterbehandelt werden.

☐ ☐ ☐
☺ 😐 ☹

? **Frage:** In welchen Fällen halten Sie eine **Nachbeatmung** für indiziert?

Antwort: Eine Nachbeatmung ist mitunter bei Patienten mit pulmonalen Vorerkrankungen indiziert. Patienten mit einem verzögerten Erwachen, z.B. bei zentral-anticholinergem Syndrom und auch bei Patienten mit Opiat- oder Muskelrelaxantienüberhängen, die nicht antagonisiert werden dürfen, werden postoperativ nicht extubiert, sondern kontrolliert weiter beatmet. Auch ausgekühlte Patienten (Temperatur unter 35 °C) sollten zunächst nachbeatmet und erst nach wiedererwärmen extubiert werden.

Sind im Rahmen der Operation **Narkosekomplikationen** wie eine totale Spinalanästhesie oder eine Aspiration aufgetreten, liegt eine **KHK,** ein **postoperatives Shivering** oder ein **Schock** vor, so muss auch hier bis zur Stabilisierung des Allgemeinzustandes nachbeatmet werden. Nach neurochirurgischen Eingriffen ist die Nachbeatmung sogar aus therapeutischen Erwägungen heraus erforderlich.

Frage: Warum gehören sowohl Leber- als auch Nierenerkrankungen ebenfalls zu den Funktionsstörungen, bei denen gelegentlich eine postoperative Intensivüberwachung notwendig wird? **?**

☐ ☐ ☐
☺ 😐 ☹

Antwort: Leber- und Nierenfunktionsstörungen können zu einer **Verlangsamung** der **hepatischen Metabolisierung** oder **renalen Elimination** bestimmter Medikamente führen. Dazu zählen die Narkotika und einige Muskelrelaxantien. Deshalb ist mit einer **verlängerten Wirkdauer** dieser Substanzen zu rechnen, was evtl. eine weitere intensivmedizinische Überwachung erfordert.

2 Intensivmedizin

2.1 Überwachung

2.1.1 Herz-Kreislauf-Monitoring

☐ ☐ ☐
☺ 😐 ☹

? Frage: Welche **EKG-Ableitung** wählen Sie bevorzugt – und warum – zur Monitorüberwachung?

Antwort: Die **Ableitung II** der Extremitätenableitungen wird meist deshalb zur Monitorüberwachung gewählt, weil sie am häufigsten der elektrischen Herzachse entspricht und in ihr alle EKG-Potentialschwankungen (P, QRS-Komplex und T) gut sichtbar sind. Im Einzelfall kann auch eine andere Ableitung gewählt werden.

☐ ☐ ☐
☺ 😐 ☹

? Frage: Welchen klinischen Test müssen Sie durchführen, bevor Sie eine **Punktion der Arteria radialis** für eine Blutdruck-Messung oder ein BGA vornehmen?

Antwort: Vor der Punktion der Arteria radialis muss zur Prüfung der Funktionsfähigkeit bzw. des Vorhandenseins des arteriellen Hohlhandbogens der **Allen-Test** durchgeführt werden.

☐ ☐ ☐
☺ 😐 ☹

? Frage: Wie führen Sie den Allen-Test durch?

Antwort: Durch festes Zudrücken am Handgelenk werden A. radialis und A. ulnaris komprimiert, evtl. lässt man den Patienten einige Male einen Faustschluss machen, bis die Hand blass wird. Dann wird die A. ulnaris freigegeben, während die A. radialis komprimiert bleibt. Ist ein funktionsfähiger Arcus palmaris vorhanden, wird die Hand innerhalb weniger Sekunden wieder rosig.

☐ ☐ ☐
☺ 😐 ☹

? Frage: Nennen Sie bitte einige **Indikationen** für die Anlage eines **ZVK.**

Antwort: Ein ZVK ist zur Infusion höher osmolarer Lösungen, z.B. zur parenteralen Ernährung, oder zur Injektion venenunverträglicher Medikamente indiziert. Kardial wirksame Medikamente können so konzentrierter an den Wirkort gebracht werden, und bei dehydrierten

Patienten oder bei solchen mit kardialen Funktionsstörungen erlaubt die Messung des ZVD die Beurteilung des Hydratationszustandes bzw. der Herzfunktion.

Außerdem können durch den ZVK größere **Flüssigkeitsvolumina** in kürzerer Zeit infundiert werden. Bei zentralisierten Patienten kann der ZVK überhaupt die einzige Möglichkeit sein, einen venösen Zugang zu legen.

Frage: Wissen Sie, bei welcher Punktionsart die **Katheterfehllagen** am seltensten und bei welcher ein **Pneumothorax** am häufigsten vorkommt? **?**

☐ ☐ ☐
☺ 😐 ☹

Antwort: Der Zugang von der rechten **V. jugularis interna** aus führt am seltensten zu Katheterfehllagen, weil der Weg des Katheters vom Eintritt in das Gefäß bis zum Vorhof relativ gerade ist. Bei Punktionen der **V. subclavia** ist aufgrund der Nachbarschaft des Gefäßes zur Pleurakuppe die **Gefahr** eines **Pneumothorax** besonders groß.

Frage: Warum sollten **beidseitige Punktionen** der Vena jugularis interna und der Vena subclavia möglichst unterbleiben? **?**

☐ ☐ ☐
☺ 😐 ☹

Antwort: Bei Punktion der V. jugularis interna kann es zu einem **Hämatom** kommen, wenn die A. carotis communis versehentlich verletzt wird, denn die Kompressionsmöglichkeiten der hirnzuführenden Gefäße sind natürlich sehr eingeschränkt. Beidseitige Hämatome könnten zu einer **Kompression der Atemwege** führen und die **zerebrale Durchblutung** beeinträchtigen. Aufgrund der **Pneumothoraxgefahr** sind auch doppelseitige Punktionsversuche der V. subclavia mit einem großen Risiko verbunden.

Nach jedem Punktionsversuch der V. subclavia, sei er erfolgreich oder erfolglos gewesen, muss deshalb zum Ausschluss eines Pneumothorax ein **Röntgenbild** angefertigt werden. Dies ist auch bei erfolgreichen Venenpunktionen anderer zentraler Venen zur Kontrolle der Katheterlage notwendig.

Frage: Was ist eine Katheterembolie? **?**

☐ ☐ ☐
☺ 😐 ☹

Antwort: Eine Katheterembolie ist eine Embolie, die durch ein abgetrenntes Endstück des ZVK verursacht wird.

Frage: Wie kommt es zu einer Katheterembolie? **?**

☐ ☐ ☐
☺ 😐 ☹

tipp Mitunter geben Prüfer nonverbal zu verstehen, dass man weiterreden soll/muss/darf. Auch deshalb: Blickkontakt!

Antwort: Dazu kann es kommen, wenn der Katheter durch die noch liegende metallene Punktionskanüle zurückgezogen wird. Bei der Seldinger-Technik kann dies so nicht vorkommen.

☐ ☐ ☐
☺ 😐 ☹

? Frage: Was ist ein Swan-Ganz-Katheter?

Antwort: Ein Swan-Ganz-Katheter ist ein vierlumiger Katheter, dessen Spitze bis in einen Pulmonalarterienzweig vorgeschoben wird. Der **proximale Kanal** dient der **Druckmessung** im **rechten Vorhof** und der Injektion kalter Lösungen zur Bestimmung des **Herzzeitvolumens.**

Der **distale Kanal** dient zur Messung des **Pulmonalarteriendruckes,** über den dritten Kanal wird der Ballon am Ende des Katheters gefüllt, und an den vierten Kanal kann das Gerät zur Errechnung des HZV nach der Thermodilutionsmethode angeschlossen werden.

☐ ☐ ☐
☺ 😐 ☹

? Frage: Wozu dient die Messung des Wedge-Druckes?

Antwort: Der Wedge-Druck ist der **pulmonalkapilläre Verschlussdruck (PCWP),** der nach Füllung des Ballons hinter diesem in der Arteria pulmonalis gemessen werden kann. Er entspricht in etwa dem LAD – linksartrialen Druck – und somit dem LVEDP (linksventrikulären enddiastolischen Druck). Damit sind Aussagen über die **Vorlast** des **linken Ventrikels** möglich.

☐ ☐ ☐
☺ 😐 ☹

? Frage: Wofür spricht ein hoher **PCWP?**

+ Der PCWP beträgt bei ungestörter Herzkreislauffunktion ca. 5–15 mmHg.

Antwort: Ein hoher PCWP spricht für ein **Rückwärtsversagen** des **linken Herzens,** z.B. im Rahmen einer manifesten **Herzinsuffizienz** oder beim **Myokardinfarkt.** Auch eine **Mitralinsuffizienz** oder eine **Herzbeuteltamponade** kann zum erhöhten Wedge-Druck führen.

☐ ☐ ☐
☺ 😐 ☹

? Frage: Wie wird das Herzzeitvolumen gemessen?

Antwort: Über den ersten Kanal des **Swan-Ganz-Katheters** wird eine bestimmte Menge einer kühlen Flüssigkeit mit definierter Temperatur in festgelegter Zeit injiziert. Der Computer misst nach dem rechten

Ventrikel die **Zeit** bis zum Ankommen des gekühlten Blutes und dessen **Temperatur.** Daraus kann dann das Herzzeitvolumen ziemlich genau errechnet werden.

2.1.2 Atmungsüberwachung

Frage: Welche Methoden stehen Ihnen zur Verfügung, um die **Effektivität** einer **Beatmung** zu beurteilen? ?

Antwort: Die Effektivität der Beatmung kann zum einen durch die **Inspektion** der Haut- und Schleimhautfärbung, zum anderen durch verschiedene apparative Überwachungsparameter beurteilt werden. Dazu ist die pulsoximetrische Messung der **O_2-Sättigung** ebenso zu rechnen, wie die Bestimmung der **exspiratorischen CO_2-Konzentration** und vor allem die **Blutgasanalyse.**

Frage: Wodurch wird die Überwachung eines beatmeten Patienten komplettiert? ?

Antwort: Man beobachtet die **Thoraxexkursionen,** Bewegungen des **Atembeutels** sowie **Spiro-** und **Manometer.** Regelmäßig sollte eine **Auskultation** des Patienten stattfinden. Am Beatmungsgerät selbst werden Atemzugsvolumen, Atemfrequenz und somit das **Atemminutenvolumen,** außerdem **Beatmungsdruck** und **inspiratorische O_2-Konzentration** kontrolliert.

Frage: Für wie zuverlässig halten Sie die Pulsoximetrie? ?

Antwort: Im Sauerstoffsättigungsbereich von 70–100% sind die Pulsoximeter recht genau. Es muss jedoch bedacht werden, dass bei sehr dicker Haut, bei Hypothermie, erhöhtem Serumbilirubin, bei Zentralisation und bei starken Rauchern die Messergebnisse verfälscht sein können.

Frage: Wie erklären Sie sich die **falsch hohen O_2-Sättigungsangaben** des Pulsoximeters bei starken **Rauchern?** ?

Antwort: Das Pulsoximeter errechnet im pulsierenden arteriellen Blut die Differenz zwischen dem desoxygenierten und dem übrigen Hämoglobin. Bei Rauchern kann ein CO-Hb-Anteil von über 20% vorliegen, sodass das Gerät eine Sättigung von z.B. 95% angibt, obwohl das CO-Hb 20% des nicht reduzierten Hämoglobins ausmacht. Die Sauerstoffsättigung beträgt also nur 75%.

☐ ☐ ☐
☺ 😐 ☹

? Frage: Das Kapnometer zeigt 5 Vol% CO_2 in der Exspirationsluft an. Wie ist das zu interpretieren?

Antwort: Nach der Faustformel Vol% $CO_2 \times 7 =$ mmHg CO_2 entspricht ein Volumenanteil von 5% in etwa 35 mmHg in der Exspirationsluft und im arteriellen Blut. Das ist für einen beatmeten Patienten kein schlechter Wert.

☐ ☐ ☐
☺ 😐 ☹

? Frage: Sie beobachten bei einem beatmeten Intensivpatienten, dass der exspiratorische CO_2-Anteil zügig absinkt. Woran könnte das liegen?

Antwort: Vorausgesetzt, das Gerät ist in Ordnung und es strömt keine Nebenluft vor dem Kapnometer aus, spricht ein rascher CO_2-Abfall in der Ausatemluft für ein plötzlich **sinkendes Herzzeitvolumen.**

Ursachen könnten sein:
- **Schock** mit plötzlich einsetzender Hypotonie
- **Arrhythmien** oder **Herzstillstand**
- **Lungenembolie** durch Luft oder Thrombus

☐ ☐ ☐
☺ 😐 ☹

? Frage: Nennen Sie bitte die **Normwerte** in der **BGA!**

Antwort: Folgende Werte in der Blutgasanalyse gelten als Normbereiche:
- pa O_2 80–100 mmHg
- pa CO_2 36–44 mmHg
- pH 7,36–7,44
- Standardbikarbonat 22–26 mval/l
- Base excess –2 bis +2 mval/l

☐ ☐ ☐
☺ 😐 ☹

? Frage: Welche Blutgaskombination würden Sie bei einer **Diffusionsstörung** erwarten?

Antwort: Bei einer Diffusionsstörung an der alveolo-kapillären Membran würde es zu einer **Hypoxämie** kommen, während der arterielle pCO_2 aufgrund der wesentlich besseren Diffusionseigenschaften des Kohlendioxids im Normbereich bliebe.

☐ ☐ ☐
☺ 😐 ☹

? Frage: Wie lässt sich eine **Diffusionsstörung** von einer **Verteilungsstörung** in der BGA unterscheiden?

Antwort: Die BGA zeigt sowohl bei Diffusions- als auch bei Verteilungsstörungen einen **erniedrigten pO_2** bei **normalem pCO_2.**

Zu unterscheiden sind beide Atemstörungen, wenn man **reinen Sauerstoff** zuführt: Bei Diffusionsstörungen ist eine deutliche Erhöhung des pO_2 zu beobachten. Bei einem echten pulmonalen Rechts-links-Shunt, d.h. bei Alveolen, die zwar durchblutet, aber nicht belüftet sind, kommt es allenfalls zu einem geringen Anstieg des pO_2. Bei einem echten Shunt von ca. 30% würde z.B. der arterielle pO_2 unter reiner Sauerstoffbeatmung von ca. 50 mmHg auf ca. 75 mmHg ansteigen. Handelt es sich jedoch um eine Störung, bei der die Ventilation zwar stark vermindert, aber eben noch vorhanden ist, z.B. bei teilweise obstruierten Alveolen, steigt der pO_2 auf die Normalwerte für reine Sauerstoffbeatmung an (ca. 600 mmHg).

tipp Man muss immer mit Fangfragen rechnen.

Frage: Warum ist das so? ?

☐ ☺ ☐ 😐 ☐ ☹

Antwort: Bei einem echten Shunt entsteht die arterielle Hypoxämie durch die Beimischung von venösem Blut. Durch die reine Sauerstoffbeatmung steigt zwar der Sauerstoffgehalt der belüfteten Alveolen an, aber die venöse Beimischung bleibt unverändert vorhanden.

Wenn bei einer Alveole eine teilweise Obstruktion vorhanden ist, wird weniger Sauerstoff nachgeliefert, als durch den Gasaustausch entnommen wird. Dort findet solange ein Gasaustausch statt, bis der darin enthaltene Sauerstoff verbraucht ist. Danach verhält sie sich wie ein echter Shunt. Durch reine Sauerstoffbeatmung steigt der pO_2 in dieser Alveole wieder an, und sie nimmt wieder am Gasaustausch teil.

2.1.3 Neuromonitoring u.a.

Frage: Wohin wird eine Messsonde zur Bestimmung des **intrakraniellen Druckes** (ICP) eingebracht? ?

☐ ☺ ☐ 😐 ☐ ☹

Antwort: Der Hirndruck lässt sich intraventrikulär, sub- oder epidural bestimmen. Die intraventrikulären und subduralen Hirndruckmessungen sind als direkte Verfahren etwas genauer, aber auch mit einem höheren Infektionsrisiko verbunden, als das indirekte epidurale Messverfahren. Die Messsonden müssen über kleine Bohrlöcher durch die Schädelkalotte eingebracht werden, dies muss natürlich unter sterilen Kautelen im neurochirurgischen OP geschehen.

Frage: Zu welchen Zwecken werden auf der Intensivstation meistens **EEG** durchgeführt? ?

☐ ☺ ☐ 😐 ☐ ☹

Antwort: Das Elektroenzephalogramm kann entweder als Bestandteil eines umfassenden **Neuromonitorings** – in Form einer Langzeitfrequenzanalyse – angefertigt werden, oder es wird zur **Hirntoddiagnostik,** z.B. vor Organentnahmen, durchgeführt. Besonders auf neurochirugischen Intensivstationen werden zur Hirndrucksenkung ja auch Barbituratsedierungen durchgeführt. Man kann die Dosierung der Barbiturate dann anhand eines Monitor-EEGs steuern: Es wird so viel Barbiturat zugeführt, dass das EEG gerade keine größeren Aktionen mehr zeigt. Man nennt das **„Down-burst-EEG“.** Selbstverständlich führt man EEGs auch als allgemeines diagnostisches Hilfsmittel durch, z.B. bei Epilepsien.

☐ ☐ ☐
☺ 😐 ☹

? Frage: Wie lange muss die hirnelektrische Stille andauern, um mit einem EEG den **Hirntod** diagnostizieren zu können?

Antwort: Bei kontinuierlicher Registrierung muss zur Bestimmung des Hirntodes eine über **30 min anhaltende Nulllinie** im EEG feststellbar sein. Dies ist jedoch nur eines der Hirntodzeichen unter vielen anderen. Man unterscheidet die so genannten sicheren Hirntodzeichen von den unsicheren Zeichen. Außer dem Null-Linien-EEG gilt als ein weiteres sicheres Hirntodzeichen eine aufgehobene zerebrale Zirkulation in der Karotisangiographie. Auch bei der Symptomentrias Koma, Hirnstammareflexie und Apnoe – jeweils müssen natürlich andere Ursachen ausgeschlossen sein – gilt der Hirntod als bewiesen.

☐ ☐ ☐
☺ 😐 ☹

? Frage: Wissen Sie, wie man einen Apnoe-Test durchführt?

Antwort: Es gibt für den Apnoe-Test standardisierte Protokollbögen. Zunächst wird eine Oxygenierung mit 100%igem Sauerstoff vorgenommen, danach das Ventilationsvolumen auf 25% reduziert, bis der pCO_2 auf mehr als 60% angestiegen ist. Dann erfolgt eine Dikonnektion des Patienten von der Maschine. Wenn innerhalb einer angemessenen Frist von 1–3 min keine spontane Atmung eintritt, gilt die Apnoe als bewiesen. Während des gesamten Testes sind engmaschig BGAs durchzuführen und zu dokumentieren.

Dieser Test muss übereinstimmend mit gleichem Ergebnis innerhalb von 12 h bei primärem Hirntod oder 72 h bei sekundärem Hirntod von zwei verschiedenen Untersuchern durchgeführt werden.

☐ ☐ ☐
☺ 😐 ☹

? Frage: Was heißt primärer und sekundärer Hirntod?

Antwort: Unter einem primären Hirntod versteht man einen Hirntod durch akutes schweres Hirntrauma oder Blutung. Als sekundär wird ein Hirntod bezeichnet, wenn er infolge einer Hypoxie aufgetreten ist.

Frage: Warum ist eine kontinuierliche **Temperaturüberwachung** beim Intensivpatienten sinnvoll? **?**

☐ ☐ ☐
☺ 😐 ☹

Antwort: Sowohl **Auskühlungen** als auch vermeidbare **Hyperthermien** sollten rechtzeitig erkannt werden. Außerdem stellt die Temperatur ein wichtiges diagnostisches Kriterium bei **Infektionen** dar **(Fieber!).**

Man kann auch **Temperaturdifferenzen,** z.B. bei rektaler und Hauttemperatur, bestimmen und so ein Kriterium zur Beurteilung der peripheren Vasokonstriktion im Schock gewinnen.

2.2 Behandlung

2.2.1 Beatmung

Frage: Welche **Funktionen,** die sonst die oberen Atemwege übernehmen, müssen in ein gutes **Beatmungsgerät** integriert sein? **?**

☐ ☐ ☐
☺ 😐 ☹

Antwort: In den oberen Atemwegen wird die Luft normalerweise gefiltert, angewärmt und angefeuchtet. Diese Funktionen sind durch die endotracheale Intubation zum großen Teil aufgehoben. Deshalb müssen ein **Luftfilter,** evtl. eine Vorrichtung zur **Erwärmung** der Luft und sicher ein Vernebler zur **Luftanfeuchtung** in das Beatmungssystem integriert sein.

Frage: Was heißt IPPV? **?**

☐ ☐ ☐
☺ 😐 ☹

Antwort: IPPV ist die intermittierende Überdruckbeatmung: Intermittend positive pressure ventilation. Im Gegensatz zur Spontanatmung, bei der zur Inspiration ein negativer intrathorakaler Druck erzeugt wird, wird bei der IPPV die Luft unter positivem Druck in den Thorax insuffliert.

Frage: Kennen Sie noch andere **Beatmungsformen?** **?**

☐ ☐ ☐
☺ 😐 ☹

Antwort: Die IPP-Beatmung ist die am häufigsten eingesetzte Form der kontrollierten Beatmung. Als Formen der assistierten Beatmung können **ASB, SIMV** bzw. **MMV** angewandt werden.

- **ASB** ist die Assistant spontaneous breathing, bei der bei Überschreiten einer einstellbaren Triggerschwelle von der Maschine eine ebenfalls vorwählbare Druckunterstützung des Atemhubes durchgeführt wird.
- Bei der **SIMV,** der Synchronized intermittend mandatory ventilation, atmet der Patient selbst, und das Gerät löst nach Aktivierung durch den Trigger bzw. nach einer bestimmten Zeit ohne Atembewegungen einen assistierten Beatmungshub aus.
- Das **MMV** – Mandatory minute volume – garantiert ein vorgewähltes spontan geatmetes Atemminutenvolumen, indem bei Unterschreiten dieses Volumens maschinell beatmet wird.

☐ ☐ ☐
☺ 😐 ☹

? **Frage:** Welche **Grundeinstellung** wählen Sie am Beatmungsgerät für die **IPPV?**

Antwort: Vorausgesetzt, es liegen keine besonderen Störungen der Atmung vor, die von vornherein ein spezielles Beatmungsregime erfordern, wird eine **Atemfrequenz** von **10–16/min** und ein **Atemzugvolumen** von **8–12 ml/kg KG** eingestellt. Dadurch ergibt sich ein **Atemminutenvolumen** von etwas über **100 ml/kg KG.** Das Inspirations- zu Exspirationszeitverhältnis wird auf **1:2** eingestellt, die inspiratorische O_2-Konzentration auf zunächst **21 Vol%** und der Beatmungsdruck auf **25 cm H_2O** begrenzt. Die optimale Einstellung wird dann schließlich anhand der **Ergebnisse der BGA** ermittelt.

☐ ☐ ☐
☺ 😐 ☹

? **Frage:** Warum wählen Sie nicht eine höhere Atemfrequenz mit kleineren Atemzugvolumina? Sie hätten doch das gleiche Atemminutenvolumen?

Antwort: Je höher die Atemfrequenz ist, desto größer wird der Anteil der **Totraumventilation.** So würde dann trotz gleichen AMV der Patient u.U. deutlich hypoventiliert.

☐ ☐ ☐
☺ 😐 ☹

? **Frage:** Wodurch unterscheiden sich **PEEP** und **CPAP?**

Antwort: PEEP bedeutet Positive endexpiratory pressure; CPAP heißt Continuous positive airway pressure.
- **PEEP** ist ein bis zu 20 cm H_2O erhöhter endexspiratorischer Atemdruck unter kontrollierter Beatmung.
- **CPAP** ist eine kontinuierliche Erhöhung des Atemwegdrucks beim intubierten spontanatmenden Patienten.

☐ ☐ ☐
☺ 😐 ☹

? **Frage:** Welche **Vorteile** hat die PEEP-Beatmung?

Antwort: Die PEEP-Beatmung verhindert den **Verschluss** kleiner **Atemwege** bei der Exspiration. Durch die Zunahme der funktionellen Residualkapazität werden außerdem die **Diffusionskapazität** erhöht und das **Shuntvolumen** vermindert. Tritt trotz Beatmung mit hohem O_2-Anteil eine Hypoxämie auf, so kann deshalb durch den PEEP u.U. diese ohne eine weitere Erhöhung der O_2-Konzentration behoben werden.

Frage: Warum wird dann nicht jeder Patient mit PEEP beatmet? **?**

☐ ☺ ☐ 😐 ☐ ☹

Antwort: Durch den erhöhten Druck im Thorax bei der IPPV wird der venöse Rückfluss zum Herzen behindert. Die hämodynamischen Nachteile der IPPV werden durch den PEEP zusätzlich verstärkt, d.h., der venöse Rückstrom nimmt noch weiter ab, das Herzzeitvolumen fällt, ICP und intraokulärer Druck steigen weiter an.

Frage: Was sind **Indikationen** für die PEEP-Beatmung? **?**

☐ ☺ ☐ 😐 ☐ ☹

Antwort: Eine PEEP-Beatmung ist indiziert, wenn die FRC oder die Compliance der Lunge vermindert sind, sich ein intrapulmonaler Rechts-links-Shunt nicht anders unterbinden lässt und trotz 50%iger O_2-Konzentration in der Inspirationsluft kein Anstieg des paO_2 über 70 mmHg zu erreichen ist. Diese Bedingungen sind z.B. beim ARDS, bei Atelektasen oder beim Lungenödem gegeben.

Frage: Welche Probleme ergeben sich bei der **Respiratorentwöhnung** eines über einen längeren Zeitraum beatmeten Patienten? **?**

☐ ☺ ☐ 😐 ☐ ☹

Antwort:
- Ein längere Zeit beatmeter Patient war während dieser Spanne vermutlich sediert, sodass zunächst die Sedierung aufgehoben werden muss.
- Zweitens muss die über längere Zeit ausgeschaltete Autoregulation des Atemantriebs wieder trainiert werden.
- Drittens setzt auch in der Atemmuskulatur nach längerer Nichtbeanspruchung eine Atrophie ein, sodass ein Muskeltraining erfolgen muss.
- Wichtig ist, dass die Entwöhnung langsam und schrittweise erfolgt.

Frage: Welche **Stationen** gibt es auf dem Weg von der kontrollierten Beatmung zur Spontanatmung? **?**

☐ ☺ ☐ 😐 ☐ ☹

Antwort: Nach Reduzierung der Sedativa sollte zunächst eine **SIMV**-Beatmung mit langsamer Abnahme der garantierten Atemzugfrequenz durchgeführt werden. Dadurch wird der $paCO_2$ als Atemantrieb langsam und kontinuierlich gesteigert. Zum Muskeltraining wird dann in der folgenden assistierten Beatmung – **ASB** – ebenfalls vorsichtig die Triggerschwelle erhöht. Schließlich atmet der Patient an der Maschine ohne Assistenz spontan. Dann erst kann extubiert werden.

☐ ☐ ☐
☺ 😐 ☹

? **Frage:** Wissen Sie, ob es unterschiedliche Arten gibt, wie eine „Triggerschwelle" eingestellt bzw. vom Patienten überschritten werden kann?

Antwort: Die Frage verstehe ich nicht.

tipp Wenn die Frage unglücklich formuliert ist, sollte man sich nicht scheuen, nachzufragen.

☐ ☐ ☐
☺ 😐 ☹

? **Frage:** Gibt es nur druckgesteuerte Trigger?

Antwort: Ach so! So wie es druck- und volumengesteuerte Beatmungsgeräte gibt, so gibt es auch druck- und volumengesteuerte Trigger. Bei den **druckgesteuerten Triggern** muss der Patient durch die Inspirationsbewegung einen einstellbaren Unterdruck im System erzeugen, und beim Unterschreiten dieses Druckes (Triggerschwelle) reagiert die Maschine darauf mit einer Druckunterstützung.

Bei der **volumengesteuerten Triggerung** fließt ständig eine bestimmte, ebenfalls einstellbare Gasmenge durch das Schlauchsystem an dem Patienten vorbei. Das ist der „flow by". Sobald nun der Patient aus diesem kontinuierlichen Atemgasfluss ein bestimmtes Volumen durch die Inspiration entnimmt, bietet die Maschine eine Druckunterstützung für den Rest des Atemhubes.

☐ ☐ ☐
☺ 😐 ☹

? **Frage:** Wo sehen Sie einen Vorteil für die volumengesteuerte Triggerung, wo einen Nachteil?

Antwort: Dieses Verfahren ist für den Patienten wesentlich **schonender,** weil kein abrupter Wechsel von Unterdruck durch die Eigenaktion und Überdruck durch den maschinellen Atemhub stattfindet. Allerdings ist in der Trainingsphase nach Langzeitbeatmung der **Muskeltrainingseffekt** bei diesem Verfahren deutlich **geringer.**

2.2.2 Pharmakologie

Frage: Wie erklärt man sich die dosisabhängig unterschiedlichen Wirkungen des **Dopamins?**

Antwort: Dopamin erregt sowohl **dopaminerge** als auch **β- und α-Rezeptoren.** Die Erregung der einzelnen Rezeptortypen ist dosisabhängig:

- Bei Dosen bis zu 5 µg/kg KG/min überwiegt die dopaminerge Stimulation an den Nierengefäßen.
- Bei Dosen von 6–9 µg/kg KG/min herrscht die β-Rezeptorerregung vor.
- Bei einer Dosierung von über 10 µg/kg KG/min werden α-Rezeptoren stimuliert.

✚ Die sog. dopaminerge Stimulation ist umstritten: Manche Autoren sprechen einer permanenten Dopamintherapie ab! Stattdessen wird der Einsatz von Dobutamin empfohlen.

Frage: Welche **Indikationen** für den Einsatz von Dopamin kennen Sie?

Antwort: Je nach Dosierung kann Dopamin zur **Verbesserung** der **Nierendurchblutung** und anderer innerer Organe oder als **positiv inotrope Substanz** beim Vorwärtsversagen des Herzens eingesetzt werden. Dabei lässt sich der Schwerpunkt entweder auf die Zunahme der Herzarbeit oder auf eine Steigerung des arteriellen Blutdrucks legen.

Frage: Wodurch unterscheidet sich die **Dobutaminwirkung** von der des Dopamins?

Antwort: Dobutamin ist ein synthetisches Katecholamin, das im Gegensatz zum Dopamin eine **β-selektive Rezeptorerregung** erzeugt. Es hat vor allem **kardiale Wirkungen** und senkt die rechtsventrikuläre Vor- und Nachlast.

Frage: Bei Zufuhr von Sympathomimetika treten bestimmte **Nebenwirkungen** häufig auf. Welche sind das?

Antwort: Sympathomimetika wirken am Herzen positiv chronotrop, bathmotrop, dromotrop und inotrop. Sie können also **Tachykardien** und eine gesteigerte **Arrhythmiebereitschaft** auslösen, die **Überleitungsgeschwindigkeit** beschleunigen und die **Sauerstoffbilanz** des Herzens ungünstig beeinflussen. Der **Blutdruck** steigt an, u.U. steigen **Blutzucker** und **freie Fettsäuren.**

☐ ☐ ☐
☺ 😐 ☹

? Frage: In was für einer Konzentration wenden Sie im Rahmen einer Reanimation **Adrenalin** an?

Antwort: Adrenalin ist in 1-ml-Ampullen, die 1 mg Adrenalin enthalten, im Handel. Vor der i.v. Anwendung wird das Adrenalin mit 9 ml 0,9%igem NaCl verdünnt, sodass die Lösung 0,1 mg/ml Adrenalin enthält, und wird dann fraktioniert in Dosen à 2 ml bis zum Wirkeintritt zugeführt.

☐ ☐ ☐
☺ 😐 ☹

? Frage: Können Sie einen Vorlastsenker zur Behandlung einer **Hypertonie** einsetzen?

Antwort: Vorlastsenker wie Diuretika und Nitrate senken auch den systemischen Blutdruck. Allerdings sollten Nitrate nicht so hoch dosiert werden, dass ein starker Blutdruckabfall auftritt, weil sich die kompensatorisch erhöhte Herzfrequenz ungünstig auf die myokardiale Sauerstoffbilanz auswirkt.

☐ ☐ ☐
☺ 😐 ☹

? Frage: Welche Medikamentengruppe schlagen sie stattdessen für eine rasch wirksame **Blutdrucksenkung** vor?

> ✚ Bei der Metabolisierung von Nitroprussid-Natrium entstehen Zyanid und Thiozyanat. Zur Zyanidintoxikationsprophylaxe gibt man Natriumthiosulfat, damit die zur Bildung ungiftiger Schwefelverbindungen nötigen Schwefelmengen zur Verfügung stehen.

Antwort: Geeignet zur raschen und deutlichen Blutdrucksenkung sind vasodilatorisch wirkende Substanzen. Vor allem **Nitroprussid-Natrium** ist wegen seiner kurzen Halbwertszeit und der daraus resultierenden **guten Steuerbarkeit** geeignet. Dihydralazin, Urapidil, der Kalziumantagonist Nifedipin oder Sympatholytika wie Phentolamin können ebenfalls eingesetzt werden.

☐ ☐ ☐
☺ 😐 ☹

? Frage: Auf die Intensivstation wird ein Patient mit einer **Digitalisintoxikation** eingeliefert. Welches **Antiarrhythmikum** setzen Sie an?

Antwort: Ob und welches Antiarrhythmikum eingesetzt wird, hängt von den vorliegenden Rhythmusstörungen ab. Antiarrhythmikum der Wahl bei digitalisinduzierten ventrikulären Arrhythmien ist Diphenylhydantoin. Man gibt 125 mg langsam i.v. über einen Zeitraum von 5 min Evtl. muss man dies nach 20 min noch einmal wiederholen. Sollte aber eine

Bradykardie bzw. Bradyarrhythmie die hauptsächliche Folge der Überdosierung sein, sind β-Sympathomimetika wie Orciprenalin oder Suprarenin Mittel der Wahl. Diese werden frequenzgesteuert kontinuierlich parenteral zugeführt. Wenn sich die Bradykardien dadurch nicht beherrschen lassen, muss ein passagerer Herzschrittmacher gelegt werden.

Frage: Wozu werden **Histaminantagonisten** in der intensivmedizinischen Behandlung eingesetzt? ?

☐ ☐ ☐
☺ 😐 ☹

Antwort: Antihistaminika können in H_1- und H_2-Antagonisten eingeteilt werden. H_1-Antagonisten finden vor allem in der **Therapie allergischer Reaktionen vom Soforttyp,** z.B. im anaphylaktischen Schock, Anwendung. H_2-Antagonisten können zur **Stressulkusprophylaxe** bei gefährdeten Intensivpatienten gegeben werden.

Frage: Was ist Akrinor? ?

☐ ☐ ☐
☺ 😐 ☹

Antwort: Akrinor ist ein Kombinationspräparat zur intravenösen Anwendung bei **nicht hypovolämiebedingten akuten Hypotonien.** Es enthält Cafedrinhydrochlorid und Theodrenalinhydrochlorid und wirkt über eine β-Rezeptor-Stimulation und eine **Tonisierung** der **venösen Kapazitätsgefäße.**

Frage: Mit welchen Medikamenten würden Sie eine **Langzeitsedierung** bei einem beatmeten Patienten durchführen? ?

☐ ☐ ☐
☺ 😐 ☹

Antwort: Aufgrund der kurzen Halbwertszeit und seines Wirkmusters ist **Midazolam** zur Langzeitsedierung besonders geeignet: Es bewirkt eine gute Anxiolyse bei ausgezeichneter retrograder Amnesie. Alternativ ist auch eine kontinuierliche **Sufentanilgabe** über Perfusor möglich.

2.2.3 Parenterale Ernährung

Frage: Wie hoch ist der tägliche **Energiebedarf** eines Intensivpatienten? ?

☐ ☐ ☐
☺ 😐 ☹

Antwort: Der **Energiebedarf** eines Menschen ist von verschiedenen Faktoren abhängig:

- **Körpergröße** und **Gewicht**
- **Alter** und **Geschlecht**
- **Tätigkeit** bzw. **Krankheitssituation**

Der Grundumsatz eines normalgewichtigen Erwachsenen beträgt ca. 1800 kcal bzw. 8000 kJ. Der Energiebedarf kann jedoch selbst beim Intensivpatienten, der keine körperlichen Tätigkeiten ausübt, um bis zu 100% darüber liegen.

☐ ☐ ☐
☺ 😐 ☹

? **Frage:** Was ist das Postaggressionssyndrom?

Antwort: Das Postaggressionssyndrom ist eine **charakteristische unspezifische Reaktion** des Organismus auf schwere Traumen, Operationen, Verbrennungen, Sepsis oder stärksten Stress.

Es liegt eine vermehrte Stoffwechselaktivität – ein **Hypermetabolismus** – vor, die mit Proteinkatabolie, Störungen im Glukosestoffwechsel und einem verstärkten Fettabbau einhergeht. Hervorgerufen wird der gesteigerte Energieumsatz durch das Überwiegen so genannter antiinsulinärer oder kataboler Faktoren.

☐ ☐ ☐
☺ 😐 ☹

? **Frage:** Wie verhalten sich **Insulin-** und **Blutzuckerspiegel** im Postaggressionssyndrom?

Antwort: Man kann im Postaggressionssyndrom **drei Phasen** unterscheiden: die Akut- oder **Aggressionsphase,** die Übergangs- oder **Postaggressionsphase** und schließlich die **Reparationsphase.**

In der initialen, wenige Stunden dauernden **Aggressionsphase** ist der Plasmainsulinspiegel niedrig, und durch die antiinsulinär wirkenden Hormone kommt es zu einem hohen Glukosespiegel im Blut.

In der **Postaggressionsphase** steigt der Insulinspiegel an, kann sogar stark erhöht sein, aber aufgrund einer peripheren Insulinresistenz und dem Überwiegen der Katecholamine, des Cortisols, des Glukagons und des STH liegt immer noch eine Hyperglykämie vor.

Im **Reparationsstadium** sind die antiinsulinären Faktoren wieder im Normbereich, die Insulinwirkung dominiert, und der Blutzuckerspiegel ist normal.

☐ ☐ ☐
☺ 😐 ☹

? **Frage:** Welche Komponenten sollte die vollständige parenterale Ernährung enthalten?

Antwort: Zu einer ausgewogenen parenteralen Ernährung gehört die Zufuhr von **Kohlenhydraten, Aminosäuren** und bei längerer Dauer auch von **Fetten.** Dabei dienen die Kohlenhydrate und die Fette dem Energiestoffwechsel, die essenziellen Aminosäuren dem Baustoffwechsel.

Außerdem müssen natürlich Wasser, Elektrolyte, Spurenelemente und Vitamine in ausreichender Menge zugeführt werden. Evtl. auftretende Störungen sollten durch engmaschige Kontrollen frühzeitig erkannt und behandelt werden.

Frage: Warum wählen Sie zur parenteralen Ernährung eines leberkranken Patienten ein Aminosäurengemisch mit einem hohen Anteil an verzweigtkettigen Aminosäuren?

Antwort: Bei Leberinsuffizienzen kommt es zu einem Überwiegen der aromatischen Aminosäuren im Plasma, während die Konzentration der verzweigtkettigen Aminosäuren vermindert ist. Die aromatischen Aminosäuren werden im ZNS zu inhibierenden Neurotransmittern umgebaut, die an den typischen Bewusstseinsstörungen beim Leberversagen beteiligt sind.

Ein hoher Anteil verzweigtkettiger Aminosäuren in der infundierten Lösung kann das **Gleichgewicht** wieder herstellen und so Symptome der **hepatischen Enzephalopathie** günstig beeinflussen.

Frage: Wozu werden **Fette** zugeführt?

Antwort: Die Zufuhr von Fetten ist aus zwei Gründen sinnvoll. Zum einen werden **essenzielle Fettsäuren** zugeführt, was besonders bei einer lang dauernden parenteralen Ernährung nötig ist. Zum anderen bieten Fettlösungen einen **hohen Energiegehalt** bei – im Vergleich zu gleichkalorischen Glukoselösungen – **niedriger Osmolarität.** Dies ist vor allem bei einer hochkalorischen Ernährung von Vorteil.

Frage: Wie hoch sollte der Anteil von **Kohlenhydratlösungen** an der Gesamtenergiebereitstellung sein, wenn jemand längere Zeit parenteral ernährt wird?

Antwort: Günstig ist ein **Energieanteil** von **ca. 60%** am Gesamtenergiebedarf. Dann werden 40% des Bedarfs durch Fette gedeckt, die Aminosäuren sollten zusätzlich außerhalb der Kalorienbilanz zugeführt werden. Es gibt allerdings für Glukose und die so genannten Zuckeraustauschstoffe **Dosierungsobergrenzen,** bei deren Überschreitung es zu Hyperglykämien, osmotischer Diurese, hypoglykämischen Reboundphänomenen nach Beendigung der Infusion und zu anderen Komplikationen kommen kann.

✚ 1 g Glukose liefert ca. 4 kcal Energie, 1 g Fett ca. 9 kcal.

☐ ☐ ☐
☺ 😐 ☹

Frage: Welche Lösungen sollten bei peripher venöser parenteraler Ernährung keine Anwendung finden?

Antwort: Lösungen mit einer **Osmolarität** von **> 600 mosm/l** sollten nicht peripher venös gegeben werden, um **Thrombophlebitiden** zu vermeiden. Damit ist eine peripher venöse hochkalorische Ernährung fast unmöglich, will man nicht die Gefahr einer Überwässerung des Patienten eingehen.

☐ ☐ ☐
☺ 😐 ☹

Frage: Was versteht man unter einer **Elementardiät** über Duodenalsonde?

Antwort: Eine Elementardiät ist eine Flüssigkeit zur Sondenernährung, die eine **definierte Menge** von **Mono-** und **Oligosacchariden, Amino-** und **Fettsäuren** enthält. Sie kann über eine **Duodenalsonde,** z.B. nach Operationen im oberen Gastrointestinaltrakt, bei entzündlichen Darmerkrankungen oder stenosierenden Prozessen eingesetzt werden.

☐ ☐ ☐
☺ 😐 ☹

Fallbeispiel: Ein 40-jähriger Dachdecker ist infolge eines erhöhten Blutalkoholspiegels vom Dach gestürzt und hat sich multiple Frakturen sowie innere Verletzungen zugezogen. Zu welchem Zeitpunkt beginnen Sie mit der parenteralen Ernährung?

Antwort: Dieser Patient befindet sich aufgrund des Traumas und der nötigen Operationen sicher im **Postaggressionsstoffwechsel.** Eine parenterale Ernährung sollte erst einsetzen, wenn der Blutzuckerspiegel beginnt, sich zu normalisieren. Dieses ist meist um den dritten Tag der Fall. Vorher muss sich die Infusionstherapie auf die Zufuhr von **Wasser, Elektrolyten** und auf die Korrektur von Störungen im **Säure-Base-Haushalt** beschränken.

☐ ☐ ☐
☺ 😐 ☹

Frage: Wenn dieser Patient nun längere Zeit beatmet wird und nicht essen kann, wie könnte die parenterale Ernährung aussehen?

Antwort: Der Patient benötigt wegen des durch die Reparationsprozesse erhöhten Energiebedarfs eine **normo-** bis **hochkalorische, zentralvenöse parenterale Ernährung.** Man würde den Wasserbedarf nach Bilanz über die Energie liefernden Lösungen decken und zusätzlich Elektrolyte, Spurenelemente und Vitamine zuführen. Außerdem würde man ca. 2000 kcal in Form von Glukoselösungen und 1300 kcal in Form von Fettlösungen infundieren und z.B. 1 l 10%ige Aminosäurenlösung pro Tag geben.

2.2.4 Transfusionsmedizin

Frage: Welche Möglichkeiten kennen Sie, einem Empfänger **Erythrozyten** zu infundieren? ?

☐ ☐ ☐
☺ 😐 ☹

Antwort: Erythrozyten können in Form einer **Warmblutspende,** von **Frischblut,** von **Vollblutkonserven** oder als **Erythrozytenkonzentrate** transfundiert werden. Diese Blutkonserven unterscheiden sich hinsichtlich ihrer Lagerungsdauer und Behandlung und somit in ihren Bestandteilen. Die Transfusion von Warmblut, Vollblut und Frischblut gilt allerdings in Deutschland als obsolet und sollte daher nur noch in Ausahmefällen, z.B. in der Katastrophenmedizin, erfolgen.

Frage: Welche Bestandteile enthält eine **Vollblutkonserve?** ?

☐ ☐ ☐
☺ 😐 ☹

Antwort: Vollblutkonserven enthalten **alle Bestandteile** des zirkulierenden Bluts und eine bestimmte Menge eines zugesetzten **Stabilisators,** der eine vorzeitige Gerinnung der Konserve verhindern soll. Vollblutkonserven dürfen maximal 5 Wochen lang gekühlt gelagert werden.

✚ Warmblut darf max. 4 h, Frischblut max. 2 d alt sein.

Während der Lagerungszeit treten in der Vollblutkonserve jedoch sowohl **Alterungsprozesse** an den Zellen als auch **Veränderungen** in den Aktivitäten der Plasmabestandteile auf.

Frage: Bitte erläutern Sie die **Alterungsprozesse** in einer Vollblutkonserve etwas näher. ?

☐ ☐ ☐
☺ 😐 ☹

Antwort: In einer länger gelagerten Blutkonserve verlieren die **Thrombozyten** und **Granulozyten** ihre Funktion. Dies ist schon nach 2 Tagen der Fall. Doch auch die **Erythrozyten** altern, d.h. ihre Verformbarkeit und osmotische Resistenz werden geringer, der 2,3-DPG-Gehalt nimmt ab, und durch den sinkenden pH-Wert sinkt auch die Überlebensfähigkeit der Erythrozyten.

tipp Man muss stets damit rechnen, dass das, was man in seiner Antwort zuletzt zum Besten gab, vom Prüfer in einer neuen Frage aufgegriffen wird.

Die Plasmaproteine behalten ihre Funktionen weitgehend. Eine Ausnahme bilden die **Gerinnungsfaktoren V** und **VIII,** deren Aktivität laufend abnimmt.

Frage: Welche Indikationen für den Einsatz von **Humanalbuminlösungen** gibt es? ?

☐ ☐ ☐
☺ 😐 ☹

Antwort: Die Indikation für die Zufuhr von Humanalbuminlösungen ist wegen der hohen Kosten und der begrenzten Verfügbarkeit sehr streng zu stellen. Die klassische Indikation ergibt sich, wenn ein **Volumenmangel** in Kombination mit einer **Hypalbuminämie** vorliegt. Dies wäre zum Beispiel bei der Verbrennungskrankheit, bei größeren Blutverlusten oder einer hypoproteinämischen exsudativen Enteropathie der Fall.

☐ ☐ ☐
☺ 😐 ☹

? **Frage:** Kennen Sie ein **Stufenschema** zur Behandlung von unterschiedlich großen **Blutverlusten?**

Antwort: Blutverluste bis 20% des Volumens sollten durch **kolloidale Plasmaersatzlösungen** ersetzt werden. Betragen die Verluste bis zu 50% des Volumens, so treten Erythrozytenkonzentrate hinzu, bis der Hk auf einen Wert von 35% angehoben ist. Einige Anästhesisten empfehlen zusätzlich den Einsatz von **Humanalbuminlösungen.** Ab dem Verlust von mehr als 50% Blutvolumen ist die kritische Grenze der Gesamteiweißkonzentration erreicht, sodass zusätzlich **FFP** oder **PPSB** infundiert werden müssen. Bei Blutverlusten von mehr als 80% ist die Gabe von **Frischblut** und evtl. zusätzlich von **Thrombozytenkonzentraten** indiziert.

☐ ☐ ☐
☺ 😐 ☹

? **Frage:** Wie unterscheiden sich FFP und PPSB voneinander, und welche Indikation gibt es für ihren Einsatz?

Antwort: Frischplasma enthält alle Gerinnungsfaktoren in physiologischer Konzentration. Es ist daher beim klinisch manifesten Mangel an Gerinnungsfaktoren indiziert. Dazu gehört eine klinisch relevante Blutungsneigung oder manifeste Blutung bei komplexen Strörungen der Blutgerinnung, eine Verlust- oder Verdünnungskoagulopathie oder eine thrombotisch-thrombozytopenische Purpura. PPSB ist der Prothrombinkomplex mit hoch dosiertem Faktor II (Prothrombin), Faktor VII (Prokonvertin), Faktor IX (antihämophiler Faktor B) und Faktor X (Stuart-Prower-Faktor) und wird aus gepooltem Plasma gewonnen. Die wichtigste Indikation für PPSB ist der Faktor XI-Mangel, die Hämophilie B. Außerdem kann das Präparat im Notfall bei einer akuten hypoprothrombinämischen Blutung (z.B. durch Überdosierung von Kumarinderivaten) verwendet werden, nicht hingegen für die Anhebung des Quick-Wertes für elektive chirurgische Eingriffe. Bei Verbrauchskoagulopathie oder allergisch bedingter Thrombozytopenie ist PPSB kontraindiziert.

☐ ☐ ☐
☺ 😐 ☹

? **Frage:** Können Sie sich vorstellen, dass die Indikation für Blutersatz davon abhängig ist, wie schnell der Blutverlust erfolgte?

Antwort: Ja. **Chronisch** über einen längeren Zeitraum entstandene Blutdefizite werden weit besser toleriert als akute. Das liegt daran, dass der Körper Zeit hat, **Kompensationsmechanismen** in Gang zu setzen, die das zirkulierende Volumen konstant halten. Ein **akuter Blutvolumenverlust** wird dagegen schlechter vertragen als eine Abnahme der Sauerstoffträger. So können akute Verluste von 30% des zirkulierenden Volumens letal sein, während Verluste bis zu 60% der Erythrozyten bei langsamem Hb-Abfall noch toleriert werden.

Frage: Ab welchem Hb würden Sie denn Erythrozyten ersetzen? **?**

☐ ☐ ☐
☺ 😐 ☹

Antwort: Eine Substitution von Erythrozyten sollte ab einem **Hb** von **8 g/dl** erfolgen und ein Bereich von 10–11 g/dl angestrebt werden. Bei Kindern und Patienten mit Herz-Lungen-Erkrankungen sind höhere Hb-Werte nötig.

✚ Bei Transfusion von ca. 3 ml Erythrozytenkonzentrat/kg KG steigt der Hb um ca. 1 g/dl an.

Frage: Welche Vorteile bietet Ihnen die **Blutkomponententherapie** gegenüber der Vollbluttransfusion? **?**

☐ ☐ ☐
☺ 😐 ☹

Antwort: Durch die Transfusion einzelner Blutkomponenten ist eine **gezieltere** und somit **wirksamere Therapie** von Störungen möglich als durch Vollblut. So können beispielsweise Erythrozyten ersetzt werden, ohne eine übermäßige Volumenbelastung beim Empfänger auszulösen, oder Gerinnungsfaktoren übertragen werden, ohne den Hk und somit die Fließeigenschaften des Empfängerblutes zu verändern. Ein weiterer Vorteil liegt darin, dass die Blutkomponententherapie in der Regel **kostengünstiger** ist als die Vollbluttransfusion.

Frage: Was ist der Bed-Side-Test? **?**

☐ ☐ ☐
☺ 😐 ☹

Antwort: Der Bed-Side-Test ist ein Verfahren, mit dem unmittelbar vor der Übertragung einer gekreuzten Blutkonserve nochmals mit Anti-A- und Anti-B-Seren überprüft wird, ob die **AB0-Blutgruppen** von **Spender** und **Empfänger übereinstimmen.** Der Bed-Side-Test wird auf bestimmten Untersuchungskarten durchgeführt und ist vom transfundierenden Arzt unter Angabe von Erythrozytenkonzentrat-Kontrollnummer, Datum und Uhrzeit abzuzeichnen.

Frage: Warum werden Blutkonserven meist vor der Transfusion angewärmt? **?**

☐ ☐ ☐
☺ 😐 ☹

Antwort: Blutkonserven sollten vor allem bei Austausch- oder Massivtransfusionen **angewärmt** werden. Zum einen vermeidet man dadurch eine **Unterkühlung** des Patienten. Auch bei bereits vorbestehender Unterkühlung und einem im Schock befindlichen Patienten ist die Anwärmung der Konserven unerlässlich. Außerdem vermindert man die Gefahr von **Kälteagglutinationen.** Schließlich wird durch die sinkende Temperatur bei Transfusion kühler Konserven die **Hb-Bindungskurve** (☞ Abb. 2.1) nach links verschoben und damit die Sauerstoffbindungskapazität und der paO_2 geringer.

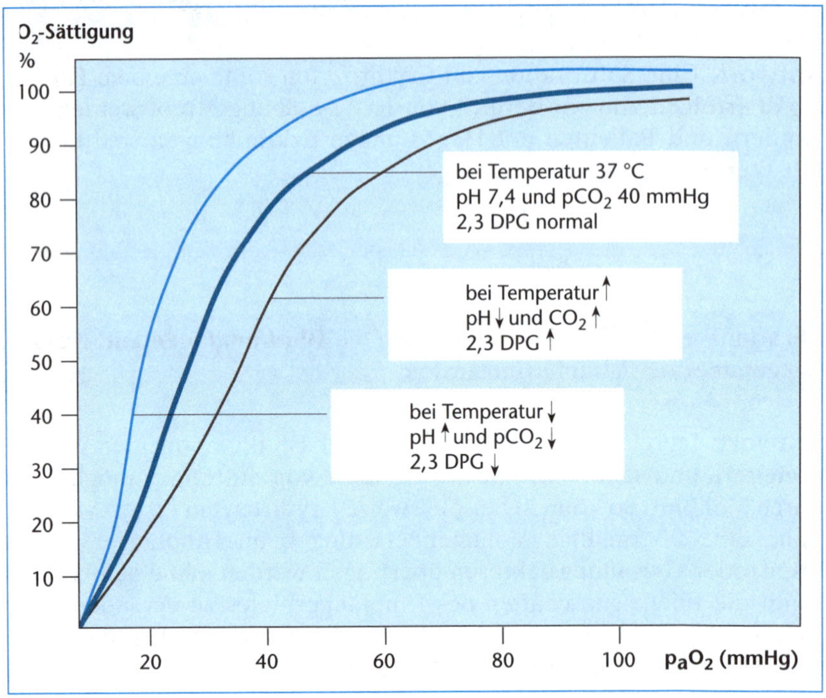

Abb. 2.1: Hb-Bindungskurve

? **Frage:** Nach dem Beginn der Bluttransfusion müssen Sie mindestens einige Minuten lang beim Patienten bleiben. Wozu dient diese **Überwachung?**

Antwort: Bei einer Transfusion nichtkompatiblen Blutes können schwerwiegende **Transfusionskomplikationen** auftreten. Diese beruhen meist auf einer **Nichtkompatibilität** durch eine Verwechslung der Konserve oder des Patienten (z.B. unbekannter Notfallpatient). Durch die engmaschige Überwachung des Empfängers während der ersten Minuten können zumindest die Frühkomplikationen rechtzeitig erkannt werden und eine rasche Therapie eingeleitet werden. Zudem ist die Schwere der Transfusionsreaktion von der Menge des infundierten unverträglichen Blutes abhängig.

Frage: Woran erkennen Sie eine **Transfusionsfrühreaktion?** ?

☐ ☐ ☐
☺ 😐 ☹

Antwort: Der Patient klagt über ein **brennendes Gefühl** im Bereich der **Transfusionsvene.** Es treten auf:
- **Fieber, Kaltschweißigkeit, Schüttelfrost** und **Unruhe**
- **Urtikaria, Blutdruckabfall**
- **Tachypnoe** und **Tachykardie**
- **hämorrhagische Diathese**

Frage: Wie entsteht der **Schock** im Rahmen der Transfusionsreaktion? ?

☐ ☐ ☐
☺ 😐 ☹

Antwort: Durch die Immunreaktion werden **Komplement** mit gefäßdilatierenden Komplementfaktoren und vasoaktive Mediatoren freigesetzt. Zu den vasoaktiven Mediatoren zählen **Bradykinin, Histamin, Serotonin** und **Katecholamine.**

Frage: Können Sie den Pathomechanismus der hämolytischen Transfusionsreaktion kurz erläutern? ?

☐ ☐ ☐
☺ 😐 ☹

Antwort: Am häufigsten tritt eine **Immunreaktion** zwischen den Empfänger-AK's und den Spender-Erythrozyten auf. Diese werden durch die **Antikörper** innerhalb kurzer Zeit zerstört. Das freie Hb wird z.T. im retikuloendothelialen System gebunden und abgebaut, z.T. erscheint es jedoch nach Überschreitung der Klärungskapazität im Blut und im Urin.

Frage: Was versteht man unter präoperativer Hämodilution? ?

☐ ☐ ☐
☺ 😐 ☹

Antwort: Bei der präoperativen Hämodilution werden dem **elektiven chirurgischen Patienten** unmittelbar vor der Operation maximal vier Einheiten Blut entnommen, die dann zur **Eigenretransfusion** zur Verfügung stehen. Das entnommene Volumen wird durch **kolloidale Lösungen** ersetzt.

tipp Unterscheide präoperative Hämodilution von Eigenblutspende!

Frage: Wozu soll denn die **Hämodilution** gut sein? ?

☐ ☐ ☐
☺ 😐 ☹

Antwort: Das Verfahren bietet den Vorteil, dass zum einen **Eigenblut** zur Verfügung steht, und somit ein **Infektionsrisiko** für Hepatitis- oder HI-Viren ausscheidet. Zum anderen blutet der Patient „dünner", d.h. er verliert pro ml Blut **weniger Zellen.**

☐ ☐ ☐
☺ 😐 ☹

? Frage: Kennen Sie noch andere Verfahren, die intraoperativ oder auf der Intensivstation in der Behandlung von postoperativen Patienten eingesetzt werden können, um **Fremdblutgaben** zu **vermeiden?**

Antwort: Gerade vor planbaren Eingriffen, z.B. in der Orthopädie vor Gelenkersatz, wird heute fast regelhaft bei Beachtung der Kontraindikationen die **Eigenblutspende** durchgeführt. Die Eigenblutkonserven sind je nach verwendetem Stabilisator 5–7 Wochen lang haltbar. Die Spendeintervalle sollten ca. 7–10 d auseinanderliegen, in der Zwischenzeit kann man die Erythropoese durch orale Eisengaben stimulieren. Ein weiteres fremdblutsparendes Verfahren ist die **Retransfusion** von Blut aus dem Operationsfeld oder einer Blutungshöhle.

☐ ☐ ☐
☺ 😐 ☹

? Frage: Damit meinen Sie den so genannten **„Cell-saver"?**

Antwort: Ja. Den Cell-saver kann man bei Eingriffen anwenden, bei denen der zu erwartende Blutverlust **> 1 l** beträgt. Hierbei wird das Blut aus dem Operationsfeld mit einem sterilen Einmalsystem abgesaugt, anschließend filtriert und gewaschen, um Zellfragmente, Antikoagulanzien, Proteinreste, aktivierte Serum- und Zellenzyme, Bakterien usw. zu entfernen. Danach kann das Blut wieder retransfundiert werden.

☐ ☐ ☐
☺ 😐 ☹

? Frage: Welche **Kontraindikationen** kennen Sie, die den Einsatz des **Cell-savers** verbieten?

Antwort: In der **Tumorchirurgie** darf keine Retransfusion von autologen, aus dem Operationsgebiet stammenden Blutkomponenten erfolgen, weil die Gefahr einer Tumorzellverschleppung und damit Metastasenentstehung besteht. Auch bei Patienten, die **septisch** sind oder bei Operationen an **infizierten** Körperregionen darf keine Retransfusion erfolgen.

☐ ☐ ☐
☺ 😐 ☹

? Frage: Vorhin haben Sie auch Kontraindikationen für die Eigenblutspende erwähnt?

Antwort: Absolute Kontraindikationen für die Eigenblutspende sind
- schwere kardiopulmonale Erkrankungen
- ein Ausgangshämatokritwert von < 34% (oder Hb-Wert von < 11 g/dl)
- akute Infektionskrankheiten
- Blutgerinnungsstörungen

Relative Kontraindikationen, bei denen eine sehr sorgfältige Abwägung des Nutzen-Risiko-Verhältnisses erfolgen muss, sind
- KHK
- hohes Lebensalter
- kompensierte Herzinsuffizienz
- Schwangerschaft
- leicht- bis mittelgradige respiratorische Störungen

2.2.5 Blutreinigungsverfahren

Frage: Wie würden Sie das Prinzip der **Hämodialyse** beschreiben? **?**

☐ ☐ ☐
☺ 😐 ☹

Antwort: Bei der Hämodialyse findet aufgrund des Konzentrationsgefälles eine **Diffusion** im Blut befindlicher Substanzen durch eine semipermeable Membran in eine Dialysatflüssigkeit statt. So werden harnpflichtige Substanzen aus dem Blut eliminiert.

Das Dialysat ist eine modifizierte Ringer-Lactat-Lösung mit veränderbaren Kalium- und Kalziumkonzentrationen, gegen die im **Gegenstromprinzip** das Blut dialysiert wird.

Frage: Wodurch unterscheidet sich die **Hämofiltration** von der Hämodialyse? **?**

☐ ☐ ☐
☺ 😐 ☹

Antwort: Die **Hämofiltrationsverfahren** können in **„arterio-venöse"** und in **„veno-venöse"** Verfahren unterteilt werden. In der arterio-venösen Hämofiltration wird das arterio-venöse Druckgefälle genutzt, um extrakorporal den Blutfluss über einen Hämofilter zu leiten. Hier wird ein dem Primärharn ähnliches Ultrafiltrat abgeschieden. Rollerpumpen und Dialysatflüssigkeit sind bei diesem einfachen Verfahren also entbehrlich, dafür muss das gewonnene Ultrafiltratvolumen durch kristalline Lösungen ersetzt werden, wenn man eine Hypovolämie vermeiden will. Die Kreislaufbelastung ist geringer als bei der Hämodialyse, allerdings ist auch die Effektivität des Verfahrens kleiner.

Frage: Nun werden die arterio-venösen Hämofiltrationsverfahren ja kaum noch angewandt. Wissen Sie warum? **?**

☐ ☐ ☐
☺ 😐 ☹

Antwort: Dafür gibt es mehrere Gründe. Zum einen kommt es durch den arterio-venösen Shunt zu einem erheblichen **Blutdruckabfall** bei dem behandelten Patienten. Da gerade multimorbide kreislaufinstabile Patienten ein extrakorporales Blutreinigungsverfahren benötigen, würden sie durch das Verfahren zusätzlich gefährdet. Wenn sie sogar schon vor der Behandlung einen niedrigen arteriellen Blutdruck haben, kommt es zu gehäuften **„Clottings"**, Blutgerinnseln im Filter, weil die Blutfließgeschwindigkeit nicht ausreicht. Diese Einschränkungen haben dazu geführt, dass heute fast ausschließlich die kontinuierlichen veno-venösen Hämofiltrationsverfahren unter Einsatz von Rollpumpen eingesetzt werden.

☐ ☐ ☐
☺ 😐 ☹

? **Frage:** Welche **Vor- und Nachteile** bietet die **Peritonealdialyse** gegenüber der Hämodialyse?

Antwort: Bei der Peritonealdialyse wird das **Peritoneum** als **natürliche Austauschmembran** benutzt.

- **Vorteil** ist die einfache Handhabung bei guter Kreislaufstabilität, ohne dass ein komplikationsreicher Gefäßzugang oder eine Heparinisierung nötig wären.
- Von **Nachteil** ist die längere Zeitdauer des Verfahrens bei niedrigerer Effektivität, die höheren Eiweißverluste und die Infektionsgefahr.

☐ ☐ ☐
☺ 😐 ☹

? **Frage:** Wozu dient die Plasmapherese?

Antwort: Die Plasmapherese dient der **Plasmaseparation.** Bei diesem Verfahren werden die korpuskulären Bestandteile nach Ersatz des Plasmas durch FFP, Humanalbumin, AT III und evtl. der Immunglobuline reinfundiert.

Die Plasmapherese wird zum einen zur Gewinnung von **Spenderplasma** (z.B. FFP) oder – nach Fraktionierung einzelner Bestandteile – zur Gewinnung von speziellen **Substitutionspräparaten** (z.B. PPSB) verwendet.

Zum anderen wird die Plasmapherese als **therapeutisches Verfahren** zur Entfernung von Immunglobulinen, Antigen-Antikörper-Komplexen oder proteingebundenen toxisch wirksamen Substanzen eingesetzt.

☐ ☐ ☐
☺ 😐 ☹

? **Frage:** Welche Indikationen kennen Sie noch für die extrakorporalen Blutreinigungsverfahren?

Antwort: Die Hämodialyse und Hämofiltration werden vor allem in der **Nierenersatztherapie** eingesetzt. So sind:

- Urämie
- Elektrolytstörungen
- Störungen des Wasserhaushaltes
- Störungen des Säure-Base-Haushaltes

Indikationen für diese Blutreinigungsverfahren. Eine weitere wichtige Indikation ergibt sich aus Vergiftungen mit dialysablen Giften.

Frage: Ist die **Hämoperfusion** zur Behandlung einer **Überwässerung** geeignet? **?**

☐ ☐ ☐
☺ 😐 ☹

Antwort: Nein. Im Rahmen der Hämoperfusion wird das Blut extrakorporal über einen **Aktivkohle-** oder **Neutralharzadsorber** geleitet, durch den Toxine und andere dialysable Substanzen, nicht aber Wasser und Elektrolyte aus dem Blut entfernt werden. Zum Wasserentzug sind Hämodialyse, Hämodiafiltration und Hämofiltration geeignet.

Frage: Wie lange dauert eine Dialyse oder Hämofiltrationsbehandlung? **?**

☐ ☐ ☐
☺ 😐 ☹

Antwort: Das hängt von der **Menge** der zu entfernenden Stoffe und bei der Hämodialyse vom **Konzentrationsgradienten** zwischen Blut und Dialysat ab. Man muss bedenken, dass die Kreislaufbelastung umso stärker ist, je schärfer – also schneller – dialysiert wird. Normalerweise reicht eine Dauer von 2–4 h aus. Die Hämofiltration kann intermittierend mit beliebiger Zeitdauer oder auch als kontinuierliches Verfahren durchgeführt werden. Dann muss ebenso kontinuierlich, bilanziert nach Ausfuhr, Flüssigkeit zugeführt werden.

Frage: Warum ist die **Heparinzufuhr** bei Hämodialyse so wichtig? **?**

☐ ☐ ☐
☺ 😐 ☹

Antwort: Der Kontakt des Blutes mit den körperfremden Oberflächen im Schlauchsystems des Dialysegerätes kann zu einer **Aktivierung** der **Gerinnungskaskade** mit einem erheblichen Blutverlust führen. Deshalb gibt man meist über einen Perfusor kontinuierlich Heparin zum Blut zu, unmittelbar nachdem dieses den Körper verlassen hat.

2.2.6 Physiotherapie

Frage: Welche Ziele verfolgen Sie mit der **Physiotherapie** auf der Intensivstation? **?**

☐ ☐ ☐
☺ 😐 ☹

Antwort: Die Physiotherapie auf der Intensivstation dient der **Prophylaxe** postoperativer oder intensivmedizinisch bedingter Komplikationen sowie der **Ergänzung** medikamentöser, apparativer und sonstiger therapeutischer Ansätze.

☐ ☐ ☐
☺ 😐 ☹

? Frage: Mit welchen **Verfahren** können diese Ziele erreicht werden?

Antwort: Zu den intensivmedizinisch anwendbaren Verfahren der Physiotherapie gehören:

- spezielle, der Krankheit angemessene Lagerungen
- Massagen
- passive und aktive Bewegungsübungen
- Reizstrombehandlung
- kaltfeuchte Abreibungen
- Wärmeapplikation mit verschiedenen Mitteln

☐ ☐ ☐
☺ 😐 ☹

? Frage: Kennen Sie ein Stufenschema bei der **Frühmobilisation** von Patienten mit Myokardinfarkt?

tipp Eine Frage, die auch ein Internist hätte stellen können. Leider wissen viele Ärzte viel zu wenig über krankengymnastische Verfahren und Behandlungen.

Antwort: Nach Ende der komplikationsreichen Akutphase des Herzinfarktes kann – einen unkomplizierten Verlauf vorausgesetzt – mit den Übungen begonnen werden. Zunächst werden **passive Bewegungsübungen** zur Muskellockerung und Durchblutungsförderung durchgeführt. Die **aktiven Übungen** beginnen mit der Belastung der kleinen und steigern sich bis zum Training der größeren Muskelgruppen. In der zweiten Stufe werden **isometrische Spannungsübungen** vor allem der Beine durchgeführt. Bei unkomplizierten kleinen Infarkten kann die dritte Stufe, das **Aufsetzen** auf die Bettkante, schon am zweiten oder dritten Tag erreicht sein. Schließlich beginnen mit langsamer Steigerung **Gehübungen** und gegen Ende der Behandlung, nach 10–21 d, das **Treppensteigen.**

☐ ☐ ☐
☺ 😐 ☹

? Frage: Wozu wird eine **Reizstrombehandlung** durchgeführt?

Antwort: Durch die Reizstromtherapie mit Exponentialströmen können gelähmte Muskeln zur Kontraktion gebracht werden. So wirkt diese Behandlung einer vorzeitigen **Muskelatrophie** und -vernarbung entgegen. Zur **Schmerzlinderung** bei benignen Grunderkrankungen und zur **Hyperämisierung** können auch galvanische Reizströme verwandt werden (☞ Abb. 2.2).

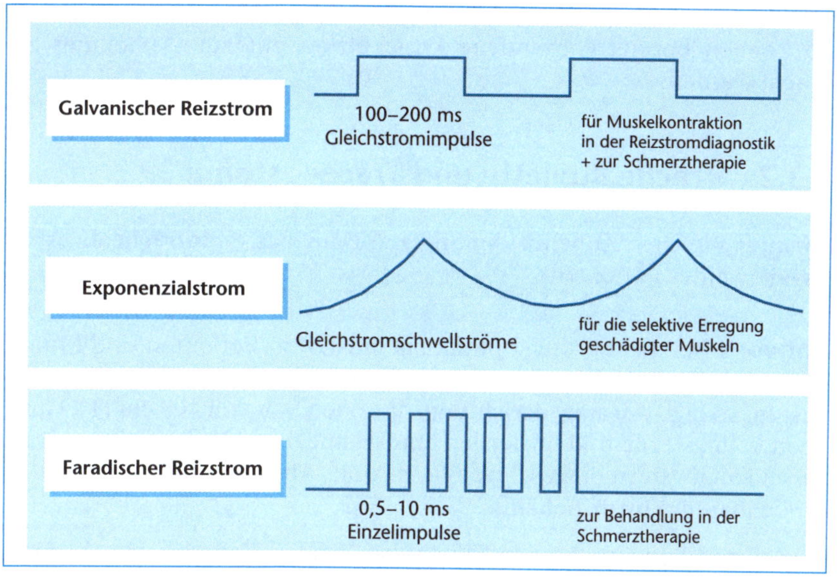

Abb. 2.2: Stromanwendungen in der Physiotherapie

2.3 Pflege auf der Intensivstation

2.3.1 Dekubitusprophylaxe

Frage: Welche Körperstellen sind bei einseitiger Rückenlagerung besonders durch **Dekubitalulzera** betroffen? **?**

☐ ☐ ☐
☺ 😐 ☹

Antwort: Prädilektionsstellen für Dekubitalulzera sind bei zu langer Rückenlagerung:
- Hinterhaupt
- Haut über den Dornfortsätzen, vor allem 7. HWK, BWS und LWS
- Regio scapularis
- Regio sacralis
- Fersenbereich

Durch sorgfältige **Hautpflege,** regelmäßige **Umlagerungen** nach einem festgelegten Schema, **Abpolsterung** von Schläuchen und Kabeln und durch verschiedene technische Hilfsmittel wird das Risiko für das Auftreten von Dekubiti minimiert.

Frage: Wie funktioniert ein **Clinitronbett?** **?**

☐ ☐ ☐
☺ 😐 ☹

Antwort: Im Clinitronbett werden kleine Kügelchen durch Druckluft durcheinandergewirbelt, sodass es zu einer **gleichmäßigen Druck-**

verteilung auf der gesamten Auflagefläche für den Patienten kommt. So können bereits vorhandene Druckulzera gut zur Abheilung gebracht werden.

2.3.2 Trachealtoilette und Tracheostoma

☐ ☐ ☐
☺ 😐 ☹

? **Frage:** Welches Zubehör benötigen Sie für das **endotracheale Absaugen** eines Patienten?

Antwort: Bei nicht bronchopulmonal infizierten Patienten sind Mundschutz und Kopfbedeckung meist entbehrlich. Man benötigt aber eine leistungsfähige **Absaugvorrichtung,** die einen Sog von 100 cm H_2O ausüben kann, sterile und unsterile **Handschuhe,** ein steriles **Silikonspray,** verschiedene steril eingeschweißte, flexible **Absaugkatheter** und einen erreichbaren **Abwurfbehälter.**

Notfallmedikamente für den Einsatz bei vagalen Reflexen, wie Atropin und Orciprenalin, sollten in erreichbarer Nähe sein.

☐ ☐ ☐
☺ 😐 ☹

? **Frage:** Was ist zu tun, wenn das **Bronchialsekret** so dickflüssig ist, dass es sich nicht absaugen lässt?

Antwort: Man kann versuchen, das Sekret durch eine **Bronchiallavage** mit 10 ml physiologischer Kochsalzlösung zu verflüssigen und dann abzusaugen. Als Mittel der letzten Wahl wird man versuchen, unter **bronchoskopischer Sicht** gezielt abzusaugen.

☐ ☐ ☐
☺ 😐 ☹

? **Frage:** Wie oft saugen Sie ab?

Antwort: Grundsätzlich gilt, dass so selten wie möglich, aber so oft wie nötig abgesaugt wird. Ein festes Zeitschema ist wegen der jedesmal damit verbundenen Bronchialreizung nicht sinnvoll.

☐ ☐ ☐
☺ 😐 ☹

? **Frage:** Wie gehen Sie bei der Reinigung eines Tracheostomas vor?

Antwort: Bei der Tracheostomapflege sind die Prinzipien der aseptischen Wundbehandlung zu beachten. Täglich sollte mindestens einmal ein **Verbandswechsel** erfolgen. Die Wunde wird z.B. mit Betaisodona gereinigt und danach wieder trocken verbunden.

2.3.3 Hygiene

Frage: Welches ist die wichtigste Keimeintrittsstelle für eine nosokomiale Sepsis?

Antwort: Die Keime treten meist im Bereich der **Punktionsstellen** von Venenkathetern und -kanülen, von **Blasenkathetersystemen** oder im Bereich von **Wunden** in den Organismus ein.

Frage: Und wodurch werden Keime am häufigsten übertragen?

Antwort: Die wichtigsten Überträger für Keime sind die **Hände** der Ärzte und des Pflegepersonals. Das unterstreicht die Notwendigkeit einer sorgfältigen **Händedesinfektion** und der Verwendung (steriler) **Handschuhe** bei invasiven Arbeiten.

Frage: Ist der transuretrale oder der suprapubische Blasenkatheter mit einem größeren Infektionsrisiko behaftet?

Antwort: Das Infektionsrisiko ist bei der suprapubischen Urinableitung wesentlich geringer. So treten sehr selten Urethritiden, Epididymitiden und damit verbundene Frühkomplikationen wie Urosepsis und Spätkomplikationen wie Harnröhrenstrikturen auf.

Frage: Was dokumentieren Sie alles in **Kontrollbögen?** Antworten Sie bitte kurz!

Antwort: Zur Dokumentation auf der Intensivstation gehören alle diagnostischen, pflegerischen, medikamentösen und nichtmedikamentösen therapeutischen Maßnahmen.

Jede Verordnung, Änderung des therapeutischen Vorgehens und am Patienten durchgeführte Handlung ist grundsätzlich zu protokollieren. Nur so ist das Nachvollziehen aller erfolgten und erforderlichen Maßnahmen für die große Anzahl der an der Behandlung des Intensivpatienten beteiligten Personen möglich.

tipp Manchmal merkt der Prüfer selbst, dass eine Frage zu weit gefasst geraten ist. Für den Hinweis, nur kurz zu antworten, kann man dann dankbar sein.

Fallbeispiel: Sie arbeiten auf einer Intensivstation mit mehreren langzeitbeatmeten Patienten. Bei zwei dieser Patienten wird aus der bronchoalveolären Lavage ein multiresistenter Staphylococcus aureus isoliert. Was versteht man darunter und wie gehen Sie vor?

Antwort: Unter einem multiresistenten Staphylococcus aureus versteht man einen Stamm, der auf die Penicillinase-resistenten Antibiotika, insbesondere Methicillin, nicht reagiert. Häufig sind diese Stämme nur noch auf Vancomycin sensibel. Deshalb gilt Vancomycin auch als Reserveantibiotikum, das nur nach sehr strenger Indikationsstellung eingesetzt werden sollte. Allerdings wurden auch schon die ersten Vancomycin-resisten Staphylokokken isoliert. Bisher handelt es sich um einen typischen „Hospitalkeim", es ist aber zu befürchten, dass die Bakterien sich auch außerhalb der Krankenhäuser verbreiten.
Wenn bei zwei langzeitbeatmeten Patienten einer Intensivstation gleichzeitig dieser Keim gefunden wird, ist anzunehmen, dass es sich um eine nosokomiale Infektion handelt und dass der Keim durch das Personal der Intensivstation oder durch nicht ausreichend desinfiziertes Instrumentarium übertragen wurde. Neben einer gezielten **Antibiose** nach Antibiogramm kommt es nun darauf an, die **Keimquelle** ausfindig zu machen. Die betroffenen Patienten sollten möglichst **isoliert** werden.

☐ ☐ ☐
☺ 😐 ☹

? Frage: Wie könnten Sie die Erregerquelle ausfindig machen?

Antwort: Da Staphylococcus aureus oft durch die Hände der auf der Station arbeitenden Menschen übertragen wird, sollte man zunächst **„Abklatsch-Kulturen"** von den Händen des Personals anlegen und **Abstriche** aus den Rachen- und Nasenräumen gewinnen. Findet man dort den Keim, könnte durch mikrobiologische Subspezifizierung festgestellt werden, ob die betreffende Person tatsächlich die Ansteckungsquelle für die Patienten war.

☐ ☐ ☐
☺ 😐 ☹

? Frage: Ist diese Person denn auch erkrankt?

Antwort: Nein, meistens sind die Keimträger gesund. Trotzdem müssen sie behandelt werden, um eine weitere Keimstreuung zu verhindern.

☐ ☐ ☐
☺ 😐 ☹

? Frage: Wollen Sie den armen Menschen jetzt mit Vancomycin vollstopfen?

Antwort: Nein, das wäre in den meisten Fällen auch wenig Erfolg versprechend, weil die Staphylokokken als so genannte **Saprophyten** auf den Oberflächen der Schleimhäute leben, wo sie durch das Antibiotikum kaum erreicht werden. Personal, das den Keim in der Nasenhöhle trägt, wird z.B. mit Tuxidinnasensalbe behandelt.

2.4 Spezielle Aspekte

2.4.1 Lunge

Frage: Wodurch kann ein akutes Lungenversagen ausgelöst werden? ?

☐ ☐ ☐
☺ 😐 ☹

Antwort: Ursachen eines ARDS können verschiedene schwere **pulmonale** und **nicht pulmonale Schädigungen** und **Erkrankungen** sein.

- Zu den **pulmonalen Ursachen** sind im weiteren Sinne zu zählen: Inhalationstrauma, Hypoxämie, Aspiration, Fettembolien und Pneumonien.
- **Extrapulmonale Ursachen** wären schwere Traumen und Verbrennungen, Schock verschiedener Ursache und die daraus resultierenden Folgen wie DIC, schwere Infektionen wie Septitiden, Pankreatitiden, Urämien und verschiedene Intoxikationen.

Frage: Kennen Sie eine **Stadieneinteilung** des **ARDS?** ?

☐ ☐ ☐
☺ 😐 ☹

Antwort: Das auslösende **Ereignis** wird als **erstes Stadium** bezeichnet, es finden sich noch keine klinischen Symptome.

Im **zweiten Stadium**, der Frühphase, beginnt sich ein perialveoläres **Ödem** zu bilden. Dies verursacht eine **respiratorische Partialinsuffizienz.**

Das **dritte Stadium** ist durch die Zunahme des interstitiellen **Ödems** und die Freisetzung von **lysosomalen Enzymen** aus Granulozyten gekennzeichnet. Die BGA zeigt eine **respiratorische Globalinsuffizienz.**

Das **vierte Stadium** ist das Proliferationsstadium oder Stadium des **chronisch progressiven Lungenversagens.** Es zeichnet sich durch fibrotischen Umbau und **Irreversibilität** aus.

Die Röntgenbefunde hinken der klinischen und laborchemischen Entwicklung hinterher. Im Stadium 2 ist der Röntgenthorax oft noch unauffällig, im 3. Stadium treten entweder eine typische Schmetterlingsverschattung oder eine diffuse Transparenzminderung auf. Schließlich bilden sich klein- bis großflächige und konfluierende Infiltrate heraus.

Frage: Worin bestehen die Prinzipien der Behandlung eines ARDS? ?

☐ ☐ ☐
☺ 😐 ☹

Antwort: Neben der Behandlung des Grundleidens geht es bei der Therapie des ARDS darum, den **Prozess** zu **stoppen,** so lange er noch reversibel ist, und die **Folgen** zu **begrenzen.**

Dazu gehören:

- frühzeitige PEEP-Beatmung, falls nötig mit erhöhtem FiO_2
- Low-dose-Heparinisierung
- Glukokortikoide in hohen Dosen
- evtl. Antibiotika bei Superinfektion
- kardialstützende Therapie
- bilanzierte Flüssigkeitszufuhr

☐ ☐ ☐
☺ 😐 ☹

? **Frage:** Welche Befunde sind bei der klinischen Untersuchung eines Patienten mit **Pneumothorax** typisch?

Antwort: Der Patient klagt über **thorakale Schmerzen** und **Dyspnoe,** er atmet schnell, evtl. hustet er auch. Bei einem ausgedehntem Pneumothorax sieht man evtl. eine Halsvenenstauung, der Schockindex ist größer als 1, und die Thoraxbewegungen bei der Atmung sind u.U. asymmetrisch. Man findet einen **hypersonoren Klopfschall,** ein **abgeschwächtes Atemgeräusch** und einen **abgeschwächten Stimmfremitus.**

2.4.2 Schock

☐ ☐ ☐
☺ 😐 ☹

? **Frage:** Alle **Schockformen** zeichnen sich durch eine hohe Herzfrequenz und einen niedrigen arteriellen Blutdruck aus. Bei welcher aber ist der **ZVD** erhöht?

Antwort: Beim **kardiogenen Schock** liegt eine stark verminderte Herzleistung vor; diese äußert sich sowohl in einem Vorwärts- als auch in einem Rückwärtsversagen, sodass der Blutdruck erniedrigt und der ZVD erhöht ist.

✚ Ein Schock ist eine Kreislaufregulationsstörung unterschiedlicher Ätiologie, die aufgrund einer Störung der Mikro- bzw. Makrozirkulation zu einer peripheren Zellhypoxie führt.

☐ ☐ ☐
☺ 😐 ☹

? **Frage:** Welche **Schockformen** kennen Sie außer dem kardiogenen Schock noch?

Antwort: Man kann im Wesentlichen vier Schockformen unterscheiden: den **hypovolämischen** Schock, den **kardiogenen,** den **septischen** und den **anaphylaktischen Schock.** Es liegen jeweils unterschiedliche Ursachen und zunächst voneinander abweichende Kreislaufparameter vor. Letztlich sind die Folgen für den Gesamtorganismus jedoch die gleichen.

Frage: Warum wird der septische Schock auch hyperdynamischer Schock genannt?

Antwort: Beim septischen Schock kommt es durch bakterielle Endotoxine zu einer Öffnung von arterio-venösen Shuntverbindungen, sodass der periphere Widerstand abfällt und das Herzzeitvolumen reflektorisch erhöht wird. Der **massiv erhöhte Cardiac-output** hat dem septischen Schock den Namen hyperdynamer Schock eingebracht. Bei allen anderen Schockformen ist das Herzzeitvolumen nämlich vermindert.

Frage: Woran liegt es, dass es im Schock relativ häufig zu **Gerinnungsstörungen** kommt?

Antwort: Zum einen wird durch die **Strömungsverlangsamung** im Kapillargebiet die Aggregation von Erythrozytens und Thrombozyten begünstigt. Letztere setzen dann gerinnungsaktive Substanzen frei.

Weitere **gerinnungsaktive Stoffe** werden beim Zellzerfall frei, und manche **Endotoxine** haben selbst eine aktivierende Wirkung auf das Gerinnungssystem. Dazu kommt noch, dass im Schock die **Clearance-Funktion** des **retikuloendothelialen Systems** für gerinnungsaktive Substanzen vermindert ist, und so die **Hyperkoagulabilität** des Blutes auch sekundär ansteigt.

Frage: Wann ist ein Schock als **dekompensiert** zu bezeichnen?

Antwort: Zunächst versucht der Organismus, die Zirkulationsstörungen durch eine erhöhte Sympathikusaktivität zu kompensieren. In diesem Stadium kommt es zur Kreislaufzentralisation mit ausreichender Versorgung der akut lebensnotwendigen Organe. Wird die Ursache des Schocks jedoch nicht behoben, oder nimmt die Katecholaminwirkung aufgrund der zunehmenden Azidose ab, so können auch Hirn, Herz und Lunge nicht mehr ausreichend durchblutet werden. Der Schock ist dann dekompensiert.

Frage: Wie können Sie Ihr Ziel in der Schocktherapie, eine **adäquate Sauerstoffversorgung** des Gewebes wieder herzustellen, beim **hypovolämischen Schock** erreichen?

Antwort: Zu den wichtigsten Maßnahmen im hypovolämischen Schock gehört die **Volumensubstitution** über mehrere dicklumige Kanülen. Je nach Ursache müssen kristalline oder kolloidale Lösungen, Plasma oder auch Blut ersetzt werden. Über eine nasale Sauerstoffsonde oder evtl. endotracheale O_2-Beatmung mit PEEP kann zusätzlich das **Sauerstoffangebot** erhöht werden.

Die Therapie der schockbedingten Nierenfunktionsstörungen, der Azidose und der auftretenden Gerinnungsstörungen erfolgt erst, wenn die primären Maßnahmen eingeleitet sind.

> ? **Frage:** Geben Sie beim kardiogenen Schock auch Volumen?

Antwort: Beim kardiogenen Schock ist eine massive **Volumenzufuhr** geradezu **kontraindiziert!** Es geht darum, durch Verminderung des Pre- und Afterloads das Herz zu entlasten und durch Zufuhr positiv inotroper Substanzen oder gegebenenfalls von Antiarrhythmika eine kardial stützende Therapie durchzuführen. Massive Volumenzufuhr würde dagegen die Symptomatik über eine Preloaderhöhung noch verschlimmern. Man gibt stattdessen **Diuretika.**

2.4.3 Gerinnungsstörungen

> ? **Frage:** Welche Ursachen gibt es für eine **Verbrauchskoagulopathie?**

Antwort: Bei der Entstehung einer **Verbrauchskoagulopathie** spielen folgende Faktoren eine Rolle:

- Schock
- Sepsis
- zirkulierende Immunkomplexe (z.B. im Rahmen von Fehltransfusionen)
- unphysiologische Freisetzung von thromboplastischem Material

Letzteres passiert z.B. bei Verbrennungen, Pankreatitiden, nekrotisierenden Tumoren, urologischen OPs oder geburtshilflichen Komplikationen, wie Plazentanekrose oder Fruchtwasserembolie.

> ? **Frage:** Kennen Sie verschiedene **Phasen,** in denen eine disseminierte intravasale Gerinnung (DIC) abläuft?

Antwort: Im **Triggerstadium** wird das intrinsische und extrinsische Gerinnungssystem aktiviert. Intravasal wird Thrombin gebildet, sodass es zur Beeinträchtigung der Mikrozirkulation kommt. Im **Stadium des Verbrauchs** nehmen sowohl die Konzentrationen der Gerinnungsfaktoren als auch der Thrombozyten ab. Deshalb können jetzt Blutungen auftreten. Im **Stadium der Hyperfibrinolyse** wird das körpereigene fibrinolytische System aktiviert. Blutungen in diesem Stadium haben ihre Ursache also in der Auflösung vorhandener Thromben.

Frage: Halten Sie die Gabe von 800 IE Heparin/h in jedem Stadium der Verbrauchskoagulopathie für eine gute Idee?

Antwort: Nein. Im Trigger- und Verbrauchsstadium ist eine Vollheparinisierung sinnvoll, weil dadurch die intravasale Gerinnung gestoppt werden kann. Im Stadium der Hyperfibrinolyse ist die Blutungsursache vor allem in der gesteigerten Aktivität des fibrinolytischen Systems zu suchen. Hier hat sich eine Low-dose-Heparinisierung in Kombination mit dem Ersatz von Gerinnungsfaktoren, AT III und Fibrinogen, sowie die Gabe von Antifibrinolytika bewährt.

Frage: Woran können Sie erkennen, dass sich ein Patient im dritten Stadium der DIC befindet?

Antwort: Im zweiten und dritten Stadium der Verbrauchskoagulopathie sind die Thrombozyten vermindert, PTT, TZ und Quick pathologisch verlängert, Fibrinogen und AT III vermindert. Im dritten Stadium tritt zusätzlich eine deutliche Erhöhung der Fibrinogenspaltprodukte auf.

Frage: Was ist rtPA?

Antwort: rtPA heißt rekombinanter tissue-type Plasminogen-Aktivator und ist ein gentechnisch hergestellter Fibrinolyseaktivator, der in seiner Struktur einem körpereigenen gewebeständigen Plasminogenaktivator entspricht. rtPA kann zur Thrombolyse bei venösen und arteriellen Gefäßverschlüssen, z.B. bei Lungenembolien und bei Herzinfarkten eingesetzt werden.

Fallbeispiel: Sie bekommen vom Notarzt einen Patienten auf die Intensivstation eingeliefert, der in suizidaler Absicht 10 Tabletten Marcumar genommen haben soll. Er blutet aus jedem Knopfloch. Was können Sie tun?

Antwort: Durch die **Cumarinderivate** wird die hepatische Bildung der **Gerinnungsfaktoren II, VII, IX** und **X** kompetitiv gehemmt, sodass bei einer Intoxikation eine stark verminderte Gerinnungsfähigkeit im extrinsischen System imponiert. Vitamin-K-Gabe führt erst nach ca. 3 d zur Normalisierung der abhängigen Gerinnungsfaktoren. Deshalb ist neben der hoch dosierten Konakionzufuhr dringend eine

Substitutionstherapie mit **PPSB, FFP** oder speziellen **Gerinnungsfaktorpräparaten** notwendig.

2.4.4 Akutes Nierenversagen

☐ ☐ ☐
☺ 😐 ☹

? Frage: Was stellen Sie sich unter einem **akuten Nierenversagen** vor?

Antwort: Ein akutes Nierenversagen ist ein **plötzlicher exkretorischer Funktionsverlust** der Niere, meist aufgrund einer **Hypozirkulation** oder einer **direkten toxischen Schädigung.** Das Versagen ist oft reversibel und läuft ungeachtet der Ursache stadienhaft ab. Auch eine akute Glomerulonephritis kann zu einem akuten Nierenversagen führen.

☐ ☐ ☐
☺ 😐 ☹

? Frage: Welche **Stadien** unterscheiden Sie im akuten Nierenversagen?

Antwort:
- Das **erste Stadium** (☞Abb. 2.3) ist das der **Schädigung,** sei es eine minderperfusionsbedingte prärenale oder eine toxische intrarenale Schädigung.
- Im **zweiten Stadium** der **Oligo-** oder **Anurie** ist die tägliche Diurese auf unter 500 bzw. 200 ml vermindert. Kreatinin, Kalium und die H^+-Ionen-Konzentration steigen an, außerdem besteht die Gefahr einer Überwässerung.
- Im **dritten Stadium** der **Polyurie** ist der Patient vor allem durch den Elektrolyt- und Wasserverlust gefährdet. Das Kreatinin normalisiert sich langsam wieder.
- Das **vierte Stadium** ist das der **Restitution** und beginnt „normalerweise" ca. 4–6 Wochen nach der Schädigung und kann bis zu einem Jahr andauern.

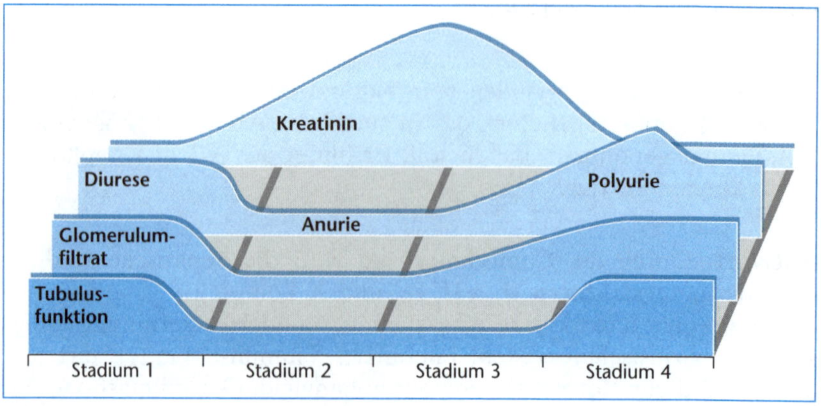

Abb. 2.3: Stadien bei Niereninsuffizienz

Frage: Wodurch kann die Gefahr eines **prärenalen akuten Nierenversagens** vermindert werden?

Antwort: Ein prärenales ANV wird meist durch Hypovolämie oder Blutdruckabfälle aufgrund kardialer Krankheiten ausgelöst. Deshalb sind die adäquate, bilanzierte **Flüssigkeitszufuhr,** konsequente **Therapie** von **Blutdruckabfällen** und Behandlung einer **Herzinsuffizienz** die wichtigsten prophylaktischen Maßnahmen. Dabei spielt **Dopamin** eine zentrale Rolle.

Frage: Welche Ursachen für ein **renales ANV** sind Ihnen bekannt?

Antwort: Zu einem renalen ANV kann es bei **entzündlichen Nierenerkrankungen** kommen, z.B. bei einer rapid progressiven Glomerulonephritis oder einer akuten interstitiellen Nephritis. Die Zufuhr von **Exotoxinen,** wozu auch zahlreiche Medikamente zu zählen sind, oder die Bildung von **Endotoxinen,** z.B. bei Sepsis, Verbrennungen oder Peritonitis, können ebenfalls zu einem ANV führen. Weitere Auslöser sind **Hypoxien,** auch schockbedingt, und **Hämo-** oder **Myolysen.**

2.4.5 Verbrennungen

Frage: Was ist die Neuner-Regel nach Wallace?

Antwort: Die Neuner-Regel von Wallace dient der schnellen Abschätzung der **Ausdehnung** einer **Verbrennung.** Nach ihr entsprechen verschiedene Körperregionen jeweils 9% oder einem Vielfachen davon der Körperoberfläche. So entsprechen Arme und Kopf je 9%, Rumpfvorderseite, -rückseite und Beine je 2 ∞ 9% und das Genitale 1% der Körperoberfläche.

Zur Abschätzung kleinerer Verbrennungsareale kann auch die Größe einer Handfläche, die etwa 1% der Körperoberfläche repräsentiert, verwandt werden. Einschränkend muss bedacht werden, dass die Neuner-Regel nur für **Erwachsene** gilt, bei Kindern sind die Körperproportionen ja ganz anders (☞ Abb. 3.1).

Frage: Wozu ist es wichtig, das Verbrennungsausmaß eines Patienten abzuschätzen?

Antwort: Die rasche Einschätzung der Verbrennungsfläche dient zum einen der Entscheidung, ob eine **stationäre Behandlung** notwendig ist – und wenn, auf was für einer Station. Patienten mit einem

Verbrennungsausmaß von mehr als 15% der Körperoberfläche, bei Kindern sogar schon über 10%, sind vital gefährdet. Außerdem ist die prozentuale Verbrennungsfläche als Faktor in die **Berechnung** der erforderlichen **Flüssigkeitszufuhr** einzubeziehen.

☐ ☐ ☐
☺ 😐 ☹

? **Frage:** Wie berechnen Sie die notwendige **Flüssigkeitszufuhr** beim Schwerbrandverletzten?

Antwort: Nach der von **Baxter** entwickelten **Infusionsformel** sollten in den ersten 24 h nach dem Verbrennungstrauma **4 ml/kg KG/% verbrannter Körperoberfläche** kristalliner Lösungen infundiert werden; davon die eine Hälfte in den ersten 8 h, der Rest danach.

☐ ☐ ☐
☺ 😐 ☹

? **Frage:** Worin besteht die Gefahr bei Infusion kolloidaler Volumenersatzlösungen?

Antwort: Im Rahmen der Verbrennungskrankheit kommt es zu ausgeprägten **Permeabilitätsstörungen** der Kapillaren, sodass es zu einer ubiquitären **Ödembildung** kommt. Bei Infusion kolloidaler Lösungen könnten diese den Intravasalraum verlassen und dann extravasal durch ihre onkotische Potenz zu einer **Verstärkung** und **Verlängerung des Ödems** führen.

☐ ☐ ☐
☺ 😐 ☹

? **Frage:** Nun führen Sie das Baxter-Infusionschema doch aber nicht über Tage unverändert weiter?

Antwort: Wie gesagt, gilt die Baxterformel für die ersten 24 h. Danach wird nach der **Flüssigkeitsbilanz,** nach dem **onkotischen Druck** und dem **ZVD** infundiert. Wenn kolloidale Lösungen notwendig sind, so sollten Humanalbumin oder andere körpereigene Proteinlösungen bevorzugt werden. Diese haben nicht so eine lange Halbwertszeit wie die künstlichen Kolloide, deshalb wird durch sie kein prolongiertes Ödem erzeugt.

☐ ☐ ☐
☺ 😐 ☹

? **Frage:** Weiter?

Antwort: Evtl. ist jetzt auch die gesonderte Zufuhr von **Elektrolyten** und **Erykonzentraten** nötig. Das richtet sich nach den entsprechenden Laborwerten. Kann man nach dem dritten Tag davon ausgehen, dass der Postaggressionsstoffwechsel sich normalisiert hat, so beginnt man mit einer **hochkalorischen parenteralen Ernährung.**

Frage: Jetzt haben Sie einiges zur Prophylaxe und Behandlung des Volumenmangelschocks gesagt. Wodurch ist der brandverletzte Patient noch vital gefährdet? ?

☐ ☐ ☐
☺ 😐 ☹

Antwort: Durch die Flüssigkeitsverluste kommt es zu einer **Hämokonzentration** mit peripherer Sludge- und Mikrothrombenbildung, außerdem resultiert daraus eine erhöhte **Herzbelastung.** Als Sludge bezeichnet man eine Vorstufe von Mikrothromben: Blut mit erhöhtem Hämatokrit und erhöhter Viskosität. Durch Freisetzung gerinnungsaktiver Substanzen kann es zur **DIC** kommen.

Die intravasale Hämolyse kann eine Crush-Niere mit **akutem Nierenversagen** hervorrufen, ebenso der hypovolämische Schock. Der Sauerstoffbedarf ist massiv gesteigert, es kann zu **Hypoxämien** kommen, evtl. liegt zusätzlich ein **Inhalationstrauma** vor. Die gesteigerte Kapillarpermeabilität verursacht u.U. ein **Hirnödem.** Später findet man fast regelmäßig eine **Keimbesiedlung** der Wunde mit der Gefahr einer septischen Streuung. Der posttraumatische Stress verursacht sehr häufig **Stressulzera.**

2.4.6 Zerebrale Aspekte

Frage: Wozu dient die Glasgow-Coma-Scale? ?

☐ ☐ ☐
☺ 😐 ☹

Antwort: Die **Glasgow-Coma-Scale** ist eine Methode zur nachvollziehbaren Beurteilung und zur Verlaufsbeobachtung der **Bewusstseinslage.** Es werden **motorische** und **verbale Reaktionen** und das **Öffnen der Augen** bewertet (☞ Tab. 2.1).

	motorische Reaktion	Antworten	Öffnen der Augen
6	auf Aufforderung		
5	gezielte Schmerzabwehr	orientiert	
4	ungezielte Fluchtreaktion	konfus	spontan
3	Beugesynergie	inadäquat	auf Anruf
2	Streckmechanismen	unverständlich	auf Schmerzreiz
1	keine	keine	nicht

Tab. 2.1: Glasgow-Coma-Scale

Frage: Was ist ein **Durchgangssyndrom,** und bei wem tritt es auf? ?

☐ ☐ ☐
☺ 😐 ☹

Antwort: Ein Durchgangssyndrom ist eine reversible körperlich begründbare Störung im Sinne einer **unspezifischen Psychose,** bei der keine Bewusstseinsstörungen auftreten. Sowohl Antrieb und Affektivität als auch Merkfähigkeit und gnostische Fähigkeiten können gestört sein. Durchgangssyndrome treten meist bei der Rückbildung pathologischer Zustände, z.B. nach Intoxikationen und Traumen, oder auch bei alten Menschen nach Narkosen auf.

Frage: Sie haben eben gesagt, bei Durchgangssyndromen lägen keine Bewusstseinsstörungen vor, welche **Bewusstseinsstörungen** kennen Sie denn?

+ Ein klassisches Beispiel dafür, wie ein Prüfer Teile der Antwort aufnimmt, um eine weitere Frage zu stellen.

Antwort: **Somnolenz, Sopor** und **Koma** sind unterschiedlich schwere Bewusstseinsstörungen. Ein somnolenter Patient schläft, kann aber durch Anruf geweckt werden. Soporöse Patienten sind nur durch Schmerzreize kurzfristig erweckbar. Ein komatöser Patient kann nicht erweckt werden.

Fallbeispiel: Sie haben auf der Intensivstation einen 33-jährigen Beamten, der nach einem Verkehrsunfall mit operativ versorgten inneren Verletzungen seit 4 h bei Ihnen ist. Nun fällt Ihnen auf, dass der Patient eintrübt und rechts eine weitere Pupille entwickelt als links. Wie werten Sie dies?

Antwort: Eine zunehmende Vigilanzstörung in Kombination mit der einseitigen Mydriasis spricht bei der vorliegenden Anamnese für eine sich rasch entwickelnde **intrakranielle Raumforderung** bei **subduraler** oder **epiduraler Blutung.** Es treten Symptome des Hirndrucks, der homolateralen Abklemmung der parasympathischen Fasern im Nervus oculomotorius und später eine kontralaterale Parese auf. Es muss sofort eine **Entlastung** durch Trepanation an der betroffenen Schädelseite geschaffen werden, denn sonst droht eine **Stammhirnläsion** durch Einklemmung ins Foramen magnum mit Ausfall aller vitalen Funktionen.

2.4.7 Lungenembolie

Fallbeispiel: Zu Ihnen auf die Intensivstation wird eine Frau verlegt, die Sie bereits vor 3 Tagen kennen lernten, als bei ihr in der 36. Schwangerschaftswoche eine operative Entbindung durchgeführt wurde. Aus vollem Wohlbefinden sei bei ihr anlässlich des ersten Gangs auf die Toilette vor ca. einer halben Stunde Atemnot aufgetreten. Sie klagt über inspiratorische Thoraxschmerzen und wirkt schwer krank. Woran denken Sie, und welche Untersuchungsbefunde erheben Sie?

Antwort: Aus Anamnese und Klinik ergibt sich der Verdacht auf eine **Lungenembolie.** Neben Dyspnoe und atemabhängigen Thoraxschmerzen können eine zentrale Zyanose, evtl. Hämoptysen, eine Halsvenenstauung als Ausdruck des erhöhten ZVD und Zeichen eines Schocks auftreten.

Wie ausgeprägt die Symptomatik ist, hängt vom Durchmesser der betroffenen Pulmonalarterienäste ab. Neben der Klinik können dann apparative Verfahren wie **EKG, BGA, Röntgenthorax, digitale Subtraktionsangiographie (DSA) der Pulmonalarterien, Spiral-CT** und **Lungenszintigraphie** zur Diagnosesicherung herangezogen werden.

Frage: Halten Sie das für einen typischen Fall? **?**

☐ ☺ ☐ 😐 ☐ ☹

Antwort: Ja. Die Lungenembolie ist, von Ausnahmefällen abgesehen, immer die Folge einer Venenthrombose, meist im Venensystem der unteren Körperhälfte.

Die Patientin hat nun einige **Risikofaktoren** für das Auftreten einer Phlebothrombose gehabt:
- Die Patientin ist **weiblichen Geschlechts.**
- Die **Blutströmungsgeschwindigkeit** war aufgrund der Schwangerschaft und der nötigen intraoperativen Lagerung sicher verlangsamt.
- Eine Zeitspanne der **Immobilisation** kam postoperativ dazu.
- Evtl. sind intraoperativ **gerinnungsaktive Substanzen,** wie Fruchtwasser oder Gewebe, in die Blutbahn gelangt.
- Typisch ist auch das Auftreten der Lungenembolie beim ersten Aufstehen.

Frage: Welche **Therapie** halten Sie bei einer Lungenembolie für angezeigt? **?**

☐ ☺ ☐ 😐 ☐ ☹

Antwort: Die Wahl der Therapie richtet sich nach den aufgetretenen Symptomen bzw. nach dem Schweregrad der Lungenembolie.
- In leichteren Fällen, in denen eine Dyspnoe ohne Schocksymptomatik aufgetreten ist, genügt meist die Verordnung von **Bettruhe, Sauerstoff** über eine Nasensonde, **analgetischer Behandlung, Sedierung** und die **Vollheparinisierung.**
- In schweren Fällen ist eine konsequente **Bekämpfung von Schockzuständen** und u.U. zusätzlich eine **Lyse-Therapie** indiziert. Dazu können Nitrate, Dobutamin, evtl. Adrenalin und, bei respiratorischer Insuffizienz, eine kontrollierte Beatmung eingesetzt werden.

2.4.8 Tetanus

☐ ☐ ☐
☺ 😐 ☹

? **Frage:** Warum kommt es beim **Wundstarrkrampf** zu tonischen oder klonischen Muskelkontraktionen?

Antwort: Bei einer Infektion mit dem anaeroben **Clostridium tetani** gelangt das von diesem gebildete Toxin sowohl hämatogen und lymphogen als auch entlang der Nerven in das ZNS. Dort wird es fixiert und unterbricht über eine **kompetitive Hemmung** – oder Hemmung der Transmitterfreisetzung – die **hemmenden Einflüsse** von Zwischenneuronen auf die motorische Vorderhornzelle. Kommen nun Impulse aus höher gelegenen Zentren an der Vorderhornzelle an, wird sie **übererregt,** sodass sowohl unspezifische äußere Reize als auch willkürliche Muskelbewegungen zu tetanischen Muskelkontraktionen führen können.

☐ ☐ ☐
☺ 😐 ☹

? **Frage:** Können Sie einmal beschreiben, wie sich der Tetanus klinisch äußert?

✚ Die Krampfanfälle können so stark sein, dass es zu multiplen Wirbelfrakturen oder zum Zersplittern von Zähnen kommt.

Antwort: Das Krankheitsbild beginnt nach einer Inkubationszeit von einigen Tagen bis mehreren Wochen unspezifisch mit Unruhe und einem Spannungsgefühl in Gesicht, Nacken und Rücken. Etwas später treten diffuse Muskelschmerzen dazu.

Die Tetanie erfasst dann in recht typischer Reihenfolge zunächst die Gesichts-, dann Nacken- und Rücken-, schließlich Bauchdecken-, Zwerchfell- und Extremitätenmuskulatur, sodass zunächst ein **Trismus,** dann **Risus sardonicus, Opisthotonus** und schließlich klassische **Krampfanfälle** auftreten. Dabei besteht die Gefahr einer **Anoxie.**

☐ ☐ ☐
☺ 😐 ☹

? **Frage:** Ist eine kausale Therapie möglich?

Antwort: Eine kausale Therapie ist insofern möglich, als man durch **chirurgische Wundrevision** mit offener Behandlung und **Antibiotikagabe** versucht, eine weitere Toxinbildung zu verhindern. Durch die Gabe von **Antitoxin** mit gleichzeitiger **aktiver Immunisierung** kann noch zirkulierendes Tetanusendotoxin gebunden werden. Das bereits zentralnervös gebundene wird dadurch aber nicht erreicht. So ist dann eine symptomorientierte Therapie dringend nötig.

☐ ☐ ☐
☺ 😐 ☹

? **Frage:** Wie sieht diese **symptomatische Behandlung** des Tetanus aus?

Antwort: Ziel der Behandlung ist, die **Muskelrigidität** zu lösen, **Krampfanfälle** zu verhindern und **Komplikationen** zu vermeiden. Wichtig ist zunächst die **Abschirmung** des Kranken vor starken äußeren Reizen. Zusätzlich wird eine **Sedierung,** z.B. mit Diazepam, durchgeführt.

Wichtigster Bestandteil der Tetanustherapie ist die **Beatmung,** da von Seiten der Atmung die gefährlichsten Komplikationen drohen. Die Beatmung erfolgt, wenn möglich, assistierend, nur in schwersten Fällen kontrolliert. **Hochkalorische künstliche Ernährung,** stützende **Kreislauftherapie** und sorgfältige **Infektionsprophylaxe** runden die Therapie ab.

✚ Eine dauernde Muskelrelaxation ist nicht immer nötig, bei Langzeitrelaxierung ist Pancuronium Mittel der Wahl.

2.4.9 Polytrauma

Frage: Sie tun Dienst in einem kleinen Krankenhaus, in dem die Intensiveinheit mit der Notfallaufnahmestation gekoppelt ist. Über Funk wird Ihnen ein **„Polytrauma"** angekündigt. Was verstehen Sie darunter, und was tun Sie? **?**

☐ ☐ ☐
☺ 😐 ☹

Antwort: Unter einem Polytrauma versteht man die **Kombination** von mehreren gleichzeitig entstandenen Verletzungen verschiedener Organsysteme oder Körperteile. Dabei ist entweder eine Einzelverletzung oder ihre Kombination **lebensbedrohlich.**

Zu den wichtigsten Aufgaben in der ersten Phase der Versorgung eines polytraumatisierten Patienten zählt die **Sicherung** der **Vitalfunktionen.** Hand in Hand damit geht die **Diagnostik akut lebensbedrohlicher Verletzungen.** Ich informiere also chirurgische, anästhesiologische und radiologische Oberärzte, stelle Volumen und O_2 bereit, überprüfe das Instrumentarium zur Intubation und Beatmung und kontrolliere die Notfallmedikamente auf Vollständigkeit.

Frage: Welche Verletzungen würden Sie zu den akut lebensbedrohlichen zählen, welche zu denen mit aufgeschobener Dringlichkeit? **?**

☐ ☐ ☐
☺ 😐 ☹

Antwort: Vital bedrohliche Störungen sind:
- Störungen der Atmung, z.B. verlegte Atemwege, Spannungspneumothorax oder Hämatothorax
- kardiovaskuläre Verletzungen, z.B. mit Hämoperikardtamponade
- Dezelerationstrauma der Aorta
- Volumenverluste bei Verletzungen innerer Organe wie Milz, Leber, Niere
- schwere Schädel-Hirn-Traumen

Zu den Verletzungen mit **aufgeschobener Dringlichkeit** zählen z.B. Extremitätenfrakturen und Weichteilverletzungen ohne größere Gefäßverletzungen.

☐ ☐ ☐
☺ 😐 ☹

? **Frage:** Welche weiteren **Phasen** gibt es in der Versorgung polytraumatisierter Patienten außer der Reanimationsphase noch?

Antwort:
- Die **zweite Phase** umfasst die operative Versorgung der **vital bedrohlichen Verletzungen.**
- In der **dritten Phase** soll der **Zustand** des Patienten soweit **stabilisiert** werden, dass die Operation weiterer Verletzungen erfolgen kann.
- In der **vierten Phase** werden die Verletzungen mit **aufgeschobener Dringlichkeit** operiert.
- In der **fünften Phase** beginnt die **Erholung** und **Rehabilitation.**

3 Notfallmedizin

3.1 Akute Störungen der Atmung

Frage: Was wissen Sie über das **Ertrinken?**

☐ ☐ ☐
☺ 😐 ☹

Antwort: Beim Ertrinkungsunfall müssen das so genannte **trockene Ertrinken,** das **Ertrinken in Süßwasser** und in **Salzwasser** unterschieden werden, weil sich die Pathomechanismen und damit die Behandlung unterscheiden.

Beim **trockenen Ertrinken** tritt eine **Asphyxie** durch Laryngospasmus oder ein reflektorischer Kreislaufstillstand ein, bevor es zur Aspiration von Flüssigkeit kommt: Es gelangt keine Flüssigkeit in die Alveolen.

Beim **Süßwasserertrinken** wird das aspirierte Süßwasser rasch aus den Alveolen nach intravasal resorbiert. Es kommt zur **hypotonen Hyperhydratation** mit nachfolgender **Hämolyse.**

Beim **Salzwasserertrinken** „zieht" das leicht hypertone Salzwasser Plasma in die Alveolen, sodass einerseits ein **Lungenödem,** andererseits eine **hypertone Dehydratation** die Folge sein können.

Bei nahezu allen Ertrinkungsunfällen liegt zusätzlich eine **Unterkühlung** vor, sodass Reanimationsmaßnahmen auch über einen Zeitraum von bis zu einer Stunde sinnvoll sein können. Beim Ertrinken eines Schwimmers ist meist eine Synkope, ein Trauma oder ein vasovagaler Reflex die Ursache des Unfalls.

Fallbeispiel: Sie kommen als Notarzt zu einem Patienten mit ausgeprägter **Zyanose** und deutlicher **Luftnot.** Welche häufigen Ursachen müssen Sie differentialdiagnostisch abgrenzen?

☐ ☐ ☐
☺ 😐 ☹

Antwort: Für Dyspnoe kann es viele Ursachen geben. Man kann dabei zwischen kardialen und pulmonalen Ursachen unterscheiden. **Kardiale** Ursachen wären zum Beispiel ein Lungenödem bei akutem Linksherzversagen oder ausgeprägte Pleuraergüsse bei chronischem Rechtsherzversagen. Bei den **pulmonalen** Ursachen muss man an Asthma bronchiale, Lungenembolie und Pneumothorax denken. Traumata des Thorax oder Inhalation von Reizgasen sind seltenere Ursachen, die oft aus der Notfallsituation heraus erkennbar sind. Obstruktionen der oberen Atemwege durch Fremdkörper, Mediastinaltumoren, Laryngospasmus oder Ähnliches machen sich durch einen inspiratorischen Stridor bemerkbar.

> **tipp** Bei einer derart offenen Frage könnte man noch einiges mehr aufzählen. Es ist jedoch besser, sich auf Themengebiete zu beschränken, die man gut beherrscht.

Die Aspiration von kleineren Fremdkörpern, wie z.B. Erdnüssen, Erbsen oder Glasperlen, kommt gelegentlich bei Kleinkindern vor.

☐ ☐ ☐
☺ 😐 ☹

? **Frage:** Welche Symptome und Befunde erwarten Sie bei einem **schweren Asthmaanfall?**

Antwort: Zu erwarten sind ausgeprägte **Atemnot** mit **exspiratorischem Stridor** und verlängertem Exspirium, als Auskultationsbefund **trockene Rasselgeräusche** bei leisem Atemgeräusch und **hypersonorer Klopfschall** bei Zwerchfelltiefstand. Häufig liegt begleitend eine **Tachykardie** vor. Man findet die Patienten oft in sitzender Haltung, da so die Atemhilfsmuskulatur besser eingesetzt werden kann.

☐ ☐ ☐
☺ 😐 ☹

? **Frage:** Welche ersten **Maßnahmen** ergreifen Sie?

Antwort: Die therapeutischen Maßnahmen richten sich nach der Schwere des Asthmaanfalls. In leichteren Fällen verabreicht man zunächst ein bis zwei Hub eines **β_2-Sympathomimetikums** als Dosier-Aerosol.

Bei schweren Anfällen verabreicht man 0,24 g **Theophyllin** langsam i.v. über 10–20 min. Zusätzlich kann man **β_2-Sympathomimetika** infundieren und **Glukokortikoide** i.v. geben. Dabei ist auf die Steigerung der Herzfrequenz durch Theophyllin und β_2-Mimetika zu achten. Zusätzlich kann man **Sauerstoff** über eine Nasensonde geben; Vorsicht ist dabei jedoch bei globaler respiratorischer Insuffizienz geboten, da der erniedrigte pO_2 hier möglicherweise den Atemantrieb gewährleistet. Wenn der Patient stark agitiert ist, kann eine vorsichtige Sedierung mit einem Sedativum, das den Atemantrieb nur gering beeinträchtigt, sinnvoll sein. Hierfür eignet sich z.B. Promethazin i.v.

☐ ☐ ☐
☺ 😐 ☹

Fallbeispiel: Sie werden als diensthabender Arzt von der Nachtschwester zu einem bettlägerigen Patienten mit ausgeprägter Varikosis gerufen, der über plötzlich aufgetretene Luftnot und thorakale Schmerzen klagt. Außerdem fallen Ihnen eine obere Einflussstauung, eine Tachypnoe und eine Tachykardie auf. Wie lautet Ihre Verdachtsdiagnose?

Antwort: Bei dem beschriebenen Fall würde ich zunächst an eine **Lungenembolie** denken.

☐ ☐ ☐
☺ 😐 ☹

? **Frage:** Das ist hier sicherlich am wahrscheinlichsten. Welches sind die wichtigsten **Differentialdiagnosen,** und wie ist Ihr weiteres Vorgehen?

Antwort: Wichtige Differentialdiagnosen sind der frische **Myokardinfarkt,** eine **Perikardtamponade** und der **Pneumothorax.** Ein Pneumothorax lässt sich durch Perkussion und Auskultation ausschließen. Nach Hochlagerung des Oberkörpers und Sauerstoffgabe über eine Nasensonde würde ich ein EKG schreiben. Bei einem Herzinfarkt wären die typischen ST-Streckenveränderungen zu erwarten. Die Herzenzyme sollten außerdem bestimmt werden. Bei einer Perikardtamponade könnte man im EKG evtl. eine periphere Niedervoltage sehen. Typische **EKG-Veränderungen** für eine Lungenembolie sind Zeichen der **Rechtsherzbelastung,** ein S_I-Q_{III}-Typ, ein Rechtsschenkelblock und eine Sinustachykardie. Beweisend sind diese EKG-Veränderungen jedoch nicht.

Frage: Kennen Sie eine Einteilung zur Beurteilung des **Schweregrades** einer Lungenembolie? **?**

☐ ☐ ☐
☺ 😐 ☹

Antwort: Je nach Ausmaß der betroffenen Pulmonalarterienäste ergeben sich unterschiedlich starke hämodynamische Einschränkungen des Herzzeitvolumens. Gebräuchlich ist die Einteilung der Schweregrade nach **Grosser:** In dieser Einteilung werden die **klinische Symptomatik,** der **systemisch arterielle Blutdruck,** der **Pulmonalarteriendruck** und der **Sauerstoffgehalt** des **arteriellen Blutes** in der BGA berücksichtigt.

Frage: Welche therapeutischen **Maßnahmen** ergreifen Sie bei hochgradigem Verdacht auf eine fulminante Lungenembolie? **?**

☐ ☐ ☐
☺ 😐 ☹

Antwort: Nach **Hochlagerung** des Oberkörpers und **Sauerstoffgabe** gibt man zunächst 10 000 Einheiten **Heparin** i.v. im Bolus, danach kontinuierlich über Perfusor PTT-gesteuert. Zur **Sedierung** und **Analgesie** sollte z.B. Morphin intravenös verabreicht werden. I.m.-Injektionen sind wegen einer möglichen späteren Lysetherapie kontraindiziert. Nach diesen Maßnahmen sollte die weitere **Diagnostik,** beispielsweise eine BGA, eine Echokardiographie und eine DSA oder Spiral-CT des Thorax, durchgeführt werden, um die Verdachtsdiagnose zu sichern. Zeitgleich wird die sofortige Verlegung auf die Intensivstation zur Lysetherapie vorbereitet.

Frage: Welche Ursachen für einen **Pneumothorax** sind Ihnen bekannt? **?**

☐ ☐ ☐
☺ 😐 ☹

Antwort: Ein Pneumothorax kann als **Spontanpneumothorax** symptomatisch im Rahmen von Vorerkrankungen wie Pneumonie, Asthma bronchiale, pleuranahem Karzinom und Tbc oder idiopathisch auftreten. Zum anderen kann ein **traumatischer Pneumothorax** beispielsweise iatrogen nach Anlage eines Subklaviakatheters, Pleurapunktion, transbronchialer Biopsie und Überdruckbeatmung vorliegen. Auch unfallbedingt kann es nach offener oder geschlossener Thoraxverletzung und Barotrauma zu einem Pneumothorax kommen.

☐ ☐ ☐
☺ 😐 ☹

? **Frage:** Welche verschiedenen Formen des Pneumothorax kennen Sie?

Antwort: Neben dem **unkomplizierten Pneumothorax,** bei dem es nach Pleuraverletzung zu Luftansammlung im Pleuraraum und zum Kollaps der betroffenen Lunge kommt, gibt es den **Spannungspneumothorax,** bei dem es durch einen Ventilmechanismus zur stetigen Zunahme des intrapleuralen Druckes und Verdrängung des Mediastinums zur Gegenseite kommt. Symptome eines Spannungspneumothorax sind zunehmende Dyspnoe, thorakale Schmerzen, Tachykardie und Einflussstauung mit zunehmendem Kreislaufversagen. Eine Sonderform ist der **Mantelpneumothorax,** der eine Ausdehnung von weniger als 2 Querfinger hat und keiner spezifischen Therapie bedarf.

☐ ☐ ☐
☺ 😐 ☹

? **Frage:** Was tun Sie bei hochgradigem Verdacht auf einen **Spannungspneumothorax?**

Antwort: Bei einem Spannungspneumothorax ist die **Entlastungspunktion** mit einer großlumigen Kanüle lebensrettend, da hierdurch der Überdruck im Pleuraspalt entweichen kann, die Mediastinalverlagerung rückgängig gemacht wird und damit die gesunde Lungenseite entlastet wird. Entscheidend dabei ist außerdem, dass die Behinderung der Herzaktion und der Hämodynamik nach der Entlastung abnimmt. Man sollte den Patienten sedieren, eine sorgfältige Hautdesinfektion an der geplanten Punktionsstelle durchführen und dann nach Lokalanästhesie mit einer großlumigen Venenverweilkanüle im 2. ICR in der Medioklavikularlinie der betroffenen Seite den Pleuraspalt punktieren. Es ist günstig, wenn man nach dem Entweichen des Überdruckes eine Art Heimlich-Ventil an die Kanüle anschließen kann. Während der gesamten Prozedur werden natürlich die Kreislaufparameter überwacht. Die weitere Behandlung erfolgt wie bei einem unkomplizierten Pneumothorax mittels **Buelau-Drainage.**

☐ ☐ ☐
☺ 😐 ☹

? **Frage:** Was versteht man unter einem **Hyperventilationssyndrom?**

Antwort: Unter einem Hyperventilationssyndrom oder einer **Hyperventilationstetanie** versteht man **tetanische Krämpfe** vorwiegend der Extremitätenmuskulatur. Bei einer durch Hyperventilation bedingten **Alkalose** nehmen der Anteil des freien Kalziums und dessen membranstabilisierende Wirkung ab. Es kommt zu akralen und perioralen Kribbelparästhesien und zur typischen Pfötchenstellung an den Händen. Betroffen sind häufig psychisch erregte, jüngere Frauen. Die Therapie besteht in einer kontrollierten **Rückatmung** von **CO_2,** z.B. mithilfe einer Plastiktüte, häufig ist auch bereits beruhigendes Einreden auf den Patienten ausreichend. Nur in Ausnahmefällen muss eine Sedierung, zum Beispiel mit einem Benzodiazepin intravenös, erfolgen, um den Circulus vitiosus zu durchbrechen.

3.2 Akute Herz-Kreislauf-Störungen

Frage: Welches sind die häufigsten Ursachen einer akuten **Herzinsuffizienz?** ?

☐ ☐ ☐
☺ 😐 ☹

Antwort: Häufige Ursachen für eine akute Herzinsuffizienz sind der **Myokardinfarkt,** eine **hypertensive Krise,** tachykarde oder seltener bradykarde **Herzrhythmusstörungen,** die **Lungenembolie** und eine iatrogene **Hyperhydratation.** Nützlich für das weitere Vorgehen ist daher die Kenntnis der kardialen, pulmonalen und renalen Vorerkrankungen.

Frage: Wie würden Sie ein **kardial** bedingtes **Lungenödem** grundsätzlich behandeln? ?

☐ ☐ ☐
☺ 😐 ☹

Antwort: Zuerst sollte man den **Oberkörper** des Patienten **hochlagern** und **Sauerstoff** über eine Nasensonde geben. Sofern der Blutdruck es zulässt, gibt man **Nitroglycerin** sublingual oder über einen Perfusor zur **Vorlastsenkung** und 20–40 mg Furosemid i.v. Wichtig ist, dass ein zu hoher Blutdruck auf normotone Werte gesenkt wird, um das Herz auch über eine **Nachlastsenkung** zu entlasten. Häufige **Blutdruckkontrollen** sind dabei dann obligat. Da die Patienten oft sehr unter der Dyspnoe leiden, kann eine sehr vorsichtige **Sedierung,** zum Beispiel mit kleinen Dosen Morphin oder eines kurz wirksamen Benzodiazepins i.v., dem Patienten über die akute Phase hinweghelfen. Die weitere Behandlung richtet sich nach der Grunderkrankung.

Frage: Wie stellt sich ein akuter Myokardinfarkt häufig klinisch dar? ?

☐ ☐ ☐
☺ 😐 ☹

Antwort: Folgende Symptome können auftreten:
- lang anhaltende, pektanginöse, nitrorefraktäre **Schmerzen**
- **Vernichtungsgefühl**
- **Blutdruckabfall, Tachykardie**
- **Herzrhythmusstörungen,** die als „Synkope“ symptomatisch werden können

- vegetative Begleitsymptomatik in Form von **Übelkeit, Kaltschweißigkeit**
- **akute Herzinsuffizienz** mit Vorwärts- und/oder Rückwärtsversagen (kardiogener Schock, Lungenödem)

Zu beachten ist, dass etwa 15–20% der Myokardinfarkte schmerzlos als so genannte **stumme Infarkte** ablaufen, z.B. bei Diabetikern. Eine beginnende Linksherzdekompensation kann das erste Zeichen eines Infarktes sein. Es können auch uncharakteristische abdominelle Beschwerden vorliegen.

Frage: Welches ist die mit Abstand häufigste **Todesursache** in den ersten Stunden nach einem akuten Herzinfarkt?

Antwort: Die größte Gefahr nach einem frischen Herzinfarkt ist das Auftreten von **malignen Arrhythmien,** zum Beispiel Kammerflimmern. Dies ist mit etwa 80% die weitaus häufigste Todesursache in den ersten Stunden nach einem Myokardinfarkt. Weitere Frühkomplikationen sind der **kardiogene Schock** und die **Myokardruptur,** die zur Perikardtamponade, zum akuten Ventrikelseptumdefekt oder zum Papillarmuskelabriss mit akuter Mitralinsuffizienz führen kann.

Fallbeispiel: Sie kommen als Notarzt zu einem Patienten mit stärkster Angina pectoris und laut Aussage des anfordernden Hausarztes myokardinfarkttypischen EKG-Veränderungen. Wie ist Ihr therapeutisches Vorgehen?

Antwort: Nach Anlage eines venösen Zuganges und des Monitor-EKG sollte zunächst ein Behandlungsversuch des Infarktschmerzes mit **Nitroglycerin,** z.B. sublingual als Spray oder Kapsel, erfolgen, wenn es der Blutdruck zulässt. Insbesondere bei einer beginnenden Linksherzinsuffizienz sollte eine **Hochlagerung** des Oberkörpers und eine **Sauerstoffgabe** über eine Nasensonde erfolgen. Nach Anlage eines venösen Zugangs gibt man einen **Heparinbolus** von 5000 IE Heparin. Falls notwendig, kann eine **Sedierung** z.B. mit Diazepam und eine Analgesie mit Morphin erfolgen. Der **Blutdruck** sollte in einen normalen Bereich gesenkt werden. Falls der Patient keine ASS-Vormedikation hat und keine Kontraindikationen vorliegen, sollte **1 g Acetylsalicylsäure** intravenös verabreicht werden. Dann erfolgt der zügige und schonende Transport des Patienten in die Klinik.

Frage: Erklären Sie bitte kurz das grundlegende Vorgehen bei einer kardiopulmonalen Reanimation.

Antwort: Ziel der kardiopulmonalen Reanimation ist die **Wiederherstellung** bzw. **Aufrechterhaltung** der **Atem-** und **Kreislauffunktion.** Aufgrund der mangelnden Zeit erfolgen Diagnose und Therapie gleichzeitig nach einem festgelegten Schema, dem Megacode. Die Richtlinien der kardiopulmonalen Reanimation wurden erst vor kurzem neu überarbeitet. Hier wurde vor allem der Stellenwert der Kardiokompressionen in den Vordergrund gestellt.

Nach dem Freimachen der Atemwege werden bei anhaltendem Atemstillstand zunächst 30 Thoraxkompressionen durchgeführt, dann 2 Beatmungen, als Mund-zu-Mund-Atemspende oder besser mit einem Ambu-Beutel über eine Maske.

Bei Pulslosigkeit der zentralen Arterien führt man eine **Herzdruckmassage** durch. Hier sollte man nicht mehr als 10 s für die Suche nach einem evtl. noch vorhandenem Puls verwenden. Ungeübte Helfer sollten darauf sogar ganz verzichten. Je nach vorhandenen Möglichkeiten sind die nächsten Maßnahmen die **Intubation,** die Anlage eines **venösen Zugangs** und die **EKG-Ableitung.** Bei Asystolie verabreicht man Suprarenin, bei Kammerflimmern sind die Defibrillation und evtl. die Gabe von Lidocain oder Amiodaron indiziert. Lidocain, Atropin oder Suprarenin können auch endotracheal durch den liegenden Tubus verabreicht werden, falls eine intravenöse Injektion schwierig ist.

Frage: Wie lange würden Sie eine Reanimationsbehandlung denn durchführen? Das kann ja eine schwierige Entscheidung sein, die Sie da fällen müssen! **?**

☐ ☐ ☐
☺ 😐 ☹

Antwort: Die **Erfolgsaussichten** auf eine suffiziente Wiederherstellung eines funktionierenden Kreislaufs sind umso geringer, je mehr **Zeit** zwischen dem Eintritt des Herz-Kreislauf-Stillstandes und dem Beginn der Reanimationsmaßnahmen verstrichen ist und je länger die Reanimation andauert. Zusätzlich nimmt mit diesen Zeitspannen erfahrungsgemäß auch das Ausmaß von bleibenden neurologischen Schäden zu, wenn es gelingt, die Zirkulation wieder in Gang zu bringen. In der Regel wird man ca. eine halbe Stunde reanimieren, wenn dann noch kein suffizienter Kreislauf besteht, wenn die Pupillen des Patienten weit und lichtstarr sind, wenn sich über mehr als 15 min eine Nulllinie im Monitor-EKG zeigt, wird die Reanimation meist abgebrochen.

Frage: Was meinen Sie mit „meist abgebrochen"? **?**

☐ ☐ ☐
☺ 😐 ☹

Antwort: Bei **Unterkühlten** oder **Intoxikierten** kann auch eine längere Reanimation noch sinnvoll sein. Es gibt den Spruch: „Nobody is dead until he is warm and dead."

☐ ☐ ☐
☺ 😐 ☹

Fallbeispiel: Sie werden zu einem Ihnen nicht bekannten Patienten mit plötzlich aufgetretenem Schwindel bei einer Herzfrequenz zwischen 20 und 30 pro min gerufen. Welche Ursachen kommen grundsätzlich infrage, und welche Behandlungsmöglichkeiten bieten sich an?

Antwort: Grundsätzlich kann es zu akuten **Rhythmusstörungen,** z.B. einem akut aufgetretenen AV-Block 2. oder 3. Grades, einer Reizbildungsstörung im Sinusknoten oder einer akuten Bradyarrhythmie gekommen sein. Ursächlich kommen eine **KHK,** ein **Infarkt** oder eine **Medikamentennebenwirkung** durch β-Blocker, Digitalis oder Antiarrhythmika infrage. Bei der weiten Verbreitung von **Herzschrittmachern** muss man jedoch auch an ein Versagen eines Schrittmacheraggregates oder eine Elektrodendislokation denken.

Therapeutisch kann man zunächst versuchen, die **Herzfrequenz** mit **Atropin** oder **Orciprenalin** anzuheben. Gelingt dies nicht, wäre die passagere **transdermale Elektrostimulation** eine weitere Möglichkeit zur Überbrückung der Zeitspanne bis zur Versorgung mit einem endgültigen **Schrittmacheraggregat.** Da diese externe Elektrostimulation sehr unangenehm ist, muss der Patient mit Sedativa und Analgetika versorgt werden.

☐ ☐ ☐
☺ 😐 ☹

Frage: Welche gebräuchlichen **Antiarrhythmika** kennen Sie in der Notfallmedizin?

Antwort: Bei **bradykarden Rhythmusstörungen** können Atropin, Suprarenin oder Orciprenalin eingesetzt werden.

Bei **tachykarden Rhythmusstörungen** ist die Auswahl deutlich größer. Einige von diesen Medikamenten können sowohl bei ventrikulären wie supraventrikulären Tachykardien eingesetzt werden. Lidocain und Amiodaron werden vorwiegend bei ventrikulären, Verapamil, Ajmalin und Adenosin bei supraventrikulären Rhythmusstörungen eingesetzt.

☐ ☐ ☐
☺ 😐 ☹

Frage: Was ist kennzeichnend für eine **hypertensive Krise?**

Antwort: Unter einer hypertensiven Krise versteht man einen **plötzlichen Anstieg** des **Blutdrucks** in Verbindung mit einer **neurologischen** oder **kardiovaskulären Symptomatik.** Diese plötzliche Blutdruckerhöhung kann mit Symptomen wie Kopfschmerzen, Schwindel, Sehstörungen, Hemiparesen, Angina pectoris, Tachykardien oder einer akuten Herzinsuffizienz einhergehen. Wichtig ist eine zügige Senkung des Blutdrucks z.B. mit Nitro-Spray s.l. oder Nifedipin auf hoch normale Werte. Bei nicht ausreichender Wirkung kann man Urapidil, Clonidin oder Dihydralazin intravenös verabreichen.

3.3 Akute Funktionsstörungen des Zentralnervensystems

Fallbeispiel: Sie werden als Notarzt am frühen Morgen zu einem Patienten mit einer plötzlich aufgetretenen Lähmung gerufen. Bei Ihrem Eintreffen finden Sie den Patienten am Boden liegend mit einer schlaffen Parese des rechten Armes vor. Eine Sprachäußerung ist nicht möglich. Was tun Sie?

☐ ☐ ☐

Antwort: Bei dem geschilderten Fall scheint es sich um einen **apoplektischen Insult** zu handeln. Die Symptomatik spricht am ehesten für eine **Ischämie** im Bereich der **A. cerebri media.** Differentialdiagnostisch ist an eine intrazerebrale Blutung oder einen Tumor zu denken. Zunächst erfolgt die klinische Untersuchung des Patienten und die Fremdanamnese, wenn der Patient selbst nicht sprechen kann. Neben der Sicherstellung der **Atmung** und der Verhinderung einer Aspiration ist die **Kreislaufüberwachung** vordringlich. Häufig vorliegende hypertone Werte sollten auf hoch normale Verhältnisse eingestellt werden, d.h. der **Blutdruck** sollte ca. 180 mmHg systolisch betragen. Bei einem die lokale Hirndurchblutung gefährdenden Blutdruckabfall kann der Blutdruck gegebenenfalls mit Dopamin angehoben werden. Wurde auf dem Weg in die Klinik bereits ein CCT durchgeführt, das eine intrazerebrale Blutung ausschließt, so kann unter Berücksichtigung der kardialen Situation und des Blutdrucks mit einer **Hämodilutionstherapie** begonnen werden. Wenn keine Kontraindikationen vorliegen, wird in einigen Zentren im Rahmen von Studien auch eine Lysetherapie des ischämischen Territorialinfarktes durchgeführt.

Frage: Beschreiben Sie bitte das klinische Bild einer **Subarachnoidalblutung.** ?

☐ ☐ ☐

Antwort: Bei einer Subarachnoidalblutung bestehen typischerweise **schlagartig einsetzende, heftigste Kopfschmerzen,** meistens von okzipital nach frontal ausstrahlend, mit **Vernichtungsgefühl** und **Meningismus.** Zusätzlich können **Übelkeit, Erbrechen, Ausfälle** im Bereich der Hirnnerven und nach einem kurzem Intervall **Bewusstseinsstörungen** auftreten. Patienten mit Verdacht auf Subarachnoidalblutung sollten nach Stabilisierung der Kreislaufsituation einer geeigneten Klinik mit neurochirurgischer Abteilung zugeführt werden.

Frage: Was versteht man unter der **Glasgow-Coma-Scale?** ?

☐ ☐ ☐

Antwort: Die Glasgow-Coma-Scale ist eine Einteilung zur standardisierten **Einschätzung** des **Schweregrades** einer **Bewusstseinsstörung.**

Bewertet werden dabei die Reaktion auf Aufforderungen bzw. Schmerzreize, die verbalen Äußerungen sowie das Öffnen der Augen.

☐ ☐ ☐
☺ 😐 ☹

? Frage: Was versteht man unter einem **Status epilepticus?**

Antwort: Unter einem Status epilepticus versteht man eine Abfolge von generalisierten oder fokalen Anfällen, wobei die **Bewusstlosigkeit auch im Intervall** bestehen bleibt. Im Gegensatz zu einem unkomplizierten Krampfanfall ist hier ein therapeutisches Eingreifen indiziert. Zur Unterbrechung des Status gibt man z.B. **Diazepam** intravenös oder als Rektiole. Falls die Wirkung bei einem Grand-mal-Status nicht ausreicht, so kann man zusätzlich **Phenytoin** i.v. einsetzen.

☐ ☐ ☐
☺ 😐 ☹

? Frage: Nennen Sie bitte die klassischen Symptome und Befunde einer bakteriellen Meningoenzephalitis.

Antwort: Es können hierbei **Kopf-** und **Nackenschmerzen, Übelkeit, Erbrechen, Vigilanzstörungen** und **Fieber** auftreten, wobei ein **akuter Beginn** typisch ist. Klassischerweise besteht ein **Meningismus,** und die übrigen Zeichen einer meningealen Reizung, wie das Lasègue-, Brudzinski- und Kernigzeichen, sind positiv.

Es kann jedoch auch ein **uncharakteristisches Krankheitsbild** ohne Meningismus vorliegen. Im Zweifelsfall sind daher immer eine engmaschige Überwachung des Patienten und eine **diagnostische Liquorpunktion** indiziert. Bei einer bakteriellen Meningitis erfolgt eine sofortige **hoch dosierte antibiotische Behandlung** mit einem empirisch gewählten Antibiotikum bis zum Vorliegen eines Antibiogramms.

3.4 Stoffwechselstörungen

☐ ☐ ☐
☺ 😐 ☹

? Frage: Kennen Sie die Symptome einer Hypoglykämie?

Antwort: Bei einer Hypoglykämie treten typischerweise zunächst **vegetative Symptome** wie Heißhunger, Tachykardie und Kaltschweißigkeit auf, die jeder Diabetiker kennen sollte, um z.B. durch die Einnahme von Traubenzucker der Blutzuckerentgleisung entgegenzuwirken. Bleibt dies aus, so kann es zum Fortschreiten der Hypoglykämie mit **Unruhe, neurologischen Symptomen** wie Seh- und Sprachstörungen und Krampfanfällen bis zum Vollbild des **hypoglykämischen Komas** kommen.

Frage: Wie unterscheiden Sie ein diabetisches Koma von einem hypoglykämischen Koma ohne die Möglichkeit der Blutzuckerbestimmung?

Antwort: Dieser Fall wird hoffentlich nie eintreten, da auf jedem NEF, jedem RTW und auch bei jedem Hausarzt und in jedem Altersheim ein Blutzuckermessgerät vorhanden ist. Sollten sämtliche greifbaren Geräte defekt sein, kann man bei begründetem Verdacht auf eine Blutzuckerentgleisung als Ursache einer Bewusstseinsstörung 20–40 ml 50%iger Glukose intravenös verabreichen, wonach sich bei Vorliegen einer **Hypoglykämie** ein bewusstseinsklarer Zustand einstellt. Tritt nach der Glukose-Gabe keine Besserung des Zustands ein, ist dann eine Hypoglykämie ausgeschlossen. Bei gesichertem hyperglykämischen **diabetischen Koma** gibt man 6–10 Einheiten Altinsulin i.v. und beginnt mit einer Flüssigkeitssubstitution mit isotoner Kochsalzlösung. Die weitere Therapie erfolgt auf der Intensivstation unter regelmäßigen Blutzucker- und Elektrolytkontrollen.

Frage: Nennen Sie bitte die typischen Symptome des **Leberkomas.**

Antwort: Auffällig beim Leberkoma ist vor allem der ausgeprägte **Foetor hepaticus.** Richtungweisend ist weiterhin die Fremdanamnese bezüglich **Vorerkrankungen** der **Leber** oder auch hinsichtlich möglicher **Intoxikationen.** Eventuell sind allgemeine Zeichen der **Hepatopathie** wie Ikterus, Spider naevi, Lackzunge, Palmarerythem oder Gynäkomastie vorhanden. Dem Koma gehen meist die früheren Anzeichen der **hepatischen Enzephalopathie** voraus.

Frage: Kennen Sie die Stadieneinteilung der hepatischen Enzephalopathie?

Antwort: Man kann die hepatische Enzephalopathie in **vier Stadien** einteilen. In **Stadium I** bestehen unspezifische Erscheinungen wie verwaschene Sprache, leichtere Ermüdungserscheinungen und Flapping tremor. In **Stadium II** kommt es zur Zunahme der Müdigkeit und Apathie, **Stadium III** ist durch einen stuporösen Zustand gekennzeichnet, in **Stadium IV** liegt ein tiefes Koma vor.

Frage: Wie sieht das klinische Bild der **Urämie** aus?

Antwort: Kennzeichnend ist der **Foetor uraemicus.** Die Patienten klagen über Leistungsschwäche, Übelkeit, Erbrechen, Kopfschmerzen, Müdigkeit und Diarrhö. Dieser Zustand kann sich bis zum **urämischen**

Koma verschlimmern. Bei Anurie oder Oligurie kann eine Hyperhydratation, bei Polyurie eine Dehydratation vorliegen. Die Haut hat meist die für eine **terminale Niereninsuffizenz** typische grau-bräunliche Färbung. Bei einer Überwässerung kann eine hypertone Entgleisung vorliegen, die primär zu behandeln ist. Eine **Hämodialyse** ist schnellstmöglich durchzuführen.

3.5 Polytrauma

☐ ☐ ☐
☺ 😐 ☹

? Frage: Was versteht man unter einem Polytrauma?

Antwort: Unter einem Polytrauma versteht man die Verletzung mehrerer Organe oder Körperregionen, wobei durch die Kombination der Verletzungen oder die Schwere einer Einzelverletzung **Lebensgefahr** besteht.

☐ ☐ ☐
☺ 😐 ☹

? Frage: Was ist bei der **primären Versorgung** eines Polytraumas zu beachten?

Antwort: Wie bei allen lebensbedrohlichen Notfällen hat zunächst die Aufrechterhaltung der **Vitalfunktionen** Vorrang. Währenddessen erfolgt eine **orientierende Untersuchung** mit Blutdruckmessung, Auskultation von Herz und Lunge, Erhebung des neurologischen Status, Feststellung von Frakturen und Untersuchung des Abdomens. Da meist ein erheblicher Blutverlust vorliegt, sind eine ausreichende **Volumensubstitution,** eventuell über mehrere venöse Zugänge, und eine engmaschige **Kreislaufkontrolle** wichtig. Die **Atmung** ist ebenfalls zu kontrollieren, da Verlegungen der Atemwege und Verletzungen des Thorax mit entsprechenden Komplikationen, wie z.B. einem Pneumothorax, vorliegen können. Nach Stabilisierung der Vitalfunktionen ist der schnellstmögliche Transport in die nächst gelegene geeignete Klinik anzustreben.

☐ ☐ ☐
☺ 😐 ☹

? Frage: Wie könnte eine **Notfallnarkose** für einen aspirationsgefährdeten polytraumatisierten Patienten aussehen?

Antwort: Wenn eine **Schocksituation** vorliegt, könnte ich in diesem Fall eine **Ketamin-Diazepam-Narkose** machen. Eine Relaxierung ist im Notarztdienst nur in seltenen Fällen notwendig und wegen der damit verbundenen Gefahren nicht üblich. Bei begleitendem **Schädel-Hirn-Trauma** und nicht zu großem Blutverlust würde ich auf eine **Thiopental-Fentanyl-Narkose** ausweichen, weil Ketamin den Hirndruck steigern kann.

Frage: Wenn Sie als Notarzt zu einem Verkehrsunfall kommen, und da steht der Fahrer des Unfallwagens direkt neben seinem schrottreifen Fahrzeug und wirkt völlig abwesend, wie würden Sie das einschätzen?

Antwort: Als Erstes würde ich den Patienten einfühlsam, aber bestimmt in einen RTW bringen, um eine optimale Untersuchungs- und Behandlungssituation zu schaffen. Der Patient befindet sich entweder in einem psychischen Ausnahmezustand oder er hat möglicherweise ein neurologisch-zentral-nervöses Defizit, das ihm die Wahrnehmung anderer Verletzungen erschwert oder nicht richtig einschätzen lässt. Deshalb ist auch eine orientierende allgemeine Untersuchung unbedingt erforderlich.

Differentialdiagnostisch ist bei einem desorientierten, verunfallten Patienten neben einem Schädel-Hirn-Trauma auch an Drogen-, Alkoholintoxikationen, eine psychiatrische Grunderkrankung, eine Hypoglykämie oder einen postkonvulsiven Zustand zu denken.

Frage: Welche Einteilung für **Schädel-Hirn-Traumata** kennen Sie?

Antwort: Eine Schädelprellung geht ohne Bewusstseinsverlust einher.

Beim **SHT 1. Grades,** der Commotio cerebri kommt es zu einer kurzen Bewusstlosigkeit, evtl. auch zu Übelkeit und Erbrechen. Es sind im CT aber keine morphologischen Schäden nachweisbar.

Beim **SHT 2. Grades** liegt eine leichte Kontusion vor, die zu nur leichten, aber zunächst persistierenden neurologischen Ausfällen führt. Im CT sieht man einen Kontusionsherd.

Das **SHT 3. Grades** ist von schweren Funktionsstörungen begleitet.

Frage: Warum wird ein Patient mit SHT, bei dem Sie eine Blutung aus Mund, Nase und Ohren diagnostizieren, nicht in jedem Fall mit 30° Oberkörperhochlagerung transportiert?

Antwort: Normalerweise dient die Oberkörperhochlagerung mit achsgerechter Halsstellung einer Hirndruckminderung durch verbesserten venösen Abstrom. Bei einem Patienten, bei dem Hinweise auf eine Schädelbasisfraktur vorliegen, können die venösen Sinus eröffnet sein und durch die Oberkörperhochlagerung wäre eine Luftembolie möglich. Ich glaube aber doch, dass ich im Zweifelsfall einen Patienten mit SHT höheren Grades in einer Oberkörperhochlagerung transportieren würde.

Fallbeispiel: Sie werden mit dem Notarzteinsatzfahrzeug von der Leitstelle zu einem Verkehrsunfall gerufen. Sie finden eine ältere Dame am Boden liegend vor, die mit dem Fahrrad gestürzt ist und nun über erhebliche Schmerzen im rechten Bein und Hüftbereich klagt. Sie finden eine Fehlstellung des Oberschenkels, eine Instabilität des Beckens und stellen beim Messen des Blutdrucks einen systolischen Blutdruck von 140 mmHg und eine arrhythmische Herzfrequenz von 140/min fest.

Antwort: Zunächst einmal muss von einer **Oberschenkel-** und evtl. auch **Beckenringfraktur** ausgegangen werden. Falls keine weiteren Verletzungen feststellbar sind, erfolgen nach Anlage eines venösen Zugangs eine zügige **Volumensubstitution** und eine ausreichende **Analgesie,** weil die Tachykardie neben einem schmerzbedingt erhöhten Sympathikotonus auf einen erheblichen Volumenmangel zurückzuführen sein kann. Wenn also bei Schmerzfreiheit immer noch eine Tachykardie mit vielleicht niedrigem Blutdruck vorliegt, muss ich von einem Volumenmangelschock ausgehen.

+ Bei diesem Verletzungsmuster können leicht bis zu 6000 ml Blut in die frakturbenachbarten Gewebe austreten, ohne dass äußerlich eine Blutung sichtbar wird!

Wichtig ist aber auch, gerade ältere Patienten nach kardiovaskulären Vorerkrankungen und Vormedikation zu fragen. Evtl. leidet die Patientin auch nur unter bekannten intermittierenden Tachyarrhythmien bei intermittierendem Vorhofflimmern, was die arrhythmische und hohe Herzfrequenz erklären würde!

Nach Klärung der Kreislaufsituation wird die Patientin dann mit der Schaufeltrage auf eine Vakuummatratze gelagert und in die Klinik transportiert.

3.6 Verbrennungen

Frage: Welche verschiedenen Ursachen für **Verbrennungen** kennen Sie?

Antwort: Bei Verbrennungen handelt es sich um **thermische Schädigungen** des Gewebes, meist verursacht durch Energieübertragung durch **direkte Wärmeleitung.** Sie können jedoch auch durch **Strahlungsenergie,** zum Beispiel nach Radiatio oder zu langem Sonnenbad, bedingt sein oder bei **Elektrounfällen** auftreten.

Fallbeispiel: Sie werden als Notarzt zu einem bewusstlosen Patienten gerufen, der soeben von der Feuerwehr aus einem brennenden Gebäude geborgen wurde. An den Armen sowie an Kopf und Hals sind Verbrennungen sichtbar. Was tun Sie?

Antwort: Zunächst werden Atmung, Puls und Blutdruck überprüft, des Weiteren wird ein venöser Zugang geschaffen und mit einer **Flüssigkeitssubstitution** begonnen. Nach Sicherung der **Vitalfunktionen** erfolgt die **Kühlung** der Verbrennungswunden, am besten mit kaltem Wasser. Vor allem bei einem bewusstlosen Patienten muss in einer solchen Situation an eine **Kohlenmonoxidvergiftung** gedacht werden. Weitere Symptome hierbei wären Tachykardie, Tachypnoe und Rotfärbung der Haut und Schleimhäute. Bei einem Verdacht auf Kohlenmonoxidvergiftung sollte eine Beatmung mit reinem **Sauerstoff** erfolgen.

Frage: Könnte auch ein anderes Verbrennungsprodukt durch die Inhalation der Gase zu einer Bewusstseinsstörung führen? **?**

☐ ☐ ☐
☺ 😐 ☹

Antwort: Wenn in geschlossenen Räumen Kunststoffe verbrennen, entstehen zahlreiche giftige Gase, unter anderem auch **Zyanide.** Als Sofortmaßnahme sollte in diesem Fall **Natriumthiosulfat** i.v. gegeben werden. Ist eine Zyanidvergiftung gesichert und eine Mischintoxikation durch andere Reizgase oder Kohlenmonoxid ausgeschlossen, kann man auch **4-DMAP** i.v. geben. Alternativ wird die Gabe von hoch dosiertem **Vitamin B** diskutiert.

Frage: Wie lassen sich Verbrennungen einteilen? **?**

☐ ☐ ☐
☺ 😐 ☹

Antwort: Verbrennungen werden üblicherweise nach der Tiefe eingeteilt.

- **Erstgradige** Verbrennungen treten durch ein Erythem in Erscheinung, es handelt sich um eine oberflächliche Schädigung der Epidermis. Die Sensibilität ist voll erhalten.
- **Zweitgradige** oberflächliche Verbrennungen führen zu Blasenbildungen, die Schädigungen reichen bis zu den Koriumpapillen. Zweitgradig tiefe Verbrennungen bieten einen wächsern-weißen Aspekt, Epidermis und Koriumpapillen sind zerstört, die Hautanhangsgebilde sind jedoch erhalten. Die Sensibilität ist abgeschwächt.
- Bei **drittgradigen** Verbrennungen handelt es sich um vollständige Zerstörung der Dermis einschließlich der Anhangsgebilde. Das wichtigste Symptom ist hierbei der komplette Sensibilitätsverlust.

Frage: Wie lässt sich schnell der Anteil der verbrannten Körperoberfläche orientierend ermitteln? **?**

☐ ☐ ☐
☺ 😐 ☹

Antwort: Mit der so genannten **Neuner-Regel** lässt sich der prozentuale Anteil der verbrannten Körperoberfläche einfach abschätzen. Vollständige Verbrennungen an einem Bein entsprechen dabei 18%, an einem Arm oder am Kopf 9%, am Rumpf ventral und dorsal je 18%.

Der Genitalbereich geht mit 1% ein. Kleinere Verbrennungen können mithilfe der Handflächenregel bestimmt werden. Die Größe einer Handfläche des Verbrannten entspricht dabei 1% der Körperoberfläche.

☐ ☐ ☐
☺ 😐 ☹

? Frage: Gelten diese Regeln bei **Kindern** gleichermaßen?

Antwort: Bei Kindern muss der **größere Anteil** des **Kopfes** an der Körperoberfläche berücksichtigt werden, bei Säuglingen beträgt dieser etwa 20% (☞ Abb. 3.1).

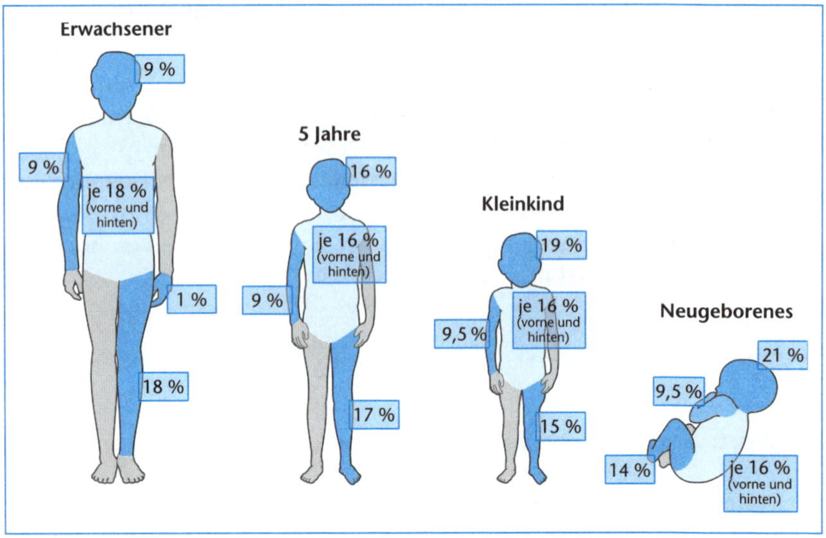

Abb. 3.1: Flächenberechnung bei Verbrennungen nach Wallace (Neuner-Regel) [2]

☐ ☐ ☐
☺ 😐 ☹

? Frage: Welche Bedeutung hat der Anteil der verbrannten Körperoberfläche?

Antwort: Die Ausdehnung und Tiefe der Verbrennung sind neben dem Allgemeinzustand und Alter des Patienten entscheidend für die **Prognose** des Patienten. Außerdem ist die Kenntnis der verbrannten Körperoberfläche in Prozent nötig zur **Berechnung** der **Flüssigkeitsbedarfs** von Verbrennungspatienten.

☐ ☐ ☐
☺ 😐 ☹

? Frage: Wie berechnet man den **Flüssigkeitsbedarf** von Verbrennungspatienten?

Antwort: Patienten mit mittelschweren und schweren Verbrennungen haben vor allem in den ersten 1–2 d einen stark erhöhten Flüssigkeitsbedarf. Der Flüssigkeitsbedarf in den ersten 24 h kann zum Bespiel mit dem **Baxter-Schema** berechnet werden. Hierbei werden am ersten Tag insgesamt 4 ml Elektrolytlösung pro Kilogramm Körpergewicht und Prozent verbrannter Körperoberfläche infundiert. Bei einer 40%igen Verbrennung bei einem normal großen Erwachsenen sind dies ca. 11 l. Ab dem zweiten Tag richtet sich das Infusionsvolumen nach der **Flüssigkeitsbilanz** und den **Laborparametern** sowie nach dem **zentralvenösen Druck.**

Frage: Wie erklärt sich ein derart **hoher Flüssigkeitsbedarf** am ersten Tag? **?**

☐ ☐ ☐
☺ 😐 ☹

Antwort: Durch **Histaminfreisetzung** wird die Kapillarpermeabilität im durch die Verbrennung geschädigten Gewebe und damit der Flüssigkeitsaustritt in das Interstitium gesteigert. Durch **Ödem-** und **Blasenbildung** sowie durch **Exsudation** und **Verdunstung** über die Wundflächen entsteht so der erhebliche Flüssigkeitsverlust, der bis zum Volumenmangelschock und akuten Nierenversagen führen kann.

Frage: Sie erwähnten vorhin richtig den **Elektrounfall** als mögliche Ursache für eine Verbrennung. Was ist in diesem Zusammenhang bei der **Erstversorgung** besonders zu beachten? **?**

☐ ☐ ☐
☺ 😐 ☹

Antwort: Besondere Vorsicht ist bei der Bergung der Opfer nach Elektrounfällen geboten, sie darf erst erfolgen, wenn sichergestellt ist, dass die Stromquelle abgeschaltet ist. Allerdings wird durch Elektrounfälle häufig **Kammerflimmern** ausgelöst, sodass hier schnellstmöglich eine Therapie erfolgen muss.

3.7 Wichtige Intoxikationen und allergische Reaktionen

Frage: Mit welcher **Intoxikation,** meinen Sie, wird man als Notarzt am häufigsten konfrontiert? **?**

☐ ☐ ☐
☺ 😐 ☹

Antwort: Am häufigsten ist sicher die **Äthylalkohol-Intoxikation.** Die Symptomatik ist vom Blutalkoholspiegel abhängig und kann von agitierten Bewusstseinszuständen über leichte Sedierung bis zum tiefen Koma mit Atemlähmung reichen; dementsprechend verschieden ist die notwendige Therapie. Wichtig ist, dass man auch bei nur leicht somnolenten Patienten auf Begleitverletzungen achtet, da zusätzlich ein Schädel-Hirn-Trauma vorliegen könnte.

☐ ☐ ☐
☺ 😐 ☹

? Frage: Welches sind die Symptome einer **Heroin-Intoxikation?**

Antwort: Zeichen einer Intoxikation mit **Opiaten** sind:
- Miosis
- Somnolenz bis zum Koma nach anfänglicher Euphorie
- Depression des Atemzentrums
- Übelkeit, Erbrechen
- zerebrale Krampfanfälle
- Dämpfung der Eigenreflexe
- Hautblässe und Hypothermie

Einstichstellen in typischer Lokalisation untermauern die Verdachtsdiagnose. Die Therapie besteht im Wesentlichen in der Intubation und Beatmung, sofern nötig. Bei ausreichender Spontanatmung kann man eine Antagonisierung mit **Naloxon** durchführen. Zu beachten ist hierbei die kürzere Wirkdauer des Opiatantagonisten mit der Möglichkeit eines Reboundphänomens.

☐ ☐ ☐
☺ 😐 ☹

? Frage: Was müssen Sie bedenken, wenn Sie antagonisieren?

Antwort: Unter Umständen erleidet der Patient einen plötzlichen Entzug, wird wach, evtl. aggressiv und will vor allem nicht mehr in die Klinik. Beim dem Nachlassen der Naloxonwirkung kann der Patient aber wieder eintrüben und die gleiche Symptomatik wie vorher haben. Also darf man den Patienten nicht allein lassen, was keine große Freude macht, wenn dieser dem Rettungsdienst gegenüber seine Aggressionen auslebt. Ich würde daher, wenn überhaupt, dann nur sehr vorsichtig antagonisieren.

☐ ☐ ☐
☺ 😐 ☹

? Frage: Was sind die Symptome einer **Digitalisintoxikation?**

Antwort: Bei einer Digitalisintoxikation kann man **neurologische, gastrointestinale** sowie **kardiale Symptome** unterscheiden. Häufig sind Symptome wie Sehstörungen, Halluzinationen, Müdigkeit oder Reizbarkeit, Übelkeit, Erbrechen, Durchfall und alle Formen der Rhythmusstörungen, bevorzugt jedoch Sinusbradykardie, ventrikuläre Extrasystolie und AV-Blockierungen. Bei Verdacht auf eine Digitalisintoxikation sollte stets ein EKG abgeleitet werden, die Serumspiegel von Digoxin und Digitoxin müssen bestimmt werden. Neben der **symptomatischen Therapie** der Arrhythmien und der gastrointestinalen Symptome können **spezifische Antikörper** verabreicht werden.

Fallbeispiel: Sie werden als Notarzt zu einem in einer Garage liegenden, bewusstseinsgetrübten Patienten gerufen, der sich offenbar in suizidaler Absicht eine Substanz aus einer unbeschrifteten Glasflasche einverleibt hat. Er klagt über starke Bauchschmerzen und Übelkeit. Auffällig sind weiterhin eine Hypersalivation, eine Miosis, eine Zyanose sowie ein knoblauchartiger Geruch. Wie lautet ihre Verdachtsdiagnose?

Antwort: Der beschriebene Patient weist die typischen Symptome einer **Vergiftung** durch **Alkylphosphate** auf. Diese Substanzen sind als Schädlingsbekämpfungsmittel weit verbreitet und führen zu einer **Hemmung** der **Acetylcholinesterase.** Es kommt also zu einem cholinergen Syndrom. Man sollte zunächst einen venösen Zugang schaffen und über diesen **Atropin** verabreichen. Die Injektionen sind in kurzen Abständen zu wiederholen, unter Umständen sind ganz erhebliche Mengen nötig. Zur Elimination des noch nicht resorbierten Alkylphosphates sollte schnellstmöglich eine **Magenspülung** durchgeführt werden. Eine Kontamination der Helfer mit dem Magensaft sowie eine direkte Mund-zu-Mund-Beatmung sind jedoch zu vermeiden, da die Substanz transdermal gut resorbiert wird.

Frage: Sie haben die **Magenspülung** als Verfahren der primären Giftelimination erwähnt. Bei welchen Intoxikationen und in welchem Zeitfenster ist diese Maßnahme denn noch indiziert?

Antwort: Eine Magenspülung ist dann indiziert, wenn die Giftaufnahme **nicht länger als ca. 2 h** zurückliegt, eine potenziell schädliche Dosis eines Giftes eingenommen wurde oder eine **Bewusstseinsstörung** (Sopor oder Koma) vorliegt.

Man muss aber immer die Risiken und Nebenwirkungen, die mit dieser Maßnahme einhergehen können, gegen den möglichen Nutzen abwägen, sodass heute von den Giftzentralen immer seltener eine Magenspülung empfohlen wird.

Kontraindikationen sind Vergiftungen durch Laugen, Säuren, Schaumbildner, organische Lösungsmittel, Ösophagusvarizen, V.a. Magen- oder Ösophagusperforation. Bei Bewusstlosen oder Patienten mit eingeschränkten Schutzreflexen muss immer zum **Aspirationsschutz** eine endotracheale Intubation vorausgehen.

Frage: Bei Intoxikationen durch welche Stoffe würden Sie denn immer spülen?

Antwort: Bei Intoxikationen durch **Betablocker, tri-** und **tetrazyklische Antidepressiva,** größere Mengen **Paracetamol, Bromcarbamid** oder **Barbiturate** sollte immer eine primäre Giftelimination erfolgen, weil es sich um sehr toxische Substanzen handelt, deren Wirkungen teilweise klinisch kaum antagonisierbar sind. Im Regelfall würde ich immer bei der zuständigen Giftzentrale anrufen, um mir einen Rat geben zu lassen. Vorher notiere ich mir den möglichen Zeitpunkt der Giftaufnahme (wann?), die anzunehmende Dosis (wie viel?), die möglichen Substanzen (was? – Mischintoxikationen?), das Alter, Geschlecht und Gewicht des Patienten (wer?). Bei diesen Angaben kann von den Spezialisten eine recht zuverlässige Aussage über mögliche Wirkungen, Dauer und Art der nötigen Überwachung gemacht werden.

☐ ☐ ☐
☺ 😐 ☹

? **Frage:** **Insektenstiche** können bei Allergikern zu lebensbedrohlichen Zuständen führen. Welches sind die klinischen Zeichen, und welches Vorgehen ist angezeigt?

✚ Im Vollbild der anaphylaktoiden Reaktion gilt die „AAC-Regel": Antigenzufuhr stoppen, Adrenalin verdünnt 1:10 langsam und vorsichtig i.v., Kortikoide i.v.

Antwort: Bei Allergikern kann es nach Insektenstichen zu schweren Allgemeinreaktionen bis zum anaphylaktischen Schock kommen. Symptome können **Juckreiz, Urtikaria** und **Flush, Atemnot** durch Bronchospasmus, **Heiserkeit, abdominelle Beschwerden, Übelkeit, Erbrechen, Schwindel, Blutdruckabfall** und **Kreislaufstillstand** sein. Grundsätzlich sollte zunächst ein venöser Zugang geschaffen werden. Bei leichteren Fällen verabreicht man ein **Antihistaminikum** (vor allem einen H_1-Blocker, bei gastrointestinalen Symptomen auch einen H_2-Blocker) und ein **Kortikoid.** Im anaphylaktischen Schock ist zunächst die Gabe von **Suprarenin** und **Volumen** indiziert, Kortikoide und Antihistaminika werden nachfolgend appliziert.

☐ ☐ ☐
☺ 😐 ☹

? **Frage:** Kennen Sie eine **Einteilung** der Schweregrade einer allergischen Reaktion?

Antwort: Es gibt eine Einteilung in vier Schweregrade nach **Ring** und **Meßmer** (☞ Tab. 3.1).

Stadium 1	nur Symptome an der Haut: Juckreiz, Flush oder Urtikaria
Stadium 2	zusätzlich Übelkeit, Bronchospasmus und Tachykardie
Stadium 3	zusätzlich eine Schocksymptomatik mit Blutdruckabfall
Stadium 4	Kreislaufstillstand und Atemstillstand

Tab. 3.1: Einteilung der Schweregrade einer allergischen Reaktion

Frage: Welche Symptome können bei einer **Pilzvergiftung** auftreten? ?

☐ ☐ ☐
☺ 😐 ☹

Antwort: Die Vergiftungserscheinungen sind je nach Pilzart sehr unterschiedlich. Es gibt das Bild der akuten Gastroenteritis innerhalb der ersten Stunden nach der Pilzmahlzeit, des Weiteren kann ein muskarin- oder atropinartiger Symptomenkomplex auftreten.

Die häufigsten tödlichen Pilzvergiftungen entstehen durch den Verzehr des **Knollenblätterpilzes.** Typisch hierfür ist ein Krankheitsverlauf in **zwei Phasen:** Nach einer Latenzzeit von etwa 5–10 h kommt es zu **Erbrechen, Durchfällen** und **abdominellen Beschwerden,** daraufhin tritt zunächst eine Besserung ein. Nach 2–3 d kommt es dann plötzlich zur Eintrübung des Bewusstseins und Zeichen der **Hepatopathie** mit Gerinnungsstörungen.

Frage: Was verstehen Sie unter einem **Reizgas-Inhalationstrauma?** ?

☐ ☐ ☐
☺ 😐 ☹

Antwort: Unter Reizgasen werden verschiedene Gase zusammengefasst, die bei Einatmung zu Schäden an den Schleimhäuten des Respirationstraktes, zu einem **toxischen Lungenödem** oder zur **Asphyxie** durch Bildung von Methämoglobin oder Carboxyhämoglobin führen.

Bei einem Inhalationstrauma kommt es zu einer chemischen und/oder thermischen Schädigung der Atemwege, unter Umständen dann sekundär zur Schädigung des Gesamtorganismus.

Oft liegen Mischintoxikationen durch Reizgase, Kohlenmonoxid und Zyanide vor. Da sich das toxische Lungenödem auch mit einer Latenzzeit von bis zu 36 h entwickeln kann, müssen Patienten nach einem Inhalationstrauma für mindestens diese Zeit stationär überwacht werden.

4 Schmerztherapie

4.1 Physiologie des Schmerzes, anatomische Grundlagen

☐ ☐ ☐
☺ 😐 ☹

? Frage: Wo und wie entsteht **Schmerz?**

Antwort: Akuter Schmerz ist eine unangenehme **sensorische** und **emotionale Erfahrung,** die durch **chemische, physikalische** und **mechanische Reize** ausgelöst wird. Die Schmerzrezeptoren, auch Nozizeptoren genannt, sind freie Nervenendigungen in den Geweben. Sie reagieren mit einer **gesteigerten Impulsaktivität** auf

- mechanische Reize: Quetschung, Schnitt, Druck
- physikalische bzw. thermische Reize
- körpereigene Entzündungsmediatoren

Die Schmerzimpulse werden in **schnell** leitenden myelinisierten **A-delta-Fasern** oder in **langsam** leitenden nicht myelinisierten **C-Fasern** dem Rückenmark zugeleitet.

☐ ☐ ☐
☺ 😐 ☹

? Frage: Gibt es im ZNS ein **Schmerzzentrum?**

Antwort: Nein, an der Schmerzwahrnehmung, an den daraus resultierenden vegetativen und somatischen Reflexen und an der Schmerzverarbeitung sind **verschiedene Teile** des ZNS beteiligt.

- Bereits auf der **Rückenmarksebene,** auf welcher der schmerzleitende Nerv im Hinterhorn in das ZNS eintritt, werden sympathische und motorische Fluchtreflexe ausgelöst.
- Die Schmerzimpulse gelangen dann nach Umschaltung auf das zweite Neuron im kontralateralen Vorderseitenstrang zum **Thalamus** und in die **Formatio reticularis,** wo das Atemzentrum, Kreislauf und Wachheitsgrad stimuliert werden.
- Weiter gelangen die Impulse zum **somatosensorischen Kortex,** wo der Impuls räumlich zugeordnet wird, und zum **limbischen System.** Außerdem wird auch das endokrine System durch die Schmerzimpulse stimuliert.

☐ ☐ ☐
☺ 😐 ☹

? Frage: Kann Schmerz nur an den Schmerzrezeptoren ausgelöst werden?

Antwort: Normalerweise findet die Schmerzauslösung an den Nozizeptoren statt. Wenn aber eine Nervenfaser in ihrem Verlauf geschädigt ist, kann ebenfalls eine Schmerzempfindung ausgelöst werden. Dieser Schmerz wird dann in das **Ursprungsgebiet** des **Nerven** projiziert. Man spricht in diesem Fall vom **„neuropathischen Schmerz"**. Eine Vielzahl von Ursachen kann neuropathische Schmerzen auslösen: Traumen, Entzündungen, Systemerkrankungen, degenerative Veränderungen, Neoplasien usw. So kann z.B. ein Tumor in der Axilla, der den Plexus brachialis komprimiert, dazu führen, dass der Patient in die Hand einschießende Schmerzen verspürt.

Frage: Über welche Mechanismen verfügt der Körper, um die **Schmerzwahrnehmung** zu modulieren? **?**

☐ ☺ ☐ 😐 ☐ ☹

Antwort: Hierbei spielen segmentale und deszendierende **Hemm-Mechanismen** sowie die **Endorphine** eine Rolle.

- **Segmentale** Hemm-Mechanismen werden unter anderem dadurch aktiviert, dass die Druck und Berührung vermittelnden A-beta-Fasern auf segmentaler Ebene **hemmende Interneurone** aktivieren, die wiederum die Schmerzweiterleitung „bremsen". Der Neurotransmitter dieser hemmenden Interneurone ist Enkephalin, ein endogenes Opiat.
- **Deszendierende** Hemm-Mechanismen sind im Rückenmark deszendierende Fasern, die über eine **negative Rückkopplung** den weiteren „Einstrom" von Schmerzreizen ins Gehirn bremsen.
- **Endorphine** funktionieren als Neurotransmitter bzw. an den Nervenendigungen selbst als **„Neuromodulator".** Zusätzlich wirken Endorphine als Hormone.

4.2 Schmerzdiagnostik, spezielle Schmerzanamnese

Frage: Können Sie mir die Funktion des chronischen Schmerzes erläutern? **?**

☐ ☺ ☐ 😐 ☐ ☹

Antwort: Im Gegensatz zum akuten Schmerz, der seine Funktion entwicklungsgeschichtlich darin hat, dass er ein Flucht- oder Vermeidungsverhalten auslöst, hat der chronische Schmerz keine echte Funktion. Chronische Schmerzen können sich, obwohl sie anfangs häufig eine Schutz- und Meldefunktion hatten, so verselbstständigen, dass sie einen **eigenen Krankheitswert** bekommen. Sie sind dann nicht mehr nur Symptom einer Störung, sondern führen zu einem komplexen Psychosyndrom, das durch sozialen Rückzug, Einengung der Interessen, Depression und/oder Aggressivität gekennzeichnet ist.

> **tipp** Manche Prüfer lieben Fangfragen. Man sollte versuchen, sich dadurch nicht aus der Ruhe bringen zu lassen!

☐ ☐ ☐
☺ 😐 ☹

? **Frage:** In Ihre Schmerzambulanz kommt ein Patient, der über stärkste **chronische Rückenschmerzen** berichtet. Wie gehen Sie der Reihenfolge nach vor?

Antwort: Patienten, die in eine Schmerzambulanz überwiesen werden, haben in den meisten Fällen schon eine lange Leidensgeschichte hinter sich und sind durch die Hände vieler Ärzte gegangen, ohne dass ihnen jemand wirklich helfen konnte. Neben einer genauen Anamnese ist es deshalb wichtig, möglichst viele Vorbefunde zu erhalten. Zum einen können dem Patienten dadurch unnötige Zweituntersuchungen und Zeit erspart werden, zum anderen findet sich dabei gelegentlich doch noch ein potenzieller kausaler Ansatz. Für den geschilderten Fall würde ich versuchen, soweit vorhanden, Röntgenbilder, CTs, internistische und orthopädische Vorbefunde zu besorgen. Vielleicht hat der Patient ja einen Bandscheibenvorfall.

☐ ☐ ☐
☺ 😐 ☹

? **Frage:** Ist es wahrscheinlich, dass bei dem Patienten, der die Schmerzambulanz aufsucht, trotz all der Voruntersuchungen ein Bandscheibenvorfall übersehen wurde?

Antwort: Wahrscheinlich ist das sicher nicht, dennoch ist der Schmerztherapeut gehalten, vor einer symptomatischen Therapie noch einmal kausale Therapieansätze zu prüfen und gegebenfalls auch noch einmal weitere Diagnostik anzuregen. Lag zum Beispiel bei diesem Fall eine bei der Diagnostik vor 8 Monaten noch nicht operationspflichtige Protrusion vor, kann jetzt gleichwohl ein Befund entstanden sein, der auch operativ – also kausal angegangen werden könnte. Dazu kommt, dass chronische Schmerzpatienten in ihrer Not oftmals ein „Doctor-hopping“ betreiben, weil ihnen bisher niemand richtig hat helfen können. Gerade bei diesen Patienten ist es wichtig und schwierig, einen kompletten Überblick über die bisherigen diagnostischen Maßnahmen zu bekommen. Die Aussage des Patienten: „Es wurde schon alles untersucht“ darf nicht ausreichen.

☐ ☐ ☐
☺ 😐 ☹

? **Frage:** Na ja, meistens müssen an der Schmerzdiagnostik viele verschiedene Fachdisziplinen beteiligt werden. Welche Fragen sind denn für die **Schmerzanamnese** besonders wichtig?

Antwort: Zunächst versuche ich, die **Schmerzlokalisation** und mögliche Ausstrahlungen genau zu klären. Dazu lasse ich den Patienten auch mit dem Finger auf das schmerzende Areal zeigen.

Dann kläre ich das **Schmerzmuster.** Hierzu gehören:
- Beginn der Schmerzen
- tageszeitliche Schwankungen

- Dauer des Schmerzes
- schmerzfreie Intervalle
- Faktoren wie Kälte oder Wärme, spezielle Tätigkeiten oder Körperhaltungen, die den Schmerz verstärken oder lindern

Die nächsten Fragen betreffen den **Schmerzcharakter:**
- dumpfer, schlecht lokalisierbarer Schmerz
- heller schneidender bzw. stechender Schmerz
- brennender Schmerz
- Schmerz schon bei leichter Berührung?

Schmerzen sind schwer zu objektivieren. Man kann die **Schmerzintensität** des einzelnen Patienten aber durch verschiedene Messinstrumente erfassen, z.B. mit einer visuellen Analogskala oder einer Punkteskala. Über einen längeren Zeitraum erhoben, gibt eine Zu- bzw. Abnahme des Wertes auf einer solchen Skala also Aufschluss über eine relative Zu- bzw. Abnahme der Schmerzstärke des Patienten.

Schließlich sollte der so genannte **Gesamtschmerz** des Patienten erfasst werden. Hierbei ist zu klären, wie stark der Patient in seinen psychischen und sozialen Belangen durch den Schmerz beeinträchtigt ist.

4.3 Therapieverfahren

4.3.1 Schmerzmedikamente

Frage: Können Sie mir eine **Einteilung** von **Analgetika** nennen, und warum kann es sinnvoll sein, solche Einteilungen zu kennen? **?**

☐ ☺ ☐ 😐 ☐ ☹

Antwort: Grundsätzlich unterscheidet man **peripher** wirkende und **zentral** wirkende **Analgetika.**

Die **peripher** wirkenden Analgetika werden eingeteilt in
- **analgetische Säuren,** z.B. ASS, Ibuprofen, Diclofenac und Indometacin
- **nicht saure periphere Analgetika,** z.B. Paracetamol und Novalgin

Bei den **zentral** wirkenden Analgetika handelt es sich um **schwächere** oder **stärkere Opioidanalgetika:**
- **schwächere** Opioidanalgetika: Tilidin, Tramadol und Codeinpräparate
- **stärkere** Opioidanalgetika: Morphin, Pentazocin, Pethidin, Buprenorphin

Mehrere Analgetika einer Gruppe sollten möglichst **nicht miteinander kombiniert** werden, da sich hierdurch zum einen die analgetische Potenz nicht mehr wesentlich steigern lässt, zum anderen die Nebenwirkungsrate aber zunimmt.

tipp Doppelfragen, gekoppelte Fragen oder Fragenketten sind oft unangenehm, weil die zweite und weitere Fragen evtl. auf der Grundfrage aufbauen. Immer der Reihenfolge nach vorgehen; hat man eine Frage vergessen, kann man noch einmal nachfragen. Häufig hat dann allerdings auch der Prüfer seine Frage schon wieder vergessen und stellt eine andere.

☐ ☐ ☐
☺ 😐 ☹

? **Frage:** Was sind denn typische **Nebenwirkungen** der antiphlogistischen, antipyretischen sauren Analgetika?

Antwort: Diese Analgetika hemmen die Cyclooxygenase und dadurch die Prostaglandinsynthese.

Folgende Nebenwirkungen können auftreten:

- verstärkte **Blutungsneigung** aufgrund verminderter Thrombozytenaggregationsfähigkeit
- gastrointestinale Blutungen
- akutes Nierenversagen
- interstitielle Nephritis
- **Bronchospasmen** durch pseudoallergische Reaktion oder echte **allergische Reaktionen**

☐ ☐ ☐
☺ 😐 ☹

? **Frage:** Was versteht man unter dem Begriff **„analgetische Potenz"** eines Opioids?

Antwort: Die analgetische Potenz ist ein Maß für die Dosis eines Opioids, die der analgetischen Wirkung einer bestimmten Menge von **Morphin** entspricht. Morphin hat somit eine analgetische Potenz von 1. Fentanyl hat z.B. eine relative Potenz von 70–100, d.h., man benötigt nur gut ein Hundertstel der Morphindosis, um die gleiche analgetische Wirkung zu erzielen.

☐ ☐ ☐
☺ 😐 ☹

? **Frage:** Wo spielt denn diese theoretische Überlegung eine praktische Rolle in der Schmerztherapie?

Antwort: Wenn man aus irgendeinem Grund das Schmerzmittel wechseln will, kann man über den Umrechnungsfaktor die **Äquivalenzdosis** bestimmen. Ebenso können notwendige Dosissteigerungen über den Umrechnungsfaktor errechnet werden, z.B., wenn man einen Patienten auf transdermales Fentanylpflaster einstellen will und zusätzlich als Bedarfsmedikation ein nicht retardiertes Morphinpräparat verordnet. Wenn dieser Patient nun 100 mg Morphin pro d zusätzlich zum Pflaster oral benötigt, muss die Fentanyldosis um 1 mg/d gesteigert werden.

☐ ☐ ☐
☺ 😐 ☹

? **Frage:** Welche **Nebenwirkungen** treten bei einer Opioidanalgesie relativ häufig auf?

Antwort: Die gefährlichste Nebenwirkung der Opioide ist die **Atemdepression.** Bei chronischen Schmerzpatienten spielt sie allerdings eine untergeordnete Rolle, weil sich der Organismus recht schnell an diese Nebenwirkung adaptiert. Werden aber zusätzlich Sedativa oder andere Medikamente verordnet, die selbst ebenfalls atemdepressiv wirken, kann es zum Atemstillstand kommen.

Unangenehm für die Patienten sind oft die **gastrointestinalen Nebenwirkungen:** Übelkeit, Brechreiz und Obstipation. Häufig ist deshalb eine Begleitmedikation mit Antiemetika und Laxantien, z.B. Laktulose, indiziert.

Frage: Spielt nicht die Atemdepression bei der Verwendung **therapeutischer** Dosen und korrekter Einstellung sowieso nur eine untergeordnete Rolle?

Antwort: Das stimmt nur teilweise, denn z.B. bei hirnorganischen Vorerkrankungen oder pulmonalen Vorerkrankungen, die nur knapp kompensiert sind, kann auch eine sonst unbedenkliche analgetische Dosis eines Opioids zu einer klinisch relevanten Atemdepression führen.

Frage: Ein oft gehörtes Argument gegen die Opioide ist das Suchtpotenzial dieser Medikamente. Was meinen Sie dazu?

Antwort: Hier muss man zwischen der physischen und der psychischen Abhängigkeit unterscheiden. Bei Schmerzpatienten, die über einen längeren Zeitraum Opioide erhalten, kann es zwar zu einer physischen Abhängigkeit kommen, sodass bei abruptem Absetzen der Opioide körperliche Entzugssymptome auftreten. Eine psychische Abhängigkeit wie z.B. bei Heroinabhängigen wird jedoch fast nie beobachtet. Die Schmerzpatienten verlangen ausschließlich wegen der schmerzlindernden Wirkung erneut nach Opioiden, die psychische Wirkung spielt hier keine Rolle.

Der therapeutische Nutzen, den Patienten mit starken Schmerzen aus einer lege artis durchgeführten Schmerztherapie ziehen, überwiegt in einer Güterabwägung bei weitem das Risiko einer Suchtentwicklung. Deshalb wäre es inhuman und ethisch nicht vertretbar, einem Schmerzpatienten wegen der Gefahr einer Suchtentwicklung eine optimale Therapie vorzuenthalten.

4.3.2 Regionalanästhesien

Frage: Welche **regionalen Anästhesieverfahren** können wir in der Schmerztherapie anwenden?

Antwort: Ein **regionales Anästhesieverfahren** bietet sich bei Schmerzzuständen an, die durch Medikamente nicht oder nur unter erheblichen Nebenwirkungen beherrscht werden können. Zu den regionalen Anästhesieverfahren in der Schmerztherapie gehören

- Nervenblockaden einzelner Nerven
- Plexusanästhesien
- peridurale Katheteranästhesien
- Sympathikusblockaden

? Frage: Welche Ziele verfolgen Sie mit einer Nervenblockade?

Antwort: Über eine Nervenblockade kann die **Schmerzweiterleitung** in einzelnen Nerven oder Plexus vorübergehend **unterbrochen** werden. Hierzu führt man mit **lang wirkenden Lokalanästhetika,** wie z.B. Bupivacain, Serien mit 6–12 Blockaden durch.

Durch dieses Verfahren kann der Circulus vitiosus durchbrochen werden, durch den sich muskuläre Verspannungen und Schmerz gegenseitig bedingen und verstärken.

Darüber hinaus soll es so genannte „Schmerzgedächtniszellen" geben, die Schmerz einerseits lernen, andererseits bei Blockierung der Schmerzweiterleitung diesen auch wieder „verlernen" können.

? Frage: Was ist dann aber eine diagnostische und was eine neurolytische Nervenblockade?

Antwort: Diagnostische Nervenblockaden werden durchgeführt, um denjenigen Nerven ausfindig zu machen, der für die Weiterleitung der Schmerzimpulse verantwortlich ist. Im Gegensatz zu den therapeutischen Blockaden werden hierzu schnell anschlagende und **kurz wirksame Lokalanästhetika** angewandt.

Über eine **neurolytische Blockade,** die eine diagnostische Blockade voraussetzt, wird der Nerv dann durch Zellgifte wie Alkohol oder Phenol in seiner Funktion langfristig geschädigt, sodass keine Schmerzimpulse mehr fortgeleitet werden. Es handelt sich dabei also um eine **therapeutische** Blockade. Hierbei sind eine exakte Kanülenpositionierung und die Beschränkung auf geringe Volumina wichtig, um die umgebenden Gewebe nicht unnötig zu schädigen.

? Frage: In welchen Fällen kann eine Sympathikusblockade sinnvoll sein?

Antwort: Grundsätzlich sollte dieses Verfahren immer dann in Erwägung gezogen werden, wenn der Patient über **dumpf-bohrende, brennende Schmerzen** klagt oder zusätzlich zum Schmerz **vasomotorische Störungen** vorliegen. Auch bei postzosterischen Neuralgien oder der sympathischen Reflexdystrophie kommen gelegentlich Sympathikusblockaden zur Anwendung.

Sympathikusblockaden erfolgen entweder im Bereich des **Grenzstranges** oder als **Ganglion-stellatum-Blockade.** Hierzu werden meist Serien mit 6–12 Blockaden in ein- bis zweitägigem Abstand durchgeführt.

4.3.3 Physikalische Therapien

Frage: Skizzieren Sie bitte kurz einige **physikalische Therapieansätze,** die Sie zur Behandlung chronischer Schmerzen anwenden können! **?**

☐ ☺ ☐ 😐 ☐ ☹

Antwort: Die physikalischen Therapieverfahren bei der Behandlung chronischer Schmerzen können in drei Gruppen eingeteilt werden:
1. **thermische Verfahren:** Wärme oder Kälte wird lokal in Form von Bestrahlungen oder „Packungen" appliziert, um über eine Hyperämisierung, Muskellockerung oder (im Fall einer Kälteapplikation) Entzündungshemmung eine Schmerzlinderung zu erzielen.
2. **manuelle Verfahren:** In diese Gruppe gehören z.B. Massagen oder krankengymnastische Übungen.
3. **elektrische Reizstromverfahren:** Hierzu gehören Iontophorese, Stangerbäder oder TENS-Geräte.

Frage: Können Sie uns denn das Prinzip der transkutanen elektrischen Nervenstimulation näher erläutern? **?**

☐ ☺ ☐ 😐 ☐ ☹

Antwort: Das Prinzip des TENS-Verfahrens ist die Auslösung von Parästhesien durch eine elektrische Stimulation in dem schmerzenden Hautareal, im Bereich der versorgenden Nervenäste oder den so genannten Headschen Zonen. Die Stimulation erfolgt über aufgeklebte Elektroden entweder mit nieder frequentem, meist jedoch mit hoch frequentem (80–100 Hz) Reizstrom. Die Reizströme bewirken zum einen eine gesteigerte Endorphinausschüttung im betreffenden Areal, zum anderen werden über die A-beta-Fasern segmentale Hemm-Mechanismen aktiviert. Das Verfahren ist sehr nebenwirkungsarm und kann entweder intermittierend oder als Dauerstimulation angewandt werden.

> **tipp** Gut gelaufen! Der Prüfer hat, wie hoffentlich beabsichtigt, das letzte Stichwort der Antwort aufgegriffen. Damit darf man immer rechnen, deshalb nie eine Antwort mit einem Bereich abschließen, in dem man sich nicht auskennt!

4.3.4 Akupunktur

☐ ☐ ☐
☺ 😐 ☹

? **Frage:** Welche **Akupunkturverfahren** kennen Sie, die zur Behandlung chronischer Schmerzen eingesetzt werden?

Antwort: Neben der aus der **klassischen** chinesischen Medizin stammenden Akupunktur werden in der Schmerztherapie auch die **Ohrakupunktur** und die **Elektroakupunktur** angewandt.

Die **klassische chinesische Akupunktur** ist ein ursprünglich aus der Erfahrungsmedizin stammendes Verfahren, das auf einem komplizierten theoretischen Krankheitsverständnis fußt. Es gibt 14 Hauptmeridiane mit über 700 Akupunkturpunkten.

Die **westliche Form** der Akupunktur, z.B. nach der Wiener Schule von Bischko, stellt eine Synthese aus den chinesischen Methoden und den Erfahrungen mit westlichen Patienten dar. Noch etwas leichter zu erlernen und anzuwenden ist die **Ohrakupunktur,** die auf den französischen Arzt Nogier zurückgeht.

Darüber hinaus kann man an die Akupunkturnadeln Reizströme anlegen (Elektrostimulations-Akupunktur = ESA) oder neuerdings auch Laserakupunkturen durchführen.

Ein verwandtes Verfahren ist die **Akupressur.**

☐ ☐ ☐
☺ 😐 ☹

? **Frage:** Was ist der Unterschied zwischen Akupunktur und Akupressur?

Antwort: Wie der Name schon sagt, wird bei der Akupunktur punktuell an einer Stelle ein Reiz gesetzt, während bei der Akupressur eine Region durch Druck von außen stimuliert wird. Die Akupressur ist also nicht invasiv. Die theoretische Grundlage ist aber sehr ähnlich. Von der Akupressur wiederum ist die Reflexzonenmassage abgeleitet.

☐ ☐ ☐
☺ 😐 ☹

? **Frage:** Haben Sie eine Vorstellung davon, wie die Akupunktur wirkt?

Antwort: Es wird angenommen, dass verschiedene Komponenten zum Erfolg einer Akupunkturbehandlung beitragen. Wenn man sich auf das westliche Krankheitsverständnis beschränkt, sind dies:

- Steigerung der endogenen Opioidfreisetzung
- Gegenirritationsverfahren mit Verstärkung der segmentalen Hemm-Mechanismen
- Aktivierung vegetativer Regelkreise
- Suggestion bzw. Plazeboeffekt

4.3.5 Adjuvante Medikamente

Frage: Welche Medikamente setzen Sie in der Schmerztherapie außer den klassischen Analgetika noch ein?

Antwort: Inzwischen haben auch Neuroleptika, Antidepressiva, Kalzitonin, Kortikoide und einige Antikonvulsiva einen festen Platz in der Schmerztherapie. Um die Nebenwirkungsrate der Analgetika möglichst gering zu halten, werden außerdem häufig Medikamente aus folgenden Gruppen ergänzend verabreicht:

- Antiemetika
- Spasmolytika
- Laxanzien
- Antazida

Frage: Dann wollen wir uns mal auf die Antidepressiva, Neuroleptika und Antikonvulsiva konzentrieren. Bei welchen Schmerzen setzen Sie diese Medikamente ein und wissen Sie auch etwas über die Wirkmechanismen dieser Substanzen?

Antwort: **Antidepressiva** verstärken die deszendierenden Hemm-Mechanismen, indem sie als **„Reuptake-Hemmer"** die Konzentration der Neurotransmitter Noradrenalin und Serotonin in den Hemmbahnen erhöhen. Die schmerzstillende Wirkung beginnt dabei schon in Dosen, die unter der antidepressiv wirkenden Medikamentendosis liegen und sie setzt auch früher ein. Haupteinsatzgebiet sind **Tumorschmerzen** und **neuropathische Schmerzen.**

+ Die zur Schmerztherapie eingesetzte Dosis für Amitriptylin beginnt z.B. schon bei 10–25 mg täglich und kann bis 150 mg/d gesteigert werden.

Neuroleptika verstärken die Wirksamkeit von Opiaten und erhöhen die Schmerzschwelle, indem sie die zentralen Dopaminrezeptoren blockieren. Erwünschte Nebeneffekte sind außerdem eine Distanzierung vom Schmerz, ein antiemetischer, anxiolytischer und gelegentlich ein sedierender Effekt.

Antikonvulsiva bewirken eine Stabilisierung der Nervenmembranen. Meist wird hierfür Carbamazepin eingesetzt. Die Dosierung beträgt 100 mg/d. Indikation für Carbamazepin ist der neuropathische Schmerz, vor allem aber der neuralgiforme einschießende Schmerz, wie z.B. bei der Trigeminusneuralgie.

4.4 Spezielle Schmerztherapie

4.4.1 Tumorschmerz

☐ ☐ ☐
☺ 😐 ☹

? **Frage:** Kennen Sie den **Stufenplan** der **WHO** zur Behandlung des Tumorschmerzes?

Antwort: Ja. Das Ziel der Tumorschmerztherapie besteht darin, die **Lebensqualität** des Patienten soweit wie irgend möglich zu verbessern. Hierbei gelten folgende Grundregeln: Die Schmerz- und Begleitmedikamente sollten möglichst **oral** eingenommen werden und die Schmerzmedikation sollte innerhalb eines **Stufenplans** nach **einem festen Zeitschema** erfolgen.

1. **Stufe:** peripher wirkende Nicht-Opioid-Analgetika, z B. ASS, Ibuprofen, Diclofenac, PCM oder Novalgin.
2. **Stufe:** peripher wirkendes Analgetikum + schwaches Opioid, z.B. Ibuprofen plus Tramadol oder Novalgin plus Tilidin, evtl. Ergänzungsmedikation mit Amitriptylin.
3. **Stufe:** peripher wirkendes Analgetikum + starkes Opioid, z.B. Novalgin plus MST oder Ibuprofen plus Durogesic-Pflaster. Fortführung der Ergänzungsmedikation mit Amitriptylin, evtl. zusätzlich Laktulose und Antiemetika (wenn erforderlich).

Das WHO-Stufenschema besteht aus drei Stufen, wenn jedoch auch in der 3. Stufe bei vertretbarem Nebenwirkungsspektrum keine Schmerzfreiheit erzielt werden kann, können als 4. Stufe **invasive Verfahren** wie PDK, Nervenblockaden etc. angewandt werden.

☐ ☐ ☐
☺ 😐 ☹

? **Frage:** Gibt es eine Indikation für **Kortikosteroide** in der Behandlung von Tumorschmerzpatienten?

Antwort: Bei Patienten mit einer Hirnfiliarisierung können Kortikoide zur **Senkung** des **Hirndrucks** eingesetzt werden. Ein **Ödem** in unmittelbarer Umgebung eines Tumors kann zu einer Verstärkung neuropathischer Schmerzen führen, sodass auch in diesen Fällen aufgrund ihrer abschwellenden Wirkung ein Therapieversuch mit Kortikoiden gerechtfertigt ist.

4.4.2 Kopfschmerz

☐ ☐ ☐
☺ 😐 ☹

? **Frage:** Erzählen Sie doch bitte ein wenig zur Differentialdiagnose des Kopfschmerzes!

Antwort: Am Beispiel des Kopfschmerzes lässt sich gut zeigen, wie wichtig eine gute **Schmerzanamnese** ist. Oft gelingt schon durch die Anamnese allein eine Zuordnung des Symptoms Kopfschmerz zu verschiedenen Krankheitsbildern. Mögliche Ursachen von Kopfschmerzen sind:

- Spannungskopfschmerz
- Migräne
- Cluster-Kopfschmerz
- Trigeminusneuralgie
- postzosterische Neuralgie
- zervikogener Kopfschmerz
- toxischer Kopfschmerz bei Analgetikaabusus
- medikamenteninduzierter Kopfschmerz im Sinne einer Medikamentennebenwirkung
- Arteriitis temporalis
- Kopfschmerz bei erhöhtem intrakraniellen Druck
- Zahnschmerz
- Sinusitis
- Fehlsichtigkeit oder Glaukom
- Meningitis
- subarachnoidale Blutung
- hypertensive Krise

Fallbeispiel: Sie bekommen einen 34-jährigen männlichen Patienten, der seit zwei Jahren unter heftigsten, plötzlich und ohne Vorboten einschießenden halbseitigen Kopfschmerzen leidet. Er berichtet zusätzlich, dass dann auch immer das Auge auf der schmerzenden Kopfseite gerötet sei und stark träne. Woran denken Sie bei dieser Anamnese und wie könnte eine Akutbehandlung bzw. wie eine Prophylaxe aussehen?

☐ ☐ ☐
☺ 😐 ☹

Antwort: Ich würde den Patienten zusätzlich noch nach der **Anfallsfrequenz,** der **Schmerzqualität** und nach **Auslösern,** die zur Triggerung des Schmerzes führen, fragen.

Frage: Es handelt sich um einen hellen, stark schneidenden Schmerz. Die Schmerzattacken treten oft nach Alkoholgenuss und gehäuft im Frühjahr und Herbst auf. Die Häufigkeit der Attacken variiert von mehrmals täglich mit einer Anfallsdauer von 15–60 min bis wochenlang gar nicht.

☐ ☐ ☐
☺ 😐 ☹

Antwort: Die Anamnese ist typisch für einen **episodischen Cluster-Kopfschmerz.** Ein typisches, richtungweisendes Begleitsymptom hierbei ist eine ausgeprägte motorische Unruhe im Anfall. Um die Diagnose zu sichern, kann man einen Nitrolingualtest (1 mg sublingual) durchführen. Bei Applikation tritt in der Regel eine Schmerzattacke auf.

Die akute Therapie im Anfall besteht in einer 100%igen **Sauerstoffinhalation** über eine Maske. Zusätzlich ist eine Kurzinfusion mit 1000 mg **Aspisol** sinnvoll. Spricht der Schmerz hierauf nicht an, so ist eine Therapie mit **Ergotamin** als Aerosol oder als parenterale Gabe möglich.

Eine **Anfallsprophylaxe** kann mit **Verapamil,** bei Erfolglosigkeit auch mit **Lithium** oder mit einer **Prednisolon-Stoßtherapie** erfolgen. Außerdem sollte man dem Patienten für den häuslichen Bereich ein **Sauerstoffinhalationsgerät** verordnen.

☐ ☐ ☐
☺ 😐 ☹

? Frage: Was verstehen Sie unter einer **Migraine accompagnée?**

Antwort: Oft geht einer Migräneattacke eine so genannte **Aura** voraus, der ein beschwerdefreies Intervall folgt, bevor die Schmerzattacke auftritt. Die Aura besteht klassischerweise in Sehstörungen im Sinne eines Flimmerskotoms oder in Übelkeit mit Erbrechen. Es sind aber auch homonyme Gesichtsfeldausfälle, einseitige sensible oder motorische Ausfälle möglich. Bei einer **prolongierten Aura,** die **ohne freies Intervall** in den Kopfschmerz einmündet und sich in Form einer **Halbseitensymptomatik** äußert, spricht man von einer Migraine accompagnée.

☐ ☐ ☐
☺ 😐 ☹

? Frage: Woran müssen Sie bei den von Ihnen eben geschilderten Symptomen differentialdiagnostisch denken?

Antwort: Differentialdiagnostisch kommen **TIAs, Insulte,** intrakranielle **Blutungen** oder **Hirntumoren** infrage.

☐ ☐ ☐
☺ 😐 ☹

? Frage: Welche apparativen Untersuchungen würden Sie denn empfehlen, wenn Ihnen die Anamnese allein keinen Aufschluss über die Ursache des Kopfschmerzes gegeben hat?

Antwort: Folgende Untersuchungen sind sinnvoll:
- **Nativ-Röntgenaufnahmen** von Schädel und HWS: Sinusitis? Fehlstellung? Osteochondrose?
- **EEG:** Herdhinweise?
- **CCT** oder **kranielles MRT:** strukturelle Veränderungen (Tumor, Blutung, Hydrozephalus etc.)
- **Angiographien:** arterielle oder venöse Thrombosen? Blutaustritte? Tumorzeichen?
- **Labordiagnostik:** Entzündungsparameter? BSG?

Fallbeispiel: Zu Ihnen kommt eine 70-jährige Patientin. Sie klagt über einseitige, salven- und attackenartige elektrisierende Gesichtsschmerzen in der rechten Wange, die vor allem durch Kälte ausgelöst werden. Diese Attacken träten ca. 10-mal täglich auf. Alle Schmerzmittel, die sie ausprobiert habe, hätten bisher nicht geholfen. Die Schmerzen seien so entsetzlich, dass sie schon daran gedacht habe, sich das Leben zu nehmen. Können Sie der Patientin vielleicht helfen?

Antwort: Die geschilderte Anamnese spricht für eine **Trigeminusneuralgie** im 2. Ast des Trigeminus rechts. Typisch sind die einseitigen Attacken mit extrem starken, elektrisierenden, brennenden Schmerzen, die durch einen Trigger ausgelöst werden können. Frauen sind etwas häufiger betroffen als Männer, das Erstmanifestationsalter liegt meist zwischen dem 40. und 70. LJ. Differentialdiagnostisch muss eine durch Tumoren, Herpes zoster, MS oder Hydrozephalus bedingte symptomatische Trigeminusneuralgie ausgeschlossen werden.

Therapie der ersten Wahl ist in diesem Fall **Carbamazepin,** das einschleichend dosiert werden sollte. Alternativ kommen **Baclofen** oder **Phenytoin** infrage. Erst wenn die medikamentösen Verfahren versagen, sind eine **Glyzerinblockade** am Ganglion Gasseri oder eine vaskuläre **Dekompressionsoperation** nach Janetta zu empfehlen.

Frage: Bestimmen Sie auch den Carbamazepin-Serumspiegel während der Therapie?

Antwort: Der Serumspiegel kann zwar bestimmt werden, Carbamazepin wird jedoch in diesem Fall nicht nach dem Serumspiegel des antikonvulsiv-therapeutischen Bereichs dosiert, sondern nach der Wirkung. Allerdings müssen mögliche **Nebenwirkungen** des Carbamazepins bedacht und kontrolliert werden. Hierzu gehören insbesondere **Herzrhythmusstörungen, Blutbildveränderungen** und Veränderungen der **Leberwerte,** da Carbamazepin potenziell hepatotoxisch ist.

4.4.3 Postzosterische Neuralgie

Frage: Woran erkennen Sie eine postzosterische Neuralgie?

Antwort: Der Verdacht auf eine postzosterische Neuralgie ergibt sich aus der **Anamnese.** Der Schmerzbeginn hängt zeitlich mit dem **Ausklingen** der **akuten Herpes-Zoster-Infektion** zusammen. Die Patienten klagen dann über persistierende heftige, brennende Dauerschmerzen im betroffenen Dermatom sowie gelegentlich auch über plötzlich einschießende, stechende neuralgiforme Schmerzen. Die Schmerzlokalisation kann einem Dermatom zugeordnet werden. Manchmal sieht man auch eine Hyperpigmentation in dem betroffenen Hautareal.

☐ ☐ ☐
☺ 😐 ☹

? **Frage:** Meistens nehmen die Patienten bereits Schmerzmittel ein, wenn Sie zu Ihnen kommen. Was würden Sie empfehlen?

Antwort: Zunächst kann man versuchen, den Schmerz durch Sympathikusblockaden an den Ganglien oder im Grenzstrang auszuschalten. Alternativ kommt auch ein PDK in Frage. Wenn eine Ausschaltung des Schmerzes auf diesem Wege gelingt, ist unter Umständen eine wirkliche Heilung möglich, sodass der Patient keine Dauermedikation mehr benötigt. Allerdings ist der Therapieerfolg dieser Verfahren im chronischen Stadium nicht so gut, wie bei einer akuten Erkrankung. Werden diese invasiven Therapieverfahren bei einer akuten zosterischen Neuralgie frühzeitig eingesetzt, so kann dadurch oft eine Chronifizierung verhindert werden.

Bei einem unbefriedigenden Ergebnis kann die Medikation durch Antidepressiva, z.B. Amitriptylin, ergänzt werden. Bei zusätzlicher neuralgiformer Schmerzkomponente sollte Carbamazepin verordnet werden. Wenn auch dies nicht den erwünschten Erfolg zeigt, können peripher wirkende Analgetika gegeben oder ein Test mit Morphinen durchgeführt werden.

4.4.4 Phantomschmerz

☐ ☐ ☐
☺ 😐 ☹

? **Frage:** Wie können Sie die Inzidenz von **Phantomschmerzen** vermindern, wenn der Patient präoperativ bereits unter starken Schmerzen in der betreffenden Extremität klagt?

Antwort: Ca. 60% aller Patienten leiden nach einer Amputation unter so genannten Phantomschmerzen. Dieser Schmerz wird meistens im distalen Bereich der amputierten Extremität empfunden und tritt besonders häufig bei den Patienten auf, die schon vor der Amputation unter Schmerzen in der betreffenden Extremität litten.

Die Inzidenz eines schweren, therapiebedürftigen Phantomschmerzes kann durch eine **lückenlose perioperative Leitungsanästhesie** vermindert werden. Hierzu sollte dem Patienten ca. 3 d präoperativ ein PDK gelegt und über 3 d prä-OP und 3 d post-OP eine **kontinuierliche Schmerzausschaltung** durchgeführt werden.

☐ ☐ ☐
☺ 😐 ☹

? **Frage:** Wie erklärt man sich, dass die Inzidenz des Phantomschmerzes bei Anwendung einer perioperativen Schmerzausschaltung geringer ist?

Antwort: Als Ursache für den Phantomschmerz werden drei unterschiedliche Mechanismen angenommen:

- **Neurombildung** durch Aussprossen von Neuronen im Bereich des durchtrennten Nerven
- **Wegfall** der **inhibitorischen A-beta-Fasern** mit der Folge einer neuronalen Übererregbarkeit auf Rückenmarksebene
- **Schmerzengramm** im Sinne einer „Schmerzgedächtnisspur" bei vorbestehenden chronischen Schmerzen in der betreffenden Extremität

Frage: Können Sie das noch etwas näher erläutern, was verstehen Sie unter **Schmerzengramm?**

Antwort: Letztlich ist das eine theoretische Annahme. Sie beruht darauf, dass man festgestellt hat, dass Patienten, die eine gute prä- und perioperative Leitungsanästhesie erhalten haben, weniger häufig unter Phantomschmerzen leiden, als Patienten, die präoperativ starke Schmerzen hatten. Dies kann ja aber nicht daran liegen, dass bei diesen Patienten weniger Neurome entstehen oder die A-beta-Fasern geschont würden. Man nimmt also an, dass es Schmerzgedächtniszellen oder eben eine „Schmerzgedächtnisspur" gibt. Durch die perioperative Leitungsanästhesie soll das Schmerzengramm sozusagen „gelöscht" werden, damit die Schmerzgedächtniszellen den Schmerz „verlernen"

4.4.5 Sympathische Reflexdystrophie (Morbus Sudeck)

Fallbeispiel: Sie werden von den Kollegen der handchirurgischen Abteilung zu einer 48-jährigen Patientin gerufen, bei der vor einer Woche eine Handoperation bei Morbus Dupuytren durchgeführt wurde. Die Patientin klagt darüber, dass sie nach der Operation starke Schmerzen im Bereich der Operationswunde gehabt habe. Dann sei sie einen Tag lang fast beschwerdefrei gewesen und nun leide sie unter starken brennenden Schmerzen im Bereich der ganzen livide geschwollenen Hand. Die verordnete krankengymnastische Übungsbehandlung könne sie vor Schmerzen gar nicht mehr ertragen. Woran denken Sie?

Antwort: Es handelt sich um eine recht typische Anamnese für eine **sympathische Reflexdystrophie** (SRD): vorangegangenes Trauma an einer Extremität, Symptomwechsel, brennender Schmerz und distal betonte generalisierte Schwellung mit akutem Beginn.

Auch Geschlecht und Alter der Patientin sind relativ typisch: Frauen sind häufiger als Männer betroffen, der Erkrankungsgipfel liegt um das 50. LJ.

Bei der körperlichen Untersuchung findet man folgende **Symptomentrias:**

- **Vegetativum:** distal generalisierte Schwellung, Überwärmung, livide Hautverfärbung, veränderte Schweißsekretion im Vergleich zur Gegenseite
- **Motorik:** Beweglichkeit und grobe Kraft sind vermindert, manchmal zeigt sich ein Ruhetremor.
- **Sensibilität:** diffuse Spontanschmerzen mit Verstärkung bei Bewegung. Die Schmerzen verringern sich bei Hochlagerung der Extremität.

Im Krankheitsverlauf können **drei Stadien** unterschieden werden:

1. **Akutstadium** mit **„Entzündungssymptomen"** in den Weichteilen
2. **Stadium** der **Dystrophie** mit fleckigen Knochenentkalkungen, beginnender Fibrose der periartikulären Regionen und Bewegungseinschränkungen
3. **Atrophiestadium** mit generalisierter Atrophie von Haut, Subkutis, Muskeln und des Skeletts. Oft sind die Gelenke versteift.

☐ ☐ ☐ ☺ 😐 ☹

? **Frage:** Bis zum Atrophiestadium wollen Sie es doch aber bestimmt nicht erst kommen lassen! Wenn Sie also den Verdacht auf eine akute SRD haben, wie können Sie die **Diagnose** sichern?

Antwort: Zur Diagnosestellung reicht in der Regel die **typische Anamnese** aus. Man kann aber zusätzlich einen Ischämietest und eine diagnostische IVRSB durchführen.

☐ ☐ ☐ ☺ 😐 ☹

? **Frage:** Was ist denn eine IVRSB?

Antwort: Das ist die Abkürzung für eine **intravenöse regionale Sympathikusblockade.** Hierzu wird an der entsprechenden Extremität ein venöser Zugang gelegt. Anschließend wird die Extremität mit einer Gummibinde ausgewickelt, mit einer Blutdruckmanschette am Oberarm/Oberschenkel ein suprasystolischer Druck erzeugt und dann Guanethidin injiziert. Nach ca. 20 min wird die Kompression schrittweise beendet. Bei Patienten mit einer frischen SRD beobachtet man initial eine Verstärkung der Schmerzen, dann eine langsame Schmerzreduktion bis hin zur Beschwerdefreiheit. Gleichzeitig bilden sich auch die klinischen Symptome zurück.

☐ ☐ ☐ ☺ 😐 ☹

? **Frage:** Und wie sieht die **Therapie** des Morbus Sudeck aus?

Antwort: Das hängt vom **Krankheitsstadium** ab. In der **Akutphase** ist eine konsequente **Analgesie** und **Ruhigstellung** mit Hochlagerung der

Extremität angezeigt. In den **anderen Stadien** besteht die Therapie in einer Kombination von **Physiotherapie** plus **Schmerztherapie.**

Als **physiotherapeutische Maßnahmen** kommen Krankengymnastik auf neurophysiologischer Basis, Eiswassertherapie, Interferrenzstrom und Lymphdrainage in Betracht. Hierbei muss konsequent darauf geachtet werden, dass die Krankengymnastik immer nur bis zur Schmerzschwelle durchgeführt wird.

Die **Schmerztherapie** wird in Form von IVRSB und/oder durch Sympathikusblockaden am Ganglion stellatum oder als Plexusanästhesien durchgeführt. Adjuvant kann eine Kortikoidmedikation und Kalzitonininfusionen sinnvoll sein.

4.4.6 Polyneuropathie

Frage: Die **Polyneuropathie** ist eine der häufigsten Langzeitkomplikationen beim **Diabetes.** Für die Patienten bedeuten die Schmerzsensationen oft eine erhebliche Einschränkung der Lebensqualität. Was sind mögliche **Symptome** der Polyneuropathie und woran denken Sie differenzialdiagnostisch, wenn ein Diabetiker über Schmerzen in den Beinen klagt?

?

☐ ☐ ☐
☺ 😐 ☹

Antwort: Die diabetische Polyneuropathie äußert sich durch distal betonte **strumpf-** oder seltener **handschuhförmige Sensibilitätsstörungen.** Dabei fallen zuerst die Empfindungen für Vibration und Temperaturempfindung aus. Die Patienten klagen über **Kribbelparästhesien,** manchmal auch über eine **Hyperpathie** oder **Allodynie.** Zusätzlich leiden die Patienten unter brennenden Schmerzen **(„Burning feet“),** manchmal auch unter einem unstillbaren Bewegungsdrang der Beine **(„Restless legs“).**

Differentialdiagnostisch müssen eine **Claudicatio** bei arteriellen Durchblutungsstörungen, eine chronische **Polyarthritis** und **Polyneuropathien** anderer Genese (Alkohol, Urämie, Vitamin-B_1- und -B_{12}-Mangel) in Erwägung gezogen werden.

4.5 Therapiekontrolle

Frage: Nehmen wir einmal an, dass Sie einen Patienten schmerztherapeutisch betreuen. Sie haben eine Therapieplanung gemacht, verordnen nach einem Stufenschema Medikamente und wollen nun einschätzen, wie gut Sie dem Patienten helfen konnten. Welche Verfahren der Therapiekontrolle kennen Sie?

?

☐ ☐ ☐
☺ 😐 ☹

Antwort: Das Ziel einer Therapiekontrolle ist zum einen, die **Wirksamkeit** der Therapie zu überprüfen, zum anderen mögliche **Medikamentennebenwirkungen** rechtzeitig zu erfassen, um so die Medikation ergänzen oder umstellen zu können.

Ich fordere den Patienten auf, ein **Schmerztagebuch** zu führen und mache ihn mit einer visuellen Analogskala vertraut. Anhand dieser Skala kann der Patient dann alle zwei oder drei Stunden seinen Schmerzgrad erfassen und dokumentieren.

Wichtig ist darüber hinaus, den Patienten schon vor dem Therapiebeginn über die häufigsten **Nebenwirkungen** der Schmerz- und Begleitmedikamente aufzuklären. Der Patient fasst dadurch Vertrauen zu seinem Arzt und kann unerwünschte Symptome besser einordnen. Die Compliance des Patienten wird hierdurch in der Regel verbessert.

□ □ □
☺ 😐 ☹

? **Frage:** Wie oft wollen Sie den Patienten denn in Ihrer Sprechstunde sehen?

Antwort: Das hängt natürlich vom Krankheitsbild und von den verordneten Medikamenten ab. Grundsätzlich würde ich den Patienten zu Beginn einer Medikamenteneinstellung oder -umstellung täglich oder alle zwei Tage einbestellen. Der Patient sollte dann aber möglichst rasch so weit gebracht werden, dass er durch seinen Hausarzt weiter betreut werden kann. Dann braucht sich der Patient nur noch bei neu auftretenden Problemen oder alle paar Monate in der Schmerzambulanz vorzustellen.

5 Checkliste für den letzten Tag vor der Prüfung

5.1 Wichtige Medikamente

Vorbemerkung: Die angegebenen Handelsnamen sind Beispiele der oft benutzten Präparate. Die Produkte der angegebenen und anderer Firmen sind evtl. auch in anderen Ampullengrößen und Konzentrationen erhältlich, von der Wirkung her aber natürlich absolut vergleichbar. Autoren und Herausgeber dieses Werkes haben große Sorgfalt darauf verwendet, dass die in diesem Werk gemachten (therapeutischen) Angaben (insbesondere hinsichtlich Indikation, Dosierung und unerwünschten Wirkungen) dem derzeitigen Wissensstand entsprechen. Das entbindet den Benutzer dieses Werkes aber nicht von der Verpflichtung, anhand der Beipackzettel der zu verwendenden Präparate zu überprüfen, ob die dort gemachten Angaben von denen in diesem Buch abweichen, und seine Verordnung in eigener Verantwortung zu bestimmen. Bei den Nebenwirkungen und Kontraindikationen haben wir uns auf die wichtigsten beschränkt, die Aufzählungen sind nicht in jedem Fall vollständig!

5.1.1 Einleitungsmedikamente

Wirkstoff Handelsname	Dosierung	Indikation	Kontraindikationen	Besonderheiten
Diazepam Valium®	1 Amp. = 10 mg Dosierung nach Wirkung: 0,2–1 mg/kg KG i.v.	Sedierung Narkose-Einleitung, z.B. in Kombination mit Ketanest zerebraler Krampfanfall	Myasthenia gravis akute intermittierende Porphyrie	gelegentlich paradoxe Reaktionen Wirkeintritt: nach ca. 1–2 min Wirkdauer: bis zu 48 h, Antagonisierung durch Anexate
Etomidat Hypnomidate®	1 Amp. = 10 ml à 20 mg Einleitungsdosis: 0,15–0,3 mg/kg KG Erwachsenendosis: 10–20 mg	Narkose-Einleitung keine analgetische oder relaxierende Potenz		Höchstdosis 80 mg Wirkeintritt nach 15–20 s Wirkdauer: 2–3 min, durch Umverteilung aus dem ZNS in Muskel- und Fettgewebe, HWZ 3–5 h, Schmerzen bei der Injektion
Metohexital Brevimytal®	1 Amp. = 100 mg zur Herstellung einer 1–0,2%igen Lös. Einleitungsdosis: 1–1,5 mg/kg KG	Narkose-Einleitung keine analgetische oder relaxierende Potenz	Barbituratallergie Porphyrie dekomp. Herzinsuffizienz und Schock, da dosisabhängig eine kardiovaskuläre Depression erfolgt mit RR-Abfall Histaminliberation (Cave: allerg. Asthma, Bronchospasmen etc.)	Wirkeintritt: 20–45 s nach i.v. Applikation Wirkdauer: 5–10 min
Midazolam Dormicum®	in verschiedenen Konzentrationen erhältlich: 1 Amp. à 5–15 mg Einleitungsdosis: titrieren, ca. 0,15–0,3 mg/kg KG bei Kindern 0,2 mg/kg KG i.v.	Sedierung Narkose-Einleitung, z.B. in Kombination mit Ketanest zerebraler Krampfanfall	Myasthenia gravis Porphyrie	Wirkeintritt: nach 3 min Wirkdauer: dosisabhängig bis zu 90 min kann in Verbindung mit gleichzeitiger Opioidgabe neben Atemdepressionen deutliche RR-Abfälle verursachen

Wirkstoff Handelsname	Dosierung	Indikation	Kontraindikationen	Besonderheiten
Propofol Disoprivan®	1 Amp. à 20 ml = 200 mg Einleitungsdosis: 1,2–2,5 mg/kg KG (beim normgew. Erwachsenen ca. 80–180 mg i.v.) Erhaltungsdosis zur TIVA z.B. über Perfusor: 0,12 mg/kg KG/min = (20–) 40–80 ml/h	Narkoseeinleitung und -aufrechterhaltung	wegen Verminderung des RR und des HZV: dekompensierte Herzinsuffizienz, Schock bekanntes zerebrales Anfallsleiden	dosierungsabhängige Atemdepression Senkung des intrakraniellen Druckes bei Langzeitanwendung müssen die Blutfette überwacht werden (Trägersubstanz Sojaöl) eigener venöser Zugang Metabolite können den Harn verfärben
Thiopental Trapanal®	1 Amp. Trockensubstanz = 500 mg Einleitungsdosis: 3–7 mg/kg KG (übliche Erwachsenendosis: ca. 200–350 mg) Wirkeintritt: nach 20–60 s Wirkdauer: 5–15 min	Einleitungsnarkotikum schwache analgetische und relaxierende Potenz	Barbituratallergie Porphyrie dekompensierte Herzinsuffizienz und Schock, da dosisabhängig eine kardiovaskuläre Depression erfolgt mit RR-Abfall Histaminliberation (Cave: allerg. Asthma, Bronchospasmen etc.)	HWZ liegt bei ca. 9–16 h (kurze Wirkdauer beruht auf Umverteilung des Medikamentes aus dem ZNS in Fettgewebe und Muskulatur) Bei paravasaler Gabe sind Gewebsnekrosen möglich, bei intraarterieller Gabe können schwerste Gefäßspasmen mit folgender Gangrän bis zum Verlust einer Extremität auftreten!

Tab. 5.1: Einleitungsmedikamente

5.1.2 Muskelrelaxantien

Wirkstoff Handelsname	Dosierung	Indikation	Kontraindikationen	Besonderheiten
Alcuronium Alloferin®	Präkurarisieren mit 0,025–0,05 mg/kg KG Intubationsdosis: 0,3 mg/kg KG durchschn. Erwachsenendosis: 2–3 mg	mittellang wirkendes, nicht depolarisierendes Relaxans Wirkeintritt nach 3–4 min Wirkdauer: 15–20 min	bei allen nicht depolariesierenden Relaxanzien Vorsicht bei Myasthenia gravis, Lambert-Eaton-Syndrom	Histaminliberation: Bronchospasmen, Urtikaria
Atacurium Tracrium®	Intubationsdosis: 0,5–0,6 mg/kg KG durchschn. Erwachsenendosis: 35–50 mg	mittellang wirkendes, nicht depolarisierendes Relaxans Wirkeintritt dosisabhängig nach 1–2 min Wirkdauer: 30 min	s.o. Histaminliberation: Asthma bronchiale	Hoffmann-Elimination
Cis-Atacurium Nimbex®	1 Amp. à 5 mg Intubationsdosis 0,1–0,15 mg/kg KG durchschn. Erwachsenendosis: 8 mg = 4 ml Repetitionsdosis: 0,02–0,03 mg/kg KG	mittellang wirkendes, nicht depolarisierendes Relaxans Wirkeintritt nach ca. 2–4 min Wirkdauer ca 30–40 min	wie bei allen nicht depolarisierenden Muskelrelaxantien	Hoffmann-Elimination deutlich seltener und geringer ausgeprägte Histaminliberation als bei Atacurium kaum plazentagängig
Mivacurium Mivacron®	1 Amp. = 10 oder 20 mg Intubationsdosis: 0,07–0,25 mg/kg KG durchschn. Erwachsenendosis: 14 mg Repetitionsdosis: alle 8–15 min 0,1 mg/kg KG	relativ kurz wirkendes, nicht depolarisierendes Relaxans Wirkeintritt: 90–120 s Wirkdauer: 8–10 min	bei allen nicht depolariesierenden Relaxanzien Vorsicht bei Myasthenia gravis, Lambert-Eaton-Syndrom Histaminliberation möglich	wegen der kurzen Wirkdauer vor allem für Kurznarkosen, bei denen eine Muskelrelaxierung erforderlich ist, geeignet Metabolisierung über Pseudocholinesterasen (bei Pseudocholinesterasemangel evtl. Nachbeatmung notwendig!)

Wirkstoff Handelsname	Dosierung	Indikation	Kontraindikationen	Besonderheiten
Pancuronium	1 Amp. à 2 ml=4 mg Präkurarisieren: 0,01–0,02 mg/kg KG (ca. 0,5–1,5 mg) zur Intubation: 0,1 mg/kg KG (ca. 5–10 mg) Nachinjektionen: 0,01–0,02 mg/kg KG	lang wirkendes, nicht depolarisierendes Relaxans Wirkeintritt: nach 3–4 min Wirkdauer: ca. 45 min	s.o.	wegen langer Wirkdauer meist nicht intraoperativ angewandt, eher bei Nachbeatmungen postoperativ, falls Relaxierung notwendig wegen geringer Lipophilie auch in der Schwangerschaft anwendbar (kaum plazentagängig)
Rocuronium-bromid Esmeron®	1 Amp. à 5 ml=50 mg Intubationsdosis: 0,6 mg/kg KG Repetitionsdosis: 0,15 mg/kg KG (ca. 10 mg) alle 20–40 min durchschn. Erwachsenendosis: 40 mg	mittellang wirkendes, nicht depolarisierendes Relaxans Wirkeintritt: nach ca. 60 s Wirkdauer: ca. 20–45 min	bei allen nicht depolarisierenden Relaxantien Vorsicht bei Myasthenia gravis, Lambert-Eaton-Syndrom Histaminliberation möglich	nach Succinylcholin die kürzeste Anschlagszeit der Relaxantien, dadurch auch zur sog. Ileuseinleitung/Blitzintubation geeignet Wirkdauer dosisabhängig
Succinylcholin Pantolax®	als 1–2–5%ige Lösung Intubationsdosis: 0,5–1 mg/kg KG	depolarisierendes Muskelrelaxans mit schnellem Wirkeintritt (nach 30–60 s) und kurzer Wirkdauer (ca. 5 min) Ileuseinleitung, Kurznarkose	neuromuskuläre Erkrankungen Hyperkaliämien perforierende Augenverletzungen und erhöhter intrakranialer Druck Traumata (älter als eine Woche) Verbrennungen bekannte atypische Cholinesterase oder Pseudocholinesterasemangel zahlreiche NW!	Abbau durch die Pseudocholinesterase (Cave: Dual-Block) wegen initialer Muskelfaszikulationen meist Präkurarisierung, dadurch werden einige der NW gemildert
Vecuronium Norcuron®	Präkurarisieren: 0,01–0,02 mg/kg KG (1–1,5 mg i.v.) Intubationsdosis: 0,08–0,1 mg/kg KG (5–7 mg i.v.) Repetitionsdosis: 0,02–0,05 mg/kg KG (1,5–3,5 mg i.v.) alle 20–30 min	mittellang wirkendes, nicht depolarisierendes Relaxans Wirkeintritt: 1–3 min nach Gabe Wirkdauer: 20–30 min nach Einleitung, nach Repetitionsdosen etwas länger	Myasthenia gravis Leberversagen bekannte Überempfindlichkeit gegen Vecuronium oder Bromid	antagonisierbar durch Cholinesterasehemmer biliäre Elimination deshalb auch bei Niereninsuffizienz verwendbar geringe Plazentagängigkeit

Tab. 5.2: Muskelrelaxantien

5.1.3 Narkosegase

Wirkstoff Handelsname	Dosierung	Indikation	Kontraindikationen	Besonderheiten
Desfluran Suprane®	MAC: 6–7,25% mit 60% N_2O: 2,8–4%	balancierte Anästhesie Inhalationsnarkose	maligne Hyperthermie Hirndruck Neigung zu Bronchospasmen Narkoseeinleitung bei Kindern	Maskeneinleitung wegen stechenden Geruchs nicht ratsam: Laryngospasmen deutliche Altersabhängigkeit des MAC-Wertes: Erwachsene ca. 6%, Kinder ca. 10% Metabolisierungsrate ca. 0,1% leichte negative Inotropie und RR-Senkung in höheren Dosen atemdepressiv
Enfluran Ethrane®	MAC: 1,7% mit 70% N_2O: 0,6% therapeutisch von 0,2–3 Vol%	balancierte Anästhesie Inhalationsnarkose	zerebrales Anfallsleiden maligne Hyperthermie Hirndruck	Metabolisierungsrate ca. 2% leichte negative Inotropie RR-Senkung in höheren Dosen atemdepressiv leichter muskelrelaxierender Effekt (geringere Relaxantiendosis notwendig)
Halothan	MAC: 0,75% mit 70% N_2O: 0,3% therapeutisch von 0,2–2 Vol%	balancierte Anästhesie Inhalationsnarkose	maligne Hyperthermie Hirndruck Z.n. Halothanhepatitis	Metabolisierungsrate ca. 20% (10–50%) Arrhythmien, v.a. bei Kombination mit Katecholaminen, β-Mimetika und Theophyllin bronchodilatatorische Wirkung negative Inotropie RR-Senkung in höheren Dosen atemdepressiv Halothanhepatitis bei wiederholten Halothannarkosen innerhalb kurzer Zeit, deshalb Mindestabstand 6–8 Wochen wird in Deutschland nicht mehr verwendet

Wirkstoff Handelsname	Dosierung	Indikation	Kontraindikationen	Besonderheiten
Isofluran Forene®	MAC: 1,15% mit 70% N_2O: 0,5% therapeutisch von 0,2–2,5 Vol%	balancierte Anästhesie Inhalationsnarkose relativ gute muskelrelaxierende Eigenschaften	maligne Hyperthermie Hirndruck	Metabolisierungsrate ca. 0,2% negative Inotropie und RR-Senkung, in höheren Dosen atemdepressiv, Bronchodilatation, stechender Geruch und Auslösung von Laryngospasmen möglich, deshalb zur Maskeneinleitung bei Kindern nicht geeignet
N_2O Lachgas	meist als Basisatemgasgemisch zu 2/3 mit O_2 kombiniert	gute Analgesie, „Second gas effect" schlechte Sedierung keine relaxierende Potenz	diffundiert in luftgefüllte Hohlräume, deshalb KI u.a.: Ileus undrainierter Pneumothorax Pneumenzephalon bei SHT Luftembolie relative KI: Tympanoplastik	diffundiert auch in den Tubus-Cuff: Druck messen! Hirndrucksteigerung möglich Cave bei Operationen, die zu venösen Luftembolien führen können wie neurochirurgische Eingriffe in sitzender Lagerung teratogen in der Frühschwangerschaft bis zum 3. Monat
Sevofluran Sevorane®	MAC: 2% mit 63% N_2O 0,66% therapeutisch von 0,2–2,5 Vol%	balancierte Anästhesie Inhalationsnarkose	maligne Hyperthermie Hirndruck Halothanhepatitis in der Anamnese Cave bei Pat. mit eingeschränkter Nierenfunktion (metabolischer Abbau zu Fluoriden)	zur Maskeneinleitung geeignet geringere HF-Steigerung als bei Isofluran Metabolisierungsrate ca. 3%

Tab. 5.3: Narkosegase

5.1.4 Notfallmedikamente

Wirkstoff Handelsname	Dosierung	Indikation	Kontraindikationen	Besonderheiten
Adenosin Adrekar®	1 Amp. à 2 ml=6 mg 6 mg als Bolus über 2 s i.v., bei Erfolglosigkeit Wiederholung mit 12 o. 18 mg (lt. Hersteller mit 3 mg beginnen und um jew. 3 mg pro Bolusgabe steigern bis zur Beendigung der Tachykardie, Max.-Dosis lt. Hersteller 12 mg)	paroxysmale AV-junktionale supraventrikuläre (Re-Entry-) Tachykardien	QT-Syndrom höhergradige AV-Blockierungen Sick-Sinus-Syndrom strenge Indikationsstellung in Schwangerschaft und Stillzeit NW: Schwindel, Schwitzen, Flush, Palpitationen, bei Sick-Sinus-Syndrom evtl. Asystolie, bei persistierenden AV-Blöcken und Bradykardien evtl. höhergradige ventrikuläre Rhythmusstörungen bis hin zum Kammerflimmern	Adenosin erzeugt einen kurzzeitigen totalen AV-Block, Re-Entry-Tachykardien werden dadurch sehr zuverlässig limitiert. Es kommt zur kurzzeitigen Asystolie von wenigen Sekunden Dauer, gefolgt von einigen VES, danach normale Sinusaktionen. In der Asystolie brechen dem Pat. und dem Arzt der Schweiß aus. Aus eigenen Erfahrungen sehr selten Umspringen in SR bei 3 oder 6 mg.
Adrenalin Suprarenin®	1 Amp.=1 mg übl. Verdünnung 1:10 mit NaCl 0,9%, fraktionierte Gabe à 2 ml Perfusor: 5 mg auf 50 ml NaCl 0,9%ig auf ca. 4–10 ml/h (6–12 µg/kg KG/h)	Reanimation Linksherzinsuffizienz bei Low-output	hypertrophe obstruktive Kardiomyopathie	vermehrt HRST bei Halothan-Narkose Vormedikation mit trizyklischen Antidepressiva

Wirkstoff Handelsname	Dosierung	Indikation	Kontraindikationen	Besonderheiten
Amiodaron Cordarex®	1 Amp. à 3 ml = 150 mg i.v.-Gabe nur zur Einleitung einer Dauertherapie o. bei therapierefraktärer ventrikulärer oder lebensbedrohlicher supraventrikulärer Tachykardien, 1–2 Amp. langsam i.v.	therapierefraktäre ventrikuläre oder lebensbedrohliche supraventrikuläre Tachykardien WPW-Syndrom	höhergradige AV-Blockierungen Sinusbradykardie Schwangerschaft und Stillzeit Schilddrüsenerkrankungen Jodallergie etc.	kann sowohl Hyper- wie Hypothyreosen machen enthält Jod: Kontrolle von SD-Hormonen, Lungenfunktion (Lungenfibrose) und ophthalmologische Kontrollen (reversible Corneaablagerungen) Photosensibilisierung, cholestatischer Ikterus etc. gilt wegen zahlreicher, auch bedrohlicher NW als Reserveantiarrhythmikum, wird in letzter Zeit aber immer häufiger eingesetzt
Atropin	1 Amp. = 0,5 mg	bradykarde Rhythmusstörungen Antidot bei Intox. durch Cholinesterasehemmer etc.	bei Lebensgefahr keine absoluten KI, sonst: Glaukom TAA akutes Linksherzversagen mechanischer Ileus	als Antidot in 10 ml Amp. à 100 mg erhältlich bei Cholinesterasehemmerintox. fraktionierte Gabe, bis die Pupillen (die max. eng sind) weiter werden
Clonidin Catapresan®	1 Amp. = 0,15 mg 1–2 Amp. langsam i.v. oder s.c. Perfusor 0,45 mg auf 50 ml NaCl 0,9%ig mit 1–5 ml/h	hypertensive Krise vegetatives sympathikotones Alkoholentzugssyndrom	Sick-Sinus-Syndrom mit Bradykardie Phäochromozytom	auf initialen RR-Anstieg achten Wirkeintritt: nach ca. 5–10 min Wirkdauer: 1–4 h Frequenz- und RR-Kontrollen!
Dantrolen	initial zügig 2,5 mg/kg KG, evtl. wiederholen, danach 7,5 mg/kg KG über 24 h	maligne Hyperthermie	bei MH keine KI	Gesamtdosis bis zu 30 mg/kg KG

Wirkstoff Handelsname	Dosierung	Indikation	Kontraindikationen	Besonderheiten
Dihydralazin Nepresol®	1 Amp. à 2 ml=25 mg 1 Amp. auf 10 ml verdünnen, dann jeweils 2 ml (5 mg) unter RR-Kontrolle langsam i.v. bis zum Wirkeintritt, Repetitionsdosen ca. alle 5–10 min	hypertensive Krise, EPH-Gestose	frischer Myokardinfarkt wegen Reflextachykardie mit ungünstiger Beeinflussung der myokardialen Sauerstoffbilanz NW: s.o. Angina pectoris medikamentös induzierter Lupus erythematodes Leukopenie	Perfusor 75 mg auf 50 ml NaCl 0,9% mit 1–5 ml/h, direkter Gefäßdilatator durch Angriff an der glatten Muskulatur Mittel der Wahl in der Schwangerschaft (z.B. bei EPH-Gestose) Kombination mit anderen Antihypertensiva möglich
Esmolol Brevibloc®	1 Amp. à 10 ml=100 mg 0,5 mg/kg KG in 1 min (z.B. 35 mg=3,5 ml) als Bolus i.v., danach 50 µg/kg KG/min für 4 min (bei Erfolglosigkeit erneuter Bolus wie oben und Dosis um 50 µg/kg KG/min steigern bis zu einer Max.-Dosierung von 200 µg/kg KG/min)	supraventrikuläre Tachykardien Antagonisierung von medikamenteninduzierten Tachykardien (z.B. bei der Stressechokardiographie)	AV-Blockierungen hochgradige Herzinsuffizienz Asthmaanfall unbehandeltes Phäochromozytom ausgeprägte Hypotonie	selektive β1-Blockierung wirkt antiarrhythmisch am Sinusknoten, Vorhof und AV-Knoten Esmolol ist der β-Blocker mit der kürzesten Wirkdauer (HWZ ca. 8 min, biol. Wirkung nur ca. 1 min)
Flumazenil Anexate®	1 Amp. à 5 ml=0,5 mg initial 0,2 mg, danach wiederholte Einzeldosen in 0,1-mg-Schritten, bis Wirkung eintritt	Benzodiazepin-Intoxikation paradoxe Reaktion auf Benzodiazepine kurzfristige Benzodiazepin-antagonisierung zur Beurteilung des neurologischen Status von Langzeitsedierten	relative KI: Benzodiazepinabhängigkeit (schlagartiger Entzug) zerebrales Anfallsleiden, wenn auch mit Benzodiazepinen behandelt	Max.-Dosis 1 mg Wirkdauer kürzer als die der meisten Benzodiazepine! hoher Preis

Wirkstoff Handelsname	Dosierung	Indikation	Kontraindikationen	Besonderheiten
Furosemid Lasix®	1 Amp. à 4 ml = 40 mg 20–40 mg i.v.	Linksherzversagen mit Lungenödem Rechtsherzinsuffizienz mit Ödemen hypertensive Krisen Hypercalcämie und Hyperkaliämie forcierte Diurese bei Intoxikationen etc.	relative KI: postrenales Nierenversagen schwere Hypokaliämie und Hypocalcämie, vor allem bei gleichzeitiger Digitalisglycosid- und Antiarrhythmikatherapie	Kreuzallergien bei Sulfonamidallergie möglich (chemisch verwandt) Triggerung einer akuten Porphyrie möglich Kontrolle von Elektrolyten und Kreatinin unter Therapie prärenales Nierenversagen bei Dauertherapie wegen Exsikkose mit Hämokonzentration möglich
Dobutamin Dobutrex®	1 Amp. = 250 mg Perfusor: 250 mg auf 50 ml G 5% mit 2–12 ml/h	akute oder chron. Herzinsuffizienz kardiogener Schock Schock anderer Genese	HOCM Perikardtamponade	Kombination mit Vasokonstriktoren (z.B. Noradrenalin, Dopamin in hohen Dosen) bei Hypotonie steigert HF, HZV soll pulmonal arteriellen Druck senken
Dopamin	1 Amp. = 250 mg Perfusor: 250 mg auf 50 ml 0,9% NaCl mit 2–16 ml/h	kardiogener Schock Verbesserung der Perfusion von Niere, Leber und Darm	in hoher Dosierung nur mit Vorsicht bei peripher arteriellen Durchblutungsstörungen, Tachykardie und Angina pectoris	soll dosisabhängig zunächst dopaminerge, dann zusätzlich β-Rezeptoren und in hoher Dosierung zusätzlich α-Rezeptoren stimulieren
Ketamin Ketanest®	1 Amp. à 2 ml = 100 mg, zur Narkoseeinleitung 1–2 mg/kg KG langsam i.v. als Analgetikum: 0,2–0,5 mg/kg KG i.v.	Narkoseeinleitung in der Notfallmedizin im hypovolämischen Schock bei wiederholten Kurznarkosen, z.B. bei Verbrennungspatienten zum Wunddébridement	Hirndruck erhöhter Augendruck – intraoculäre Eingriffe manifeste Herzinsuffizienz höhergradige Vitien Phäochromozytom psychiatrische Vorerkrankungen etc. KI zum großen Teil durch Katecholaminfreisetzung und daraus resultierende Wirkungen (HF- und RR-Anstieg) bedingt	kann auch i.m. verabreicht werden chemisch verwandt mit Halluzinogenen vom LSD-Typ, dadurch „bad-trips" möglich immer mit Benzodiazepinen kombinieren

Wirkstoff Handelsname	Dosierung	Indikation	Kontraindikationen	Besonderheiten
Neostigmin Prostigmin®	1 Amp. à 1 ml=0,5 mg 0,5–2 mg langsam i.v. Höchstdosis 5 mg	Myasthenia gravis Antagonisierung nach Muskelrelaxation mit nicht depolarisierenden Relaxantien	Bradykardie Hypotonie frischer Myokardinfarkt Asthma bronchiale etc.	gleichzeitige oder vorherige Gabe von 0,25–1 mg Atropin empfohlen, um die muskarinischen Wirkung des Acetylcholins (u.a. Bronchospasmen und Sekretflut) zu verhindern
Lidocain Xylocain®	1 Amp. à 5 ml=100 mg (2%ig) i.v. 100 mg, Wiederholung nach ca. 10–15 min Perfusor: 1000 mg auf 50 ml NaCl 0,9%ig mit 6–12 ml/h beim normgew. Erwachsenen	höhergradige ventrikuläre Rhythmusstörungen, z.B. Kammertachykardie rezidiv. Kammerflimmern bei Reanimation ventrikuläre Salven bei Myokardinfarkt etc.	Allergie gegen LA AV-Block III. Grades mit ventrikulärem Ersatzrhythmus	Klasse-1B-Antiarrhythmikum vorwiegend antiarrhythmischer Wirkort im Sinusknoten und Ventrikel Wirkeintritt: nach ca. 1–2 min Wirkdauer: ca. 15 min
Naloxon Narcanti®	1 Amp. à 1 ml=0,4 mg bei Opioidintoxikation fraktionierte Gabe von 0,1– max. 10 mg bis zum Wirkeintritt	Opioidintoxikation postoperative opioidbedingte Atemdepression	bei Opioidabhängigen akutes Entzugssyndrom mit Schwitzen, Tachykardie, Hypertonie, Erbrechen, Krampfanfall	kürzere HWZ als die meisten Opioide, deshalb sorgfältige Überwachung nach einer Antagonisierung Wirkeintritt: 1–3 min nach Gabe HWZ ca. 1 h
Nifedipin Adalat®	1 Kapsel 5–10 mg, 1 Amp. à 50 ml=5 mg	hypertensive Krise Prinzmetal-Angina	Cave: Reflextachykardie und flush-Symptomatik erhöhen das Infarktrisiko bei instabiler Angina pectoris!	Reflextachykardie ist bei Nitrendipin geringer ausgeprägt bei hypertensiver Krise und Angina pectoris besser Nitro-Spray applizieren
Nitrendipin Bayotensin akut®	1 Phiole à 1 ml=5 mg b. Bed. 1 Phiole s.l.	hypertensive Krise	akuter Myokardinfarkt instabile Angina pectoris dekompensierte Herzinsuffizienz	s.o.

Wirkstoff Handelsname	Dosierung	Indikation	Kontraindikationen	Besonderheiten
Nitroglycerin Nitro-Pohl®	1 Amp. à 50 ml=50 mg, Perfusor mit 1–6 ml/h 1 Sprühstoß aus Dosierpumpspray=0,4 mg	Angina pectoris akuter Myokardinfarkt hypertensive Krise Lungenödem	hypovolämischer Schock Hypotension gleichzeitige Einnahme von Sildenafil (Viagra)	Blutdrucksenkung durch venöses Pooling kurze HWZ Reflextachykardie möglich möglichst nicht bei Hirndruck
Noradrenalin Arterenol®	1 Amp. à 1 ml=1 mg Perfusor 5 Amp auf 50 ml mit 2–12 ml/h beim normgewichtigen Erwachsenen	septischer Schock anaphylaktischer Schock als Antidot bei überdosierten Vasodilatantien	Cave bei gleichzeitiger Therapie mit trizyklischen Antidepressiva	durch periphere Vasokonstriktion sinkt auch die Diurese bei paravasaler Applikation wegen Gefahr einer Hautnekrose sofortige Umspritzung mit NaCl 0,9%
Orciprenalin Alupent®	1 Amp. à 1 ml=0,5 mg Dosierung nach Wirkung in 1:10-Verdünnung mit NaCl 0,9%: 5–10 ml i.v., Perfusor 5 mg auf 50 ml NaCl 0,9% mit 6–18 ml/h (das sind 10–30 μg/min)	Sinusbradykardie höhergradigen AV-Blockierungen absoluter Bradyarrhythmie bei VH-Flimmern	HOCM Cave: RR-Abfall durch unselektive β-mimetische Wirkung	wegen langer HWZ von 2 h im Plasma nur selten eingesetzt Adrenalin wegen der Pharmakokinetik meist günstiger
Prednison/ Prednisolon Solu-Decortin H®	1 Amp.=10–250 mg Dosierung je nach Indikation	antiinflammatorisch Immunsuppressivum: z.B. Anaphylaxie, Schock, paraneoplastisches Hirnödem, Abstoßungsreaktion, Asthmaanfall, Thyreotoxikose, hypercalcämische Krise etc.	bei Einmalgabe praktisch keine NW	Wirkeintritt: ca. nach 30 min Wirkdauer: 12–36 h bei Addisonkrise besser Hydrocortison bei paraneoplastischem Hirnödem besser Dexamethason

Wirkstoff Handelsname	Dosierung	Indikation	Kontraindikationen	Besonderheiten
Theophyllin Euphyllin®	1 Amp. à 10 ml = 200 mg Im Asthmaanfall 200 – max. 400 mg i.v. (5 mg/kg KG über 10–20 min langsam i.v.) Perfusor mit 0,6 g auf 50 ml NaCl 0,9%ig mit 2–6 ml/h	Bronchospasmen verschiedener Genese Stimulation des Atemantriebes	Theophyllinintoxikation NW: Tachykarde Rhythmusstörungen und Extrasystolie, zerebrale Krampfanfälle, Parästhesien bei zu schneller i.v.-Gabe, Übelkeit oder Erbrechen, Schwindel, Unruhe	Spiegelkontrolle wegen individueller Metabolisierungsrate (Wirkdauer bei fortgesetztem Nikotinabusus verkürzt, evtl. höhere Dosen erforderlich)
Urapidil Ebrantil®	1 Amp. à 5 ml = 25 mg Dosierung nach Wirkung langsam (!) i.v. mit ca. 2,5 mg/2 min Perfusor: 150 mg auf 50 ml NaCl 0,9%ig mit 3–10 ml/h (9–30 mg/h)	hypertensive Krise perioperative Blutdrucksenkung	Schwangerschaft und Stillzeit Hypotonie Aortenisthmusstenose	Wirkmechanismus: periphere α_1-Blockade und zentrale Stimulierung der α_2-Rezeptoren Ansprechen individuell sehr unterschiedlich, deshalb Dosis nach Wirkung titrieren
Verapamil Isoptin®	1 Amp. à 2 ml = 5 mg Dosierung nach Wirkung, 2,5–5 mg langsam i.v. Perfusor: 100 mg/50 ml NaCl 0,9%ig mit 2–5 ml/h	tachykarde supraventrikuläre Rhythmusstörungen und Vorhofflimmern mit schneller Überleitung art. Hypertonus (besser andere Kalziumantagonisten verwenden) HOCM Prinzmetal-Angina Tachykardien bei Therapie mit Theophyllin und β-Mimetika, wenn Dosisreduktion dieser Medikamente nicht möglich ist	kardiogener Schock Sick-Sinus-Syndrom AV-Blockierungen WPW-Syndrom	max. Tagesdosis i.v.: 100 mg keine Kombination mit β-Blockern und Digoxin i.v. wegen Gefahr höhergradiger AV-Blockierungen bei Vorhofflimmern und WPW-Syndrom ist eine schnellere Überleitung mit Übergang ins Kammerflimmern möglich

Tab. 5.4: Notfallmedikamente

5.1.5 Analgetika

Wirkstoff Handelsname	Dosierung	Indikation	Kontraindikationen	Besonderheiten
Alfentanil Rapifen®	zur Einleitung: 5–10 µg/kg KG Repetitionsdosis: 7–15 µg/kg KG	reiner µ-Agonist schnell und kurz wirkendes Opioid	Schwangerschaft und Stillzeit	Wirkeintritt: nach 0,5 min Wirkdauer: 15–20 min
Buprenorphin Temgesic®	oral 3 x 1–2 Tbl. à 0,2 mg	chronische Schmerzen	Schwangerschaft und Stillzeit	µ-Rezeptorantagonist mit intrinsischer Aktivität sehr starke Rezeptoraffinität bei allen chronisch angewandten Opioiden auf NW-Profil achten evtl. Begleitmedikation mit MCP, Lactulose etc.
Fentanyl	1 Amp. à 2 ml=0,1 mg, 10 ml=0,5 mg Initialdosis zur Narkoseeinleitung beim Erwachsenen ca. 0,1–0,3 mg (1,5–4,5 µg/kg KG) Repetitionsdosis: 1–3 µg/kg KG	Narkoseeinleitung Analgesie Sedierung bei Beatmungen balancierte Analgesie starkes Analgetikum bei heftigen Schmerzen	Schwangerschaft und Stillzeit NW: Atemdepression, RR-Abfall und Bradykardie, Übelkeit und Erbrechen, Obstipation und Harnverhalt bei Daueranwendung	Perfusor zur Analgosedierung bei Beatmung etc. 2,5 mg auf 50 ml auf 1–2 ml/h schrittweise steigern HWZ wegen der begrenzten Metabolisierungsrate der Leber dosisabhängig: ca. 1–6 h
Remifentanil Ultiva®	1 Amp. enthält 1, 2 oder 5 mg Narkoseeinleitungsdosis: 1µg/kg KG langsam (!) i.v. Perfusor mit 50 µg/ml (entspricht 2 mg/40 ml) zur Aufrechterhaltung nach dem Bolus mit 0,25–0,4 µg/kg KG/min, das entspricht beim normgew. Erwachsenen 21–34 ml/h	Narkoseeinleitung in Kombination mit i.v.-Narkotika oder Inhalationsanästhetika zur Narkoseaufrechterhaltung; z.B. bei TIVA und Kurzeingriffen	s.o. keine intrathekale Gabe: enthält Glycin!	Wirkdauer 3–10 min Eliminations-HWZ ca. 2 h vermindert die erforderlichen Dosen von Inhalationsanästhetika, Hypnotika und Benzodiazepinen deutlich! rascher Abbau durch unspezifische Esterasen Zulassung nur für Narkosen mit kontrollierter Beatmung

Wirkstoff Handelsname	Dosierung	Indikation	Kontraindikationen	Besonderheiten
Morphin	1 Amp. à 1 ml = 10 mg Dosierung in Abhängigkeit vom Schweregrad der Schmerzen, üblich sind i.v. 5–10 mg, s.c. 10–20 mg	postoperative Schmerztherapie Tumorschmerztherapie (dann meist oral) Infarktschmerz Lungenödem	Porphyrie relative KI: Schwangerschaft- und Stillzeit Gallenkolik NW wie alle Opioide: Atemdepression, Übelkeit und Erbrechen, Sedierung, RR-Abfall möglich etc.	Wirkeintritt: 10–60 s nach i.v. Applikation Wirkdauer: ca. 90–240 min erzeugt ein venöses Pooling durch eine direkte Vasodilatation, deshalb bei Lungenödem sinnvoll, außerdem Dämpfung der empfundenen Atemnot (durch die Sedierung?) Referenzsubstanz für alle Opioide, was analgetische Potenz, Sedierung und antitussive Wirkung angeht
Pethidin Dolantin®	1 Amp. à 2 ml = 100 mg Erwachsenendosis: i.v. ca. 25–100 mg langsam(!) s.c. 50–100 mg	akute starke Schmerzen postoperativer Schmerz Shivering	s.o.	wegen geringerer spasmogener Wirkung auf die glatte Muskulatur in Gefäßen, Magen-Darm-Trakt und Uterus gut geeignet bei Gallenkoliken, in der Schwangerschaft stärkere Sedierung als bei Morphin geringerer antitussiver Effekt als Morphin
Piritramid Dipidolor®	1 Amp. à 2 ml = 15 mg Erwachsenendosis: i.v. ca. 7,5–15 mg Wirkeintritt: 5 min nach i.v. Applikation Wirkdauer: 4–6 h	akute und chronische starke Schmerzen postoperativer Schmerz	s.o.	im Vergleich zu Morphin deutlich weniger Übelkeit und Erbrechen geringe kardiovaskuläre NW

Wirkstoff Handelsname	Dosierung	Indikation	Kontraindikationen	Besonderheiten
Sufentanil Sufenta®	1 Amp. à 5 ml=0,250 mg Sufentanil Initialdosis zur Narkose-einleitung: 0,3–1 µg/kg kg, Repetitionsdosen: alle 30–40 min 20–50 µg Wirkeintritt: nach 1–2 min Wirkdauer: 30–40 min	zur Narkoseeinleitung und Analgetikum intraoperativ zur Analgosedierung bei Langzeitbeatmungen als Monotherapie oder in Kombination mit Benzodiazepinen	s.o.	relativ ausgeprägte sedierende Komponente RR- und Frequenzsenkung vor allem bei Kombination mit anderen Medikamenten, die ebenfalls den RR oder die Frequenz senken Thoraxrigidität wie bei Fentanyl
Tramadol Tramal®	1 Amp. à 2 ml=100 mg 50–100 mg i.v. oder i.m. Wirkeintritt: 5–15 min nach i.v.-Gabe Wirkdauer: 4–6 h	schwächer wirksames Opioid zur postoperativen Schmerztherapie	s.o.	relativ deutlich ausgeprägte Übelkeit und Erbrechen, vor allem bei zu schneller i.v.-Applikation, bei Gabe in 100 ml NaCl 0,9%ig als Kurzinfusion tritt diese NW seltener auf

Tab. 5.5: Analgetika

5.1.6 Lokalanästhetika

Wirkstoff Handelsname	Dosierung	Indikation	Kontraindikationen	Besonderheiten
Bupivacain Carbostesin®	in verschiedenen Konzentrationen: 0,25–0,5–0,75 max. Einzeldosis: 150 mg	SPA PDA Plexusanästhesien Leitungsanästhesien	Allergie gegen Amid-Typ-LA keine SPA oder PDA bei hypovolämischem/kardiogenen Schock	relativ lange Wirkdauer
Etidocain Duranest®	1 ml=10 mg (1%ige Lösung)	periphere Blockaden SPA PDA	Allergie gegen Amid-Typ-LA	lipophil, daher umgekehrte Blockadereihenfolge: zunächst motorische, dann sensible, dann sympathische Blockade
Ropivacain Naropin®	0,75% 0,5–1% 0,2–1% max. Einzeldosis: 220 mg	Infiltration große Nervenblockade Periduralanästhesie	wie Bupivacain	längere Dauer der sensorischen Blockade geringere Kardiotoxizität
Lidocain Xylocain®	0,5–1–2%ige Lösungen	periphere und Sympathikusblockaden SPA	Allergie gegen Amid-Typ-LA höhergradige AV-Blockierungen hypovolämischer und kardiogener Schock	in der Notfallmedizin auch als Antiarrhythmikum eingesetzt, s.o. Max.-Dosis von 200 mg (beim Erwachsenen) nicht überschreiten
Mepivacain Meaverin®, Scandicain®	0,5–1–2%ige Lösung	s.o.	KI s.o.	Max.-Dosis von 300 mg (beim Erwachsenen) nicht überschreiten längere Wirkdauer als Lidocain
Prilocain Xylonest®	als 0,5–2%ige Lösung	s.o.	KI s.o.	Max.-Dosis von 400 mg (beim Erwachsenen) nicht überschreiten Met-Hb-Bildung möglich
Procain Novocain®	als 1–2%ige Lösung	s.o.	KI s.o.	Max.-Dosis von 500 mg (beim Erwachsenen) nicht überschreiten Met-Hb-Bildung möglich

Tab. 5.6: Lokalanästhetika

5.2 Sensible Versorgung

Zum raschen Überblick hier noch einmal die wichtigsten Abbildungen.

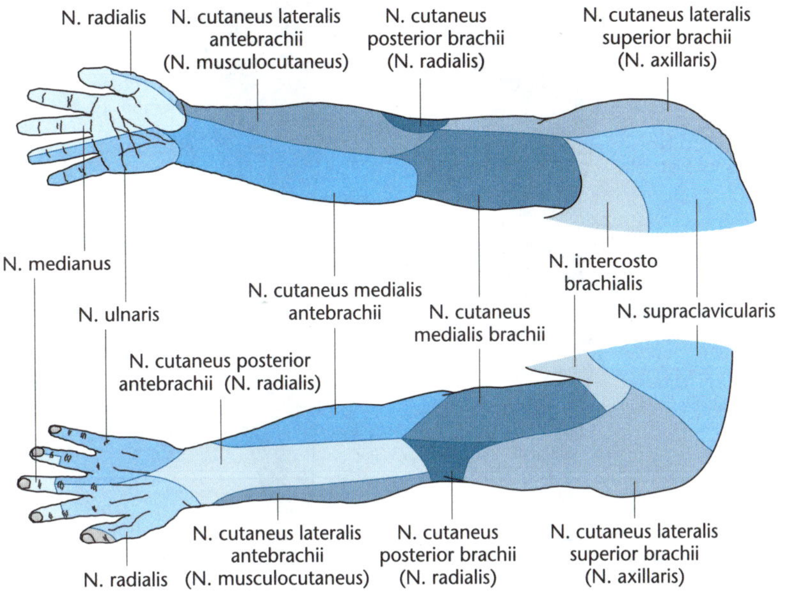

Abb. 5.1: Sensible Versorgungsfelder der oberen Extremität

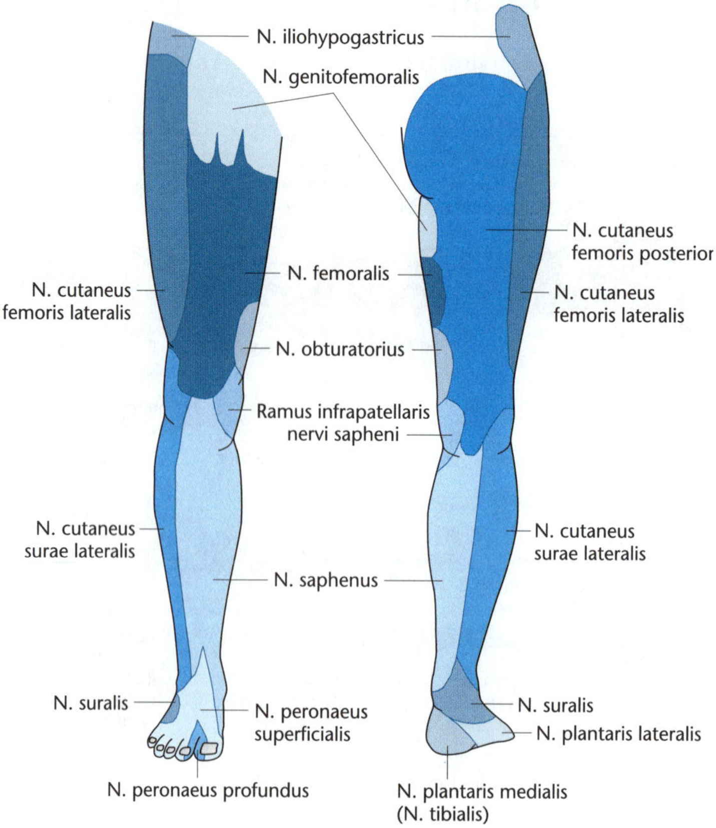

Abb. 5.2: Sensible Versorgungsfelder der unteren Extremität

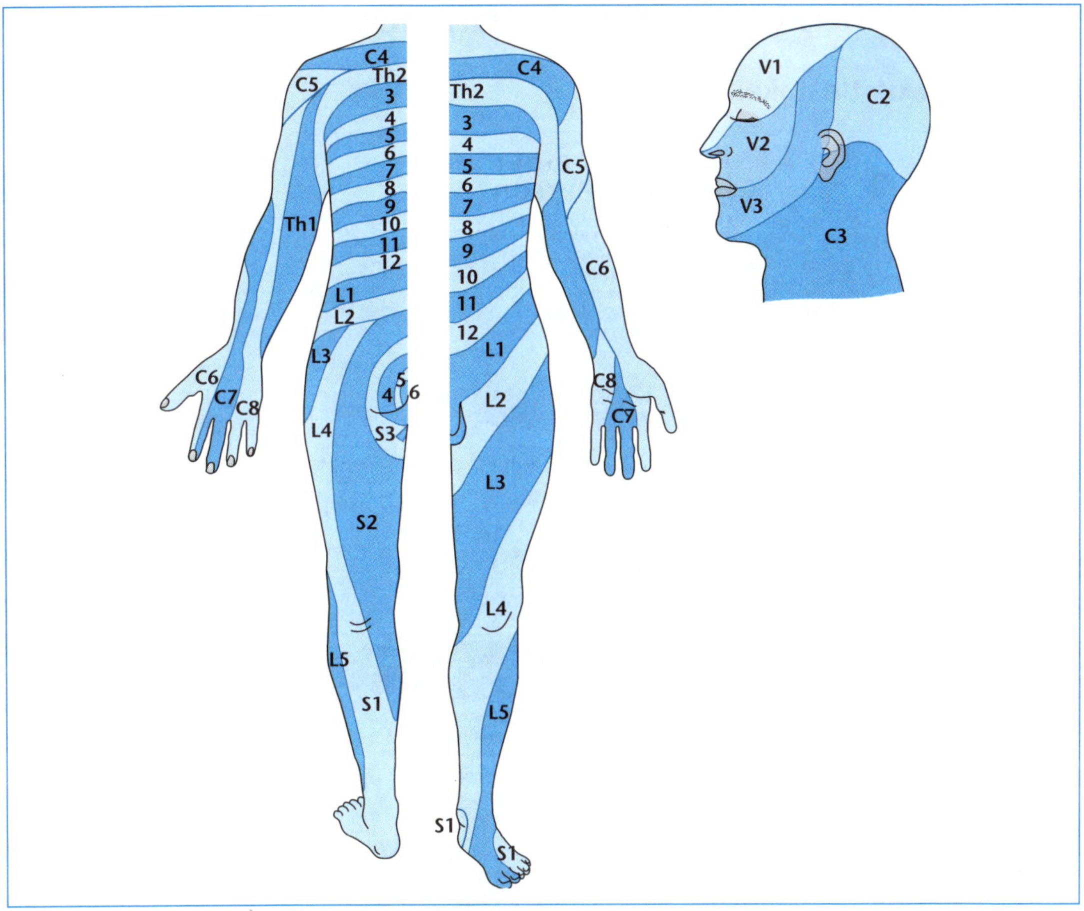

Abb. 5.3: Dermatome

5.3 Vorgehen in speziellen Situationen

5.3.1 Bewusstlosigkeit

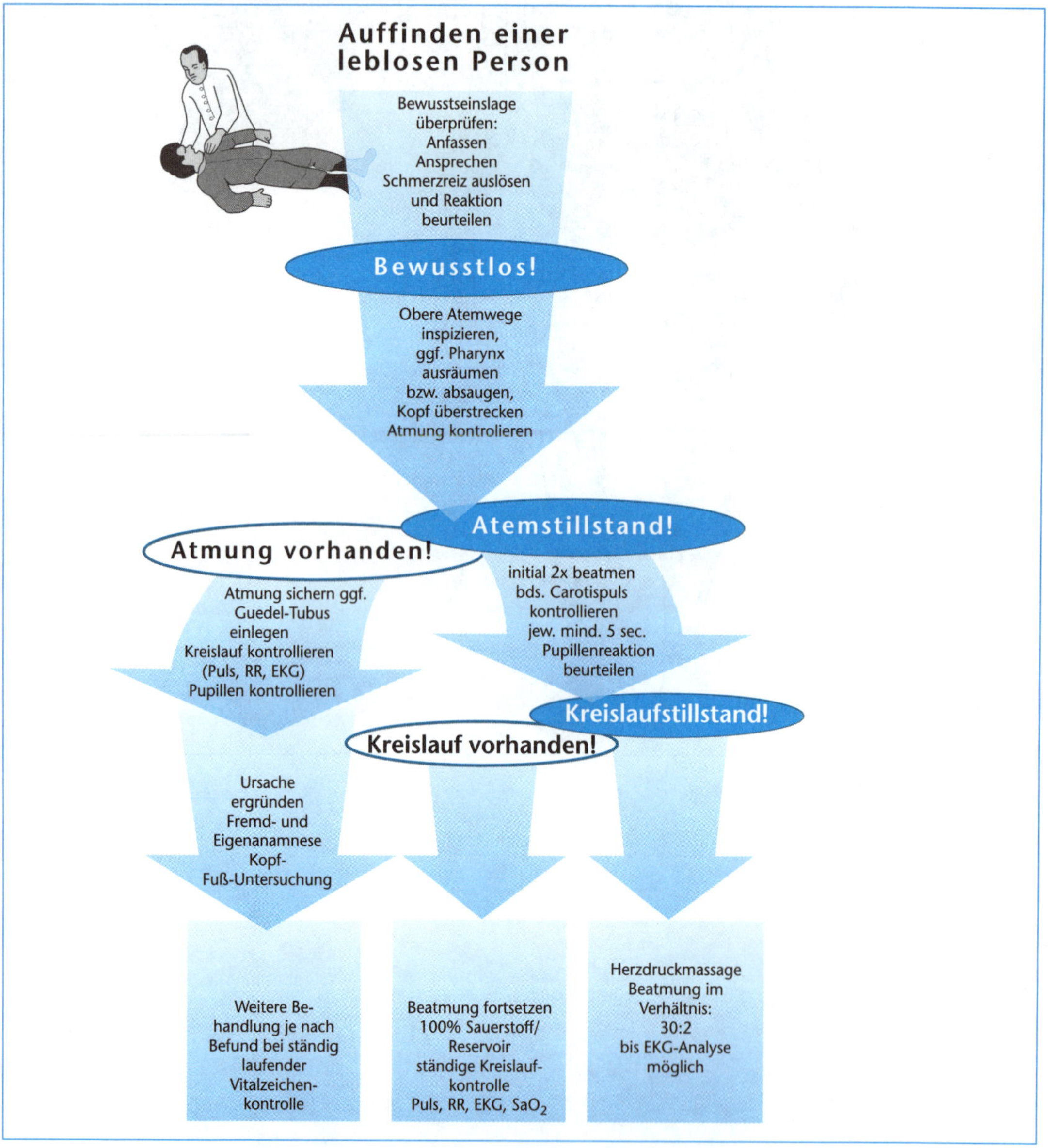

Abb. 5.4: Algorithmus „bewusstlose Person" [3]

5.3.2 Reanimation

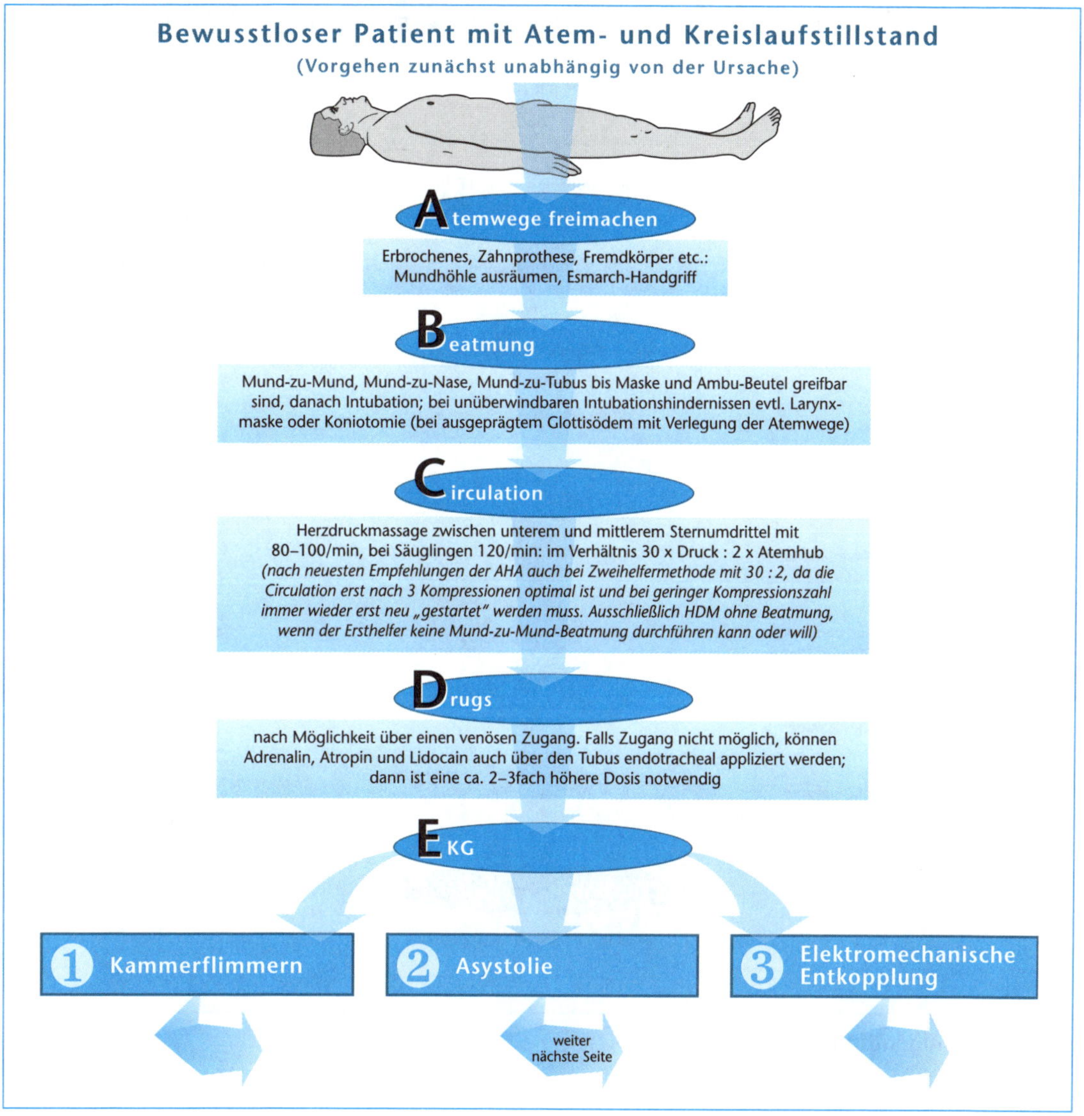

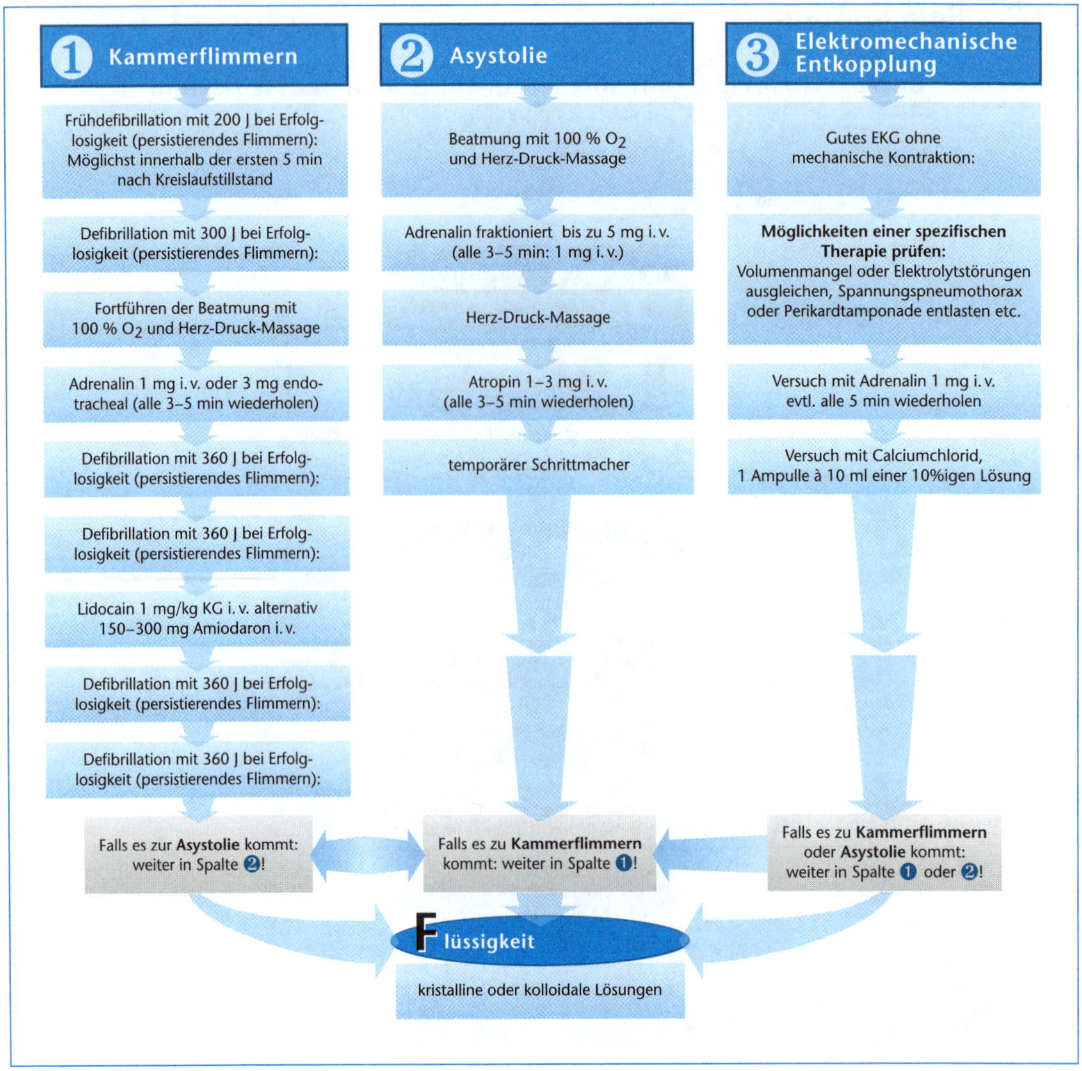

Abb. 5.5: Algorithmus „Reanimation"

Reanimation nach diesem Schema bis zum Erfolg (suffiziente Kreislaufverhältnisse) oder für 30 min fortsetzen. Wenn bis dahin kein Kreislauf wiederherzustellen war, sind die Erfolgsaussichten extrem gering: Ausnahmen stellen Unterkühlung, Intoxikationen und Elektrolytstörungen dar. Bei Asystolie über mehr als 15 min oder weiten lichtstarren und entrundeten Pupillen über mehr als 30 min: Abbruch!

5.3.3 Maligne Hyperthermie

Frühsymptomatik

erkennen und richtig deuten!
Hyperkapnie, Hypoxämie mit Zyanose und paO_2-Abfall, Muskelrigidität, Hyperkaliämie, Tachykardien und ventrikuläre Arrhythmien, Azidose (metabolisch und respiratorisch)

↓

Zufuhr der möglichen Triggersubstanzen sofort beenden

Triggersubstanzen der Malignen Hyperthermie:
Halothan, Enfluran, Isofluran, Succinylcholin.
Möglicherweise können ebenfalls eine Maligne Hyperthermie triggern:
Lachgas? Ketamin? hoch potente Neuroleptika – Butyrophenone?

↓

Hyperventilation

mit 3fachem bisherigen AMV und 100 % Sauerstoff

↓

Operateur informieren

wenn möglich sollte die Operation schnell beendet werden

↓

Dantrolen 2,5 mg/kgKG

als Kurzinfusion zügig, längstens über 15 min, z. B. normalgewichtiger Erwachsener 175 mg (das sind 9 Ampullen à 20 mg! → Hilfe holen zum Auflösen der Ampullen)

↓

Austausch des Narkosegeräts

falls Inhalationsanästhetika verwendet wurden

↓

BGA, Pufferung

nach pH und Formel: Negativer Base-excess x 0,3 x kg KG = mmol $NaHCO_3$– (= ml einer 8,4 %igen Lösung), evtl. zunächst Blindpufferung mit 2 mmol/kg KG

↓

Beginn einer Dantrolen-Dauerinfusion mit 7,5 mg/kgKG

über 24 Stunden (also 525 mg = 26 Ampullen à 20 mg!)

↓

Oberflächenkühlung

evtl. Kühlung des Operationsgebietes bei intraabdominellen Eingriffen oder Magensonde und Lavage des Magens mit kühlem Wasser

↓

Erweitertes Monitoring

Temperatursonde, intraarterieller Zugang, mehrere venöse Zugänge, ZVK oder Pulmonaliskatheter, Laborkontrollen und BGAs

↓

Therapie der Komplikationen

Verbrauchskoagulopathie	→ venöse Low-dose-Heparinisierung mit ca. 400–500 Einheiten/h
Nierenversagen	→ Volumen und Diuretika bei rückläufiger Diurese
schwere ventrikuläre Arrhythmien	→ Procain 1–2 mg/kg KG/min (Lidocain, Verapamil und Digitalisglykoside sind kontraindiziert)
Hyperkaliämie	→ Ausgleich geschieht in erster Linie durch Beseitigung der Azidose

Abb. 5.6: Algorithmus „maligne Hyperthermie"

5.3.4 Brandverletzung

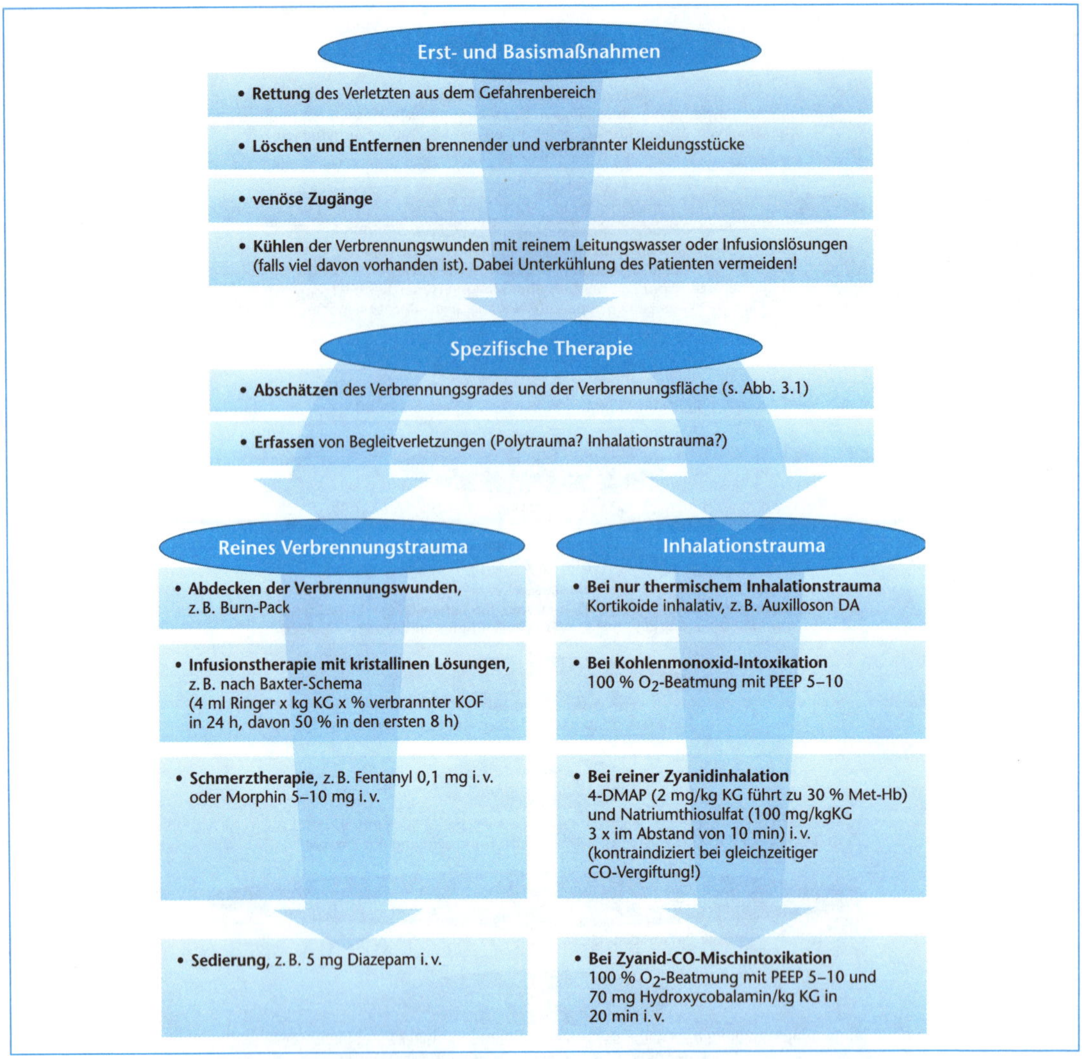

Abb. 5.7: Algorithmus „Maßnahmen bei Brandverletzungen"

Index

A

α-Blockade 69
α-Rezeptor 139
ältere Patienten
  Anästhesie 59, 74
Ängste, Narkose 1
Äquivalenzdosis, Schmerztherapie 198
Äthernarkose 17
Äthylalkohol-Intoxikation 189
AB0-Blutgruppen 147
Abklatsch-Kulturen 158
Absaugkatheter 156
Absaugung 156
Acetylcholin 26
Acetylcholinesterase, Hemmung 191
Acetylcholinrezeptor, postsynaptischer 23
Acetylsalicylsäure (ASS)
  Myokardinfarkt 178
Adenosin 220
Adipositas 72
Adrenalin 42, 80, 140, 220
Aggressionsphase, Postaggressionssyndrom 142
Akrinor 141
Aktivkohleadsorber, Hämoperfusion 153
Akupressur 202
Akupunktur 202
  klassische chinesische 202
Albträume, Ketamin 21
Albumingehalt 66
Alcuronium 23, 25, 216
Alfentanil 32, 227
Alkoholabusus, chronischer 73
Alkoholentzugssyndrom 73
Alkylphosphate, Vergiftung 191
Allen-Test 128
allergische Reaktionen 4, 198
  Schweregrade 192
  Soforttyp 141
Allgemeinanästhesie 15
Allodynie 211
Alter
  biologisches 74
  chronologisches 74
altersbedingte Veränderungen 75
Alterungsprozesse 74
American Society of Anesthesiologists 3
Amide, Lokalanästhetika 40
Aminosäuren
  aromatische, Leberinsuffizienz 143
  Ernährung, parenterale 142
Amiodaron 221
Amitriptylin 208
Anästhesie
  ältere Patienten 59, 74
  Anamnese 1
  balancierte 17
  endokrinologische Störungen 69
  hämatologisches System 61
  kardiovaskuläres System 59
  Lebererkrankungen 66
  neuromuskuläres System 71
  Nierenerkrankungen 67
  respiratorisches System 63
  Vorerkrankungen 59
Anästhetika
  Metabolisierungsgrade 29
  volatile 18, 27, 29, 60, 80
Analgesie
  Narkose 18
Analgetika 197, 227, 228
  Nebenwirkungen 198
  nicht saure periphere 197
  peripher wirkende 197
  zentral wirkende 31
Analgetikaabusus, Kopfschmerzen 205
analgetische Potenz, Opioide 198
Analgosedierung 18
Anamnese, anästhesiologische 1
Anflutungsgeschwindigkeit 42
Anoxie 170
Anschlagszeit, Lokalanästhetika 41
Antagonisierung
  Muskelrelaxantien 27
  Opiate 34
Antazida 203
Antiarrhythmika 140, 180
Antibiose 158
Antibiotika, Penicillinase-resistente 158
Antidepressiva 203
Antiemetika 203
Antihistaminika 192
antihypertensive Therapie 4
Antikonvulsiva 71, 203
Antitoxin, Tetanus 170
Aortenaneurysma 82
  -Operation 82
  rupturiertes 82
Aortenstenose 60
Apnoe-Test 134
apoplektischer Insult 181
ARDS 159
  Behandlung 159
  Stadieneinteilung 159
Arrhythmie 132
  maligne 178
Arteria radialis, Punktion 128
Arteriitis temporalis 205
ASB (Assisted spontaneous breathing) 136, 138
Asphyxie 173, 193
  Narkose 18
Aspiration(s) 4, 36
  -gefahr 16
  -schutz 191
Aspisol 206
Asthma bronchiale 65, 173

Asthmaanfall 174
Asystolie 236
Atacurium 23, 25, 216
Atelektasen 65
Atemantrieb 32
Atemdepression 19
  Opioide 198, 199
Atemfilter 12
Atemfrequenz 136
  Ketamin 21
Atemgeräusch, abgeschwächtes 160
Atemkalk 12
Atemminutenvolumen 37, 131, 136
Atemtätigkeit 36
Atemwege
  Kompression 129
Atemwegsdruck, Spontanatmung 15
Atemzugvolumen 136
  Narkosegerät 12
Atmung, Polytrauma 184
Atmungsüberwachung 131
Atmungsorgane, Vorerkrankungen 65
Atmungsstörungen, akute 173
Atropin 27, 156, 180, 221
Aufklärung(-sgespräch)
  Narkose 3
  Sonderfälle 3
Augeninnendruck 78
Augenoperationen 78
Aura, prolongierte 206
Auskühlungen 135
Auskultation
  Herz 2
  Lunge 2
AV-Block 180

B

β_2-Sympathomimetika 174
β-Blockade 69
β-Rezeptor 139
Baclofen 207
Balanced anaesthesia 17
Barbituratallergie 214, 215
Barbiturate 77
  Intoxikationen 192
  Nebenwirkungen 20
Barbotage 53
Baxter-Infusionsformel 166, 189
  Verbrennungstrauma 166
Beatmung 135, 179
  assistierte 14
  Effektivität 131
  Formen 135
  Grundtyp 14
  kontrollierte 14, 137
  maschinelle 14
  Narkose 13
Beatmungsdruck 12, 131
  niedriger 66
Beatmungsgerät
  Funktionen 135
Beatmungsmuster, Narkoseausleitung 14
Beatmungsregime 66
Beckenringfraktur 186
Bed-Side-Test 147
Belastungen
  intraoperative 59
  postoperative 59
  präoperative 59
Belastungs-EKG 6
Benzodiazepine 22
  Wirkung 7
Benzodiazepinrezeptoren 8
Bestrahlungszyklus, Inhalationsnarkose 15
Betablocker 69
  Intoxikationen 192
Bewegungsübungen
  aktiven 154
  passive 154
Bewusstlosigkeit 234
Bewusstseinsstörungen 168, 181
  Leberversagen 143
  Magenspülung 191
  Schweregrad 181
Blasenkatheter
  suprapubischer 157
  transuretraler 157
Blut, Sauerstoffbindungskapazität 5
Blut-/Gas-Verteilungskoeffizienten 27
Blutdruck 36, 139
Blutdruckabfall 165
  Barbiturate 20
Blutdruckanstieg
  Etomidat 21
Blutdruckmessung 35
  blutige 82
  direkte 82
Blutdrucksenkung 140
Blutersatz 146
Blutgasanalyse (BGA) 6, 131
  Normwerte 132
Blutkomponententherapie 147
Blutkonserven
  Anwärmen 148
  Hb-Bindungskurve 148
Blutreinigungsverfahren 151
  extrakorporale 152
Blutspiegel, Regionalanästhesie 42
Blutung
  epidurale 168
  subarachnoidale 181
  subdurale 168
Blutverluste
  Stufenschema 146
Blutvolumenverlust, akuter 147
Blutzuckerschwankungen 70
Blutzuckerspiegel 139
  Postaggressionssyndrom 142
Bradykardie 78
Bradykinin 149
Brandverletzungen 238
Bromcarbamid, Intoxikationen 192
Bronchiallavage 156
Bronchialsekret 156
Bronchoskopie
  Atropinprämedikation 7
  TIVA 19
Bronchospasmus 192, 198
  Barbiturate 20
Brudzinski-Zeichen 182
Buelau-Drainage, Pneumothorax 176
Bupivacain 40, 230

Buprenorphin 227
Burning feet 211

C

Calciumchlorid 236
Carbamazepin 203, 207
Carbonisierung, Lokalanästhetika 42
Carboxyhämoglobin 193
Cardiac-output, erhöhter 161
Cell-saver 150
Chlorprocain 40
Cholinesterasehemmer 27, 72
Cholinesterasespiegel 66
Cis-atracurium 25, 216
Clearance-Funktion, retikuloendotheliales System 161
Clinitronbett 155
Clonidin 221
Clostridium tetani 170
Clottings, Hämofiltration 152
Cluster-Kopfschmerz 205
CO_2-Absorber 11
  Indikatorfarbstoff 11
CO_2-Konzentration, exspiratorische 131
CO_2-Rückatmung 176
Commotio cerebri 185
Compound A 30
CPAP (Continuous positive airway pressure) 15, 136
Crush-Niere 167
Cumarinderivate 163
Cyclooxygenase-Hemmung 198

D

Dantrolen 221, 237
Darmtätigkeit, Periduralanästhesie 56
Dauerdepolarisation, Succinylbischolin 23
Dehydratation
  hypertone 118, 173
  hypotone 118
  isotone 118
Dehydrobenzperidol (DHB) 34, 59
Dekompressionsoperation nach Janetta 207
Dekubitalulzera 155
Dekubitusprophylaxe 155
Deliriums tremens 73
Dermatome 52, 233
Desfluran 31, 218
DHB (Dehydrobenzperidol) 34
Diabetes mellitus 70
diabetisches Koma 183
Diazepam 43, 182, 214
DIC (disseminierte intravasale Gerinnung) 162, 167
Differenzialblock 40
Diffusionshypoxie 38
Diffusionskapazität, PEEP 137
Diffusionsstörung 132
Digitalisintoxikation 140, 190
Dihydralazin 222
Diphenylhydantoin 140
Disoprivan 22
Diuretika 77, 140, 162
4-DMAP 187
Dobutamin 139, 223
Dopamin 139, 165, 223
Dosierung
  Lokalanästhetika 57
Drei-in-Eins-Block 49
Dreikompartimentmodell 20
Druck, intrakranieller 133
  Kopfschmerzen 205
Druck, intraokulärer, Ketamin 21
Dualblock 23
Duodenalsonde 144
Durapunktion, Periduralanästhesie 55
Durchblutung, zerebrale 76, 129
Durchgangssyndrom 167
Dyspnoe 160

E

Echokardiogramm 6
EEG 133
  Nulllinie 134
Eigenblutspende 150
  Kontraindikationen 150
Einleitungsmedikamente 214
Einwilligung, schriftliche 1
EKG-Ableitung 128, 179
EKG-Potentialschwankungen 128
elektive Eingriffe, ältere Menschen 6
Elektroakupunktur 202
Elektroenzephalogramm 134
Elektrolyte 166
  Ernährung, parenterale 143
Elektrolythaushalt, Störungen 67
elektromagnetische Entkopplung 236
Elektrostimulation, transdermale 180
Elektrostimulations-Akupunktur (ESA) 202
Elektrounfälle 186, 189
Elementardiät 144
Eliminationshalbwertszeit ältere Menschen 75
Embolie, ZVK 129
endexspiratorischer Druck, positiver 15
endokrinologische Störungen 69
Endoneurium 38
Endorphine 195
Endotoxine 161
Energiebedarf, Intensivpatient 141
Enfluran 218
Entlastungspunktion Spannungspneumothorax 176
Enzephalitis 51
Enzephalopathie, hepatische 143, 183
Epineurium 38
Erbrechen 181
Ergotamin 206
Ernährung
  Lösungen 144
  parenterale 128, 141, 142, 143, 144, 166

Erregungsübertragung, neuromuskuläre 23
Erregungsleitung, saltatorische 39
Ertrinken 173
in Süßwasser 173
trockenes 173
Erythrozyten 145
Erythrozytenkonzentrate 145, 147, 166
ESA (Elektrostimulations-Akupunktur) 202
Esmolol 222
Ester, Lokalanästhetika 40
Etidocain 40, 230
Etomidat 21, 60, 65, 74, 214
euthyreoter Zustand 69
Exotoxine 165
Exponentialstrom 154
Exspirium, verlängertes 174
Extremität, obere
Plexusanästhesie 47
sensible Versorgungsfelder 46, 231
Extremität, untere
Plexusanästhesie 48
sensible Versorgungsfelder 49, 232
Extubation 37, 78
Exzitation, Narkose 18

F

Faszikulationen 24
Fehlintubation 36
Fentanyl 32, 33, 60, 227
Fette 143
Ernährung, parenterale 142
Fettsäuren, freie 139
Fettsucht 72
FFP 63, 146, 152, 164
Fibrinogenkonzentration 62
Fibrinolyse
-aktivator 163
Flüssigkeitsbedarf
Verbrennungspatienten 188
Flüssigkeitsverluste
Hämokonzentration 167
Flüssigkeitsvolumina, ZVK 129
Flüssigkeitszufuhr
Schwerbrandverletzte 166
Flumazenil 222
Flunitrazepam 59
Flush 192
Barbiturate 20
Foetor uraemicus 183
Formatio reticularis 194
Frühmobilisation 154
Fremdblut 150
Fresh-Frozen-Plasma 63
Frischblut 145, 146
Frischgasflow, Narkosegerät 12
Furosemid 77, 223

G

γ-GT 67
GABA (γ-Amino-Buttersäure) 8
Ganglion-stellatum-Blockade 201
Gasinhalation 187
Gaskonzentration, Narkosesysteme 11
Gefäßchirurgie 81
Gehübungen 154
Gerinnungsfaktoren 145
Gerinnungsfaktorpräparate 63, 163
Gerinnungsstörungen 61, 62, 161, 162
Periduralanästhesie 57
Gesamtschmerz 197
Glasgow-Coma-Scale 167, 181
GLDH 67
glomeruläre Filtrationsrate 68
Glukokortikoide 174
Glyzerinblockade 207
GOT 67
GPT 67
Granulozyten 145
Grenzstrangblockade 201
Grosser-Einteilung, Lungenembolie 175
Grundumsatz 142

H

hämatologisches System 61
Hämatokritwert 5
Hämatom 129
Hämodialyse 151, 153, 183
Heparin 153
Hämodilution 181
präoperative 149
Hämofiltration 151, 153
arterio-venöse 151
Clottings 152
veno-venöse 151
Hämoglobinwert 5
Hämokonzentration, Flüssigkeitsverluste 167
Hämolyse 173
Hämoperfusion, Überwässerung 153
Hämophilie A 62
hämorrhagische Diathese 149
Händedesinfektion 157
H_1-Antagonisten 141
H_2-Antagonisten 141
Halbseitensymptomatik, Migraine accompagnée 206
Halbwertszeit
Heparin 58
Halothan 28, 59, 65, 80, 218
Handbeatmung 37
Handschuhe, sterile 157
Hautdesinfektion 51
Hb-Bindungskurve, Blutkonserven 148
Heiserkeit 192
Hemmung, kompetitive 23
Heparin 163, 175, 178
Hämodialyse 153
Halbwertszeiten 58
Periduralanästhesie 57
Wirkdauer, biologische 58
Hepatopathie 183
Heroin-Intoxikation 190
Herpes-Zoster-Infektion 207
Herzbeuteltamponade 130
Herzchirurgie 81
Herzdruckmassage 179
Herzfrequenz 36, 180
-steigerung, Etomidat 21

Herzinfarkt s. Myokardinfarkt 178
Herzinsuffizienz 130, 165, 177
akute 178
Herz-Kreislauf
-Monitoring 128
-Störungen, akute 177
Herz-Lungen-Maschine 81
Herzmedikamente 4
Herzrhythmusstörungen 24, 68, 177, 180
bradykarde 180
tachykarde 180
Herzschrittmacher 180
Herzstillstand 132
Herzzeitvolumen 130
Messung 130
sinkendes 132
Hirnödem 167
Hirndruck
erhöhter 76, 77, 205
Ketamin 21
hirndrucksenkende Maßnahmen 76
Hirndrucksymptomatik 34
Hirntod 134
primärer 135
sekundärer 135
Hirntoddiagnostik 134
Histamin 149
Histaminantagonisten 141
Histaminfreisetzung 24
Verbrennungen 189
HNO 79
-Eingriff, Prämedikation 7
Hoffmann'sche Elimination 25
Horrortrips, Ketamin 21
Humanalbuminlösungen 145, 146
Hydratationszustand
Hämatokrit 5
Hygiene 157
Hypalbuminämie 145
ältere Menschen 75
Hyperaldosteronismus 67
Hyperfibrinolyse 162
Hyperglykämie 70
Hyperhydratation 177
hypotone 173
Hyperkaliämie 24
Hyperkoagulabilität 161
Hypermetabolismus 142
Hyperpathie 211
hypertensive Krise 177, 180
Hyperthermie 135
maligne 15, 26, 30, 71, 237
Hyperthyreose 69
Hypertonie 60
Vorlastsenker 140
Hyperventilationssyndrom 176
Hyperventilationstetanie 176
Hypoglykämie 70, 182
hypoglykämisches Koma 70, 183
Hypotension 77
Hypothermie 77
kontrollierte 82
Hypothyreose 69
Hypovolämie, reaktive 61
Hypoxämie 132, 167
Hypozirkulation 164

I

Ikterus 183
Ileus-Einleitung 26, 74
Indikatorfarbstoff, CO_2-Absorber 11
Infusionslösungen
kolloidale 146, 149, 166
Infusionstherapie
Nierenfunktionsstörung 68
Inhalation
-sanästhetika
Leberdurchblutung(s) 67
-indikation 17
-narkose 9
Kontraindikationen 15
-trauma 167
Reizgase 193
Injektionen
intravasale 48
Lokalanästhetika 53
Injektionsanästhetika, lipophile 73
Injektionsschmerz, Etomidat 21
Insektenstiche 192
Inspirations-Exspirations-Verhältnis, Narkosegerät 12
Insulinspiegel, Postaggressionssyndrom 142
Intensivpatienten
Energiebedarf 141
Pflege 155
Temperaturüberwachung 135
Interkostalblockade 42
Interneurone 195
Interskalenusblock nach Winnie 47
Intoxikationen 189
Lokalanästhetika 42, 43
Reanimation 179
intravenöse Regionalanästhesie (IVRA) 44
intravenöse regionale Sympathikusblockade (IVRSB) 210
Intubation 72, 179
Komplikationen 36
Schutzreflexe 9
Intubationsnarkose 12
Einleitung 35
Intubationsschwierigkeiten 81
Ionengradient 39
IPPB (Intermittend positive pressure breathing) 65
IPPV 135, 136
Ischämie, zerebrale 181
Isofluran 30, 219
IVRA (intravenöse Regionalanästhesie) 44
Kontraindikationen 44
IVRSB (intravenöse regionale Sympathikusblockade) 210

J

Janetta-Operation 207

K

κ-Agonist 31
Kälteagglutinationen, Blutkonserven 148
Körperoberfläche, verbrannte 187
Kaltschweißigkeit 149, 178
Kalzitonin 203
Kammerflimmern 236
  Elektrounfälle 189
Kapazitätsgefäße
  Tonisierung 141
  venöse 141
Kapnometer 132
kardioplege Lösung 81
kardiovaskuläres System, Anästhesie 59
Karotisstenose 82
Katecholamine 149
Katheterembolie 129
Katheterfehllagen 129
Kernigzeichen 182
Ketamin 21, 22, 59, 65, 74, 78, 223
  -Diazepam-Narkose 184
  Nebenwirkungen 21
Kieferchirurgie 79
Kindesalter
  Atropinprämedikation 7
  Verbrennungen 188
Klopfschall, hypersonorer 160, 174
Knollenblätterpilzvergiftung 193
Kohlenhydrate
  Ernährung, parenterale 142
Kohlenhydratlösungen 143
Kohlenmonoxidvergiftung 187
Koma 168
  diabetisches 183
  hyperosmolares 70
  hypoglykämisches 70, 182
  ketoazidotisches 70
Kontrollbögen 157
Kopfschmerzen 204
  Analgetikaabusus 205
  Drucksteigerung, intrakranielle 205
  halbseitige 205
  medikamenteninduzierte 205
  postspinale 54
  zervikogene 205
koronare Herzkrankheit (KHK) 59, 60
Kortex, somatosensorischer 194
Kortikoide 77, 203
  Tumorschmerztherapie 204
Krampfanfälle 71
  tetanische 170, 176
krampfauslösende Medikamente 71
Krampfschwelle 34
Kreislaufmedikamente 4
Kreislaufstörungen 4
Kreislaufstillstand 192
Kreissystem, Steuerbarkeit 11
Kribbelparästhesien 211
Kulenkampff-Block 47

L

Lösungen
  kardioplege 81
  kolloidale 81
  kristalloide 81
  Osmolarität 144
Lösungsmittel, organische 191
Laborwerte
  präoperative 5
Lachgas 28, 37, 60, 80, 219
Lachgasflow 13
Lackzunge 183
Lambert-Eaton-Syndrom 24
Langzeitsedierung 141
Laryngospasmus 36, 173
  Barbiturate 20
Larynxbeatmung 16
Larynxmaske 16
Lasègue-Zeichen 182
Laserakupunktur 202
Laugenvergiftungen 191
Laxanzien 203
LDH 67
Leberdurchblutung, Inhalationsanästhetika 67
Leberexkretionsstörung 66
Leberinsuffizienz, aromatische Aminosäuren 143
Leberkoma 183
Leber-Laborwerte 66
Lebererkrankungen
  Anesthesie 66
Leberschädigung
  halothanbedingte 29
  Inhalationsnarkose 15
Lebersynthesestörung 66
Leberversagen, Bewusstseinsstörungen 143
Leitungsanästhesie, perioperative 208
Levallorphan 34
Levomepromazin 8
Lidocain 40, 224, 230
Ligamentum
  flavum 52
  interspinale 52
  supraspinale 51
limbisches System 194
Lipidlöslichkeit Gas 27
Liquor
  blutiger 52
  xanthochromer 52
Liquorraum
  Punktion 51
Liquorverlustsyndrom 54, 56
Lithium 206
Lokalanästhesie 43
  rückenmarksnahe, Kontraindikationen 9
Lokalanästhetika 40, 41, 43, 230
  Adjuvanzien 41
  Blutspiegel 45
  Carbonisierung 42
  Dosierung 41, 57
  Injektion 53
  Intoxikation 43
  vasopressorisch wirksame Substanzen 42
Loss of resistance, Periduralanästhesie 55
Low-dose-Heparinisierung 163

Low-pressure-Tuben 80
Luft
- -anfeuchtung 135
- Erwärmung 135
- -filter 135
- -not 173

LUFU 6
Lungenödem 173
- kardial bedingtes 177
- toxisches 193

Lungenembolie 132, 169, 173, 174, 175, 177
- Grosser-Einteilung 175

Lungenerkrankung, obstruktive 65
Lungenfunktionsprüfung 6, 64
Lungenversagen, akutes 159

M

MAC-Wert 31
- Narkosegas 27

Magen
- -spülung 191

Manometer 131
manuelle Verfahren 201
Marcumar 163
Maske 12
Maskennarkose, Durchführbarkeit 15
Massenblutung 52
Massivbluttransfusion 62
Mediastinaltumoren 173
Medikamente 213
- adjuvante 203
- Prämedikation 6
- venenunverträgliche 128

Medikamentenanamnese 1
Meningismus 181, 182
Meningitis 4, 51
Meningoenzephalitis, bakterielle 182
Mepivacain 40, 230
Metabolisierungsfunktion, gestörte 67
Methämoglobin 193
Methohexital 20, 59
Metohexital 214
Midazolam 141, 214
Migräne 205
Migraine accompagnée 206
Mikrothrombenbildung 167
Minderperfusion 67
- koronare 60
- zerebrale 60

Mitralinsuffizienz 130
Mitralstenose 60
Mittelohroperationen 80
Mivacurium 19, 25, 26, 216
MMV (Mandatory minute volume) 136
Mononarkose 17
Monroe-Kellie-Doktrin 76
Morbus Sudeck 209, 210
Morphin 32, 228
m-Rezeptoren 32
Mund-zu-Mund-Beatmung bei Intoxikation 191
Muskelerkrankungen 71
Muskelfaszikulationen 24
Muskelkater 4, 24
Muskelrelaxantien 23, 216
- Antagonisierung 27
- depolarisierende 23
- nichtdepolarisierende 23, 24
- Wirkungsdauer 25

Muskelrelaxation
- balancierte Anästhesie 17

Muskeltonus 36
Myasthenia gravis 24, 72, 214
Myelosuppressionen 28
Myokardinfarkt 130, 175, 177
- Acetylsalicylsäure 178
- akuter 177

Myokardruptur 178
Myokardszintigramm 6
Myopathien 71
- primäre 24

N

N_2O s. Lachgas 219
Nachbeatmung 71, 72
Nachlastsenkung 177
Nahrungskarenz 4, 7
Nalorphin 34
Naloxon 32, 34, 224
Narkose
- Ängste 1
- Äther 17
- Aufklärung 3
- -ausleitung 37
  - Beatmungsmuster 14
- Beatmung 13
- -gas 218
  - -konzentration 11, 12, 13
  - -konzentration, Narkosegerät 12
  - MAC-Wert 27
- -gerät 35
  - Überprüfung 12
  - Standardeinstellung 13
- Masken 15
- Mono 17
- praktisches Vorgehen 35
- -risiko
  - Abschätzung 2
  - Einteilungsschema 2
- Risikoklassifizierung 3
- -stadien 18
- -system 9
  - Einteilung 10
  - Gaskonzentration 11
  - geschlossenes 11
  - halb geschlossenes 10
  - halb offenes 10
  - offenes 10
  - Teile 12
- -tiefe 36
- -verfahren
  - ältere Menschen 75
  - Arbeitsbedingungen, optimale 8
  - Auswahl 8
- -vorbereitung 1

Narkotika, intravenöse 20
narkotische Potenz 27
Natrium
- -bicarbonat 236
- -einstrom 39
- -thiosulfat 187

Neck-dissection 80
Neostigmin 26, 224
Nerven
- Aufbau 38
- periphere 38

Nervenblockade 44, 200
  diagnostische 200
  neurolytische 200
  periphere 45
Nervenimpuls 39
Nervenwurzelläsion 4
Neuner-Regel nach Wallace 165, 187
Neuralgie, postzosterische 205, 207
Neurochirurgie 76
  Operationen 77
Neuroleptanästhesie 18, 77
Neuroleptika 18, 34, 35, 203
  Parkinson-Syndrom 71
  Wirkung 8
Neuromodulator 195
Neuromonitoring 133
neuromuskuläres System 71
Neuropathien 71
nicht einwilligungsfähige Personen 3
Nicht-Depolarisationsblock 23
Nichtkompatibilität 148
Nierendurchblutung 139
Nierenerkrankungen
  Anästhesie 67
  entzündliche 165
Nierenersatztherapie 153
Nierenfunktion 67
  -sstörung, Infusionstherapie 68
Niereninsuffizienz 68, 164
  terminale 184
Nierenversagen
  akutes 164, 165
  prärenales 165
  renales 165
Nifedipin 224
Nikotinabusus 63, 131
  Anamnese 1
Nikotinkonsum, Anamnese 1
Nitrate 140
Nitrendipin 224
Nitroglycerin 177, 178, 225
Nitroprussid-Natrium 140
Noradrenalin 225
Notfallmedikamente 220, 221, 222, 223, 224, 225
Notfallnarkose, Polytrauma 184
Notoperationen 3

O

Öl/Gas-Koeffizient 27
O_2-Konzentration, inspiratorische 12, 131
O_2-Sättigung 131
  -sangaben, falsch hohe 131
Oberflächenanästhesie 43
Oberschenkelfraktur 186
Octapressin 42
Ohrakupunktur 202
okulo-kardialer Reflex 78
operatives Vorgehen, theoretische Kenntnisse 37
Ophthalmologie 78
Opiatüberhang 33
Opiate 18, 31
  Antagonisierung 34
  Intoxikation 190, 224
Opiatrezeptortypen 31
Opioidanalgesie, Nebenwirkungen 198
Opioide 31, 197
  analgetische Potenz 198
  Atemdepression 198, 199
  Nebenwirkungen 199
  Schmerztherapie 58
  Suchtpotenzial 199
Opioidintoxikation 190, 224
Opisthotonus, Tetanus 170
Orciprenalin 140, 156, 180, 225
Osmodiuretika 77
Osmolarität 144

P

Palmarerythem 183
Pancuronium 23, 24, 25, 217
Parästhesien, Punktion 54
Paracetamol
  Intoxikationen 192
Parasympathikusblock 54
Parasympathomimetika 27
Parkinsonoid 34
Parkinson-Syndrom, Neuroleptika 71
PCWP (pulmonalkapillärer Verschlussdruck) 130
PEEP (Positive endexpiratory pressure) 15, 136, 137
Penicillinase-resistente Antibiotika 158
Pentazocin 32
Periduralanästhesie 44, 54
  Blutgerinnungsstörungen 57
  Darmtätigkeit 56
  Durapunktion 55
  Heparinisierung 57
  hohe 48
  kontinuierliche 48, 56
  Loss of resistance 55
Periduralkatheter
  Schmerztherapie 58
Periduralraum 51, 54, 56
  ältere Menschen 75
Perikardtamponade 175
Perineurium 38
Peritonealdialyse 152
Perspiratio 68
Pethidin 32, 228
Phäochromozytom 69
Phantomschmerzen 208
Pharmakologie 139
Phenylephrin 42
Phenytoin 182, 207
Phlebothrombose, Lungenembolie 169
Phrenikusparese 48
physikalische Therapie 201
Physiotherapie 153
  Stromanwendungen 155
Pilzvergiftung 193
Piritramid 32, 228
Plasmaersatzlösungen, kolloidale 146
Plasmapherese 152
Plasmaseparation 152
Plasminogen-Aktivator
  rekombinanter tissue-type 163

Plexus brachialis 46
Plexusanästhesie 46, 44, 47
axilläre 46
Extremität, untere 48
interskalenäre 47, 48
supraklavikuläre 47, 48
Pneumonie 65
Pneumothorax 129, 160, 173, 175
Buelau-Drainage 176
Formen 176
traumatischer 175
pO_2, erniedrigter 133
Polyarthritis 211
Polyneuropathie 211
diabetische 211
Polytrauma 171, 172, 184
Porphyrie 61, 214
positiv inotrope Substanz 139
Postaggressionsstoff-wechsel 144
Postaggressionssyndrom 142
postzosterische Neuralgie 207
PPSB 63, 146, 152, 163
Präkurarisierung 24
Prämedikation 6
HNO-Eingriff 7
Medikamente 6
-svisite 1
Präoxygenierung 36
Prednisolon 206, 225
Prednison 225
Preloaderhöhung 162
Prilocain 40, 230
Probeexzisionen 15
Procain 40, 230
Promethazin 8
Propofol 19, 22, 215
Propofolanästhesie 22
Prostaglandinsynthese, Hemmung 198
Prothrombinkomplex-präparate 63
Pseudocholinesterase-aktivität 24
psychisches Gefängnis 35
PTT 62, 163
Pulmonalarteriendruck 130
pulmonale Komplikationen 64
pulmonalkapillärer Verschluss-druck (PCWP) 130
Pulsoximetrie 131
Punktion
Arteria radialis 128
Parästhesien 54
Schmerzen 54
Pyridostigmin 26

Q

Quickwert 62, 66, 163

R

Rückatmung
CO_2 176
Narkosesysteme 10
Rückenmark 194
rückenmarksnahe Lokalanästhesie 9
Rückenschmerzen 54
chronische 196
Rückkopplung, negative 195
Rückwärtsversagen 130, 178
Ranvier'sche Schnürringe 39
Rasselgeräusche, trockene 174
Rauchen s. Nikotinabusus 131
Raumforderung, intrakranielle 168
Reanimation 235, 236
kardiopulmonale 43, 178
Reboundphänomen 60
Rechtsherzbelastung 175
Rechts-links-Shunt, intrapulmonaler 83
Reflex(e) 36
kardiovaskuläre 36
okulo-kardialer 78
Reflexdystrophie, sympathische 209
Regionalanästhesie 38, 43, 62, 73, 74
Regionalanästhesie
Blutspiegel 42
intravenöse 44
Schmerztherapie 200
Reinfarktrisiko 59
Reizgas-Inhalationstrauma 193
Reizstrom
faradischer 154
galvanischer 154
-verfahren, elektrische 201
Remifentanil 19, 32, 33, 227
Remorphinisierung 19, 32
Reparationsstadium, Postaggressionssyndrom 142
Respirator
druckgesteuerter 13
-entwöhnung 137
Typen 13
volumengesteuerter 13
zeitgesteuerter 13
respiratorische Insuffizienz, akute 65
respiratorisches System 63
Restdiurese 68
retikuloendotheliales System, Clearance-Funktion 161
Rezeptorendichte, ältere Menschen 75
Risikoaufklärung 4
Risikoklassifizierung, Narkose 3
Risus sardonicus 170
Rocuronium 25, 26, 217
RR-Abfall 67
rtPA 163

S

σ-Rezeptor 32
Säurevergiftungen 191
Süßwasserertrinken 173
Salzwasserertrinken 173
Saprophyten 158
Sauerstoff 37, 174
-bilanz 139
-bindungskapazität, Blut 5
-inhalation 206
-konzentration, inspiratorische 10
Narkoseausleitung 38

Schädel-Hirn-Trauma 184, 185
  Oberkörperhochlagerung 185
Schädelprellung 185
Schüttelfrost 149
Schaumbildner 191
Schilddrüsenerkrankungen 69
Schmerz 39
  -anamnese 195, 196
  -charakter 197
  chronischer 195
  -diagnostik 195
  -engramm 209
  -entstehung 39
  -freiheit, balancierte Anästhesie 17
  -intensität 197
  -lokalisation 196
  -medikamente 197
  -muster 196
  neuropathischer 195
  nitrorefraktärer 177
  pektanginöser 177
  Physiologie 194
  Punktion 54
  -rezeptoren 194
  -tagebuch 212
  -therapie 48, 194, 197
    Äquivalenzdosis 198
    Medikamente 203
    Opioide 58
    Periduralkatheter 58
    Regionalanästhesie 199
    spezielle 204
  Therapiekontrolle 211
  thorakaler 160
  -wahrnehmung 195
  -zentrum, ZNS 194
Schock 73, 132, 160
  anaphylaktischer 160
  Dekompensation 161
  hyperdynamischer 161
  hypovolämischer 160, 161
  kardiogener 160, 162, 178
  Transfusionsreaktion 149
Schocklagerung 43
Schutzreflexe
  Intubation 9
Schweißproduktion 36
Schwerbrandverletzte, Flüssigkeitszufuhr 166
Sensibilitätsstörungen, handschuhförmige 211
sensible Versorgungsfelder
  Extremität, obere 46, 231
  Extremität, untere 232
Sepsis, nosokomiale 157
Serotonin 149
Sevofluran 30, 219
Shuntvolumen, PEEP 137
Silent death 32
  Fentanyl 19
SIMV (Synchronized intermittent mandatory ventilation) 14, 136, 138
Sinusknotenautomatie, Lähmung 81
Somnolenz 168
Sopor 168
Spannungsübungen, isometrische 154
Spannungskopfschmerz 205
Spannungspneumothorax, Entlastungspunktion 176
Spasmolytika 203
Speichelsekretion, Ketamin 21
Spider naevi 183
Spinalanästhesie 8, 42, 44, 50
  Hautinfektion 51
  Kontraindikationen 50
  totale 48, 54
Spinalwurzeln 50
Spirometer 131
Spontanatmung
  Atemwegsdruck 15
Spontanpneumothorax 175
Spurenelemente bei parenteraler Ernährung 143
Stammhirnläsion 168
Stand-by
  Anästhesie 79
Staphylococcus aureus 158
  multiresistente 158
Status epilepticus 182
Steuerbarkeit, Kreissystem 11
Stimmbandläsionen 4
Stimmfremitus, abgeschwächter 160
Stoffwechselstörungen 182
Stress
  posttraumatischer 167
Stressulkus 167
Stressulkusprophylaxe 141
Stridor
  exspiratorischer 174
  inspiratorischer 173
Stromanwendungen, Physiotherapie 155
Stufenschema, Blutverluste 146
stummer Infarkt 178
Subarachnoidalblutung 52, 181
Substanzen
  hydrophile, Verteilungsraum 72
  lipophile, Verteilungsraum 72
Succinylbischolin 23, 24
  Dosierungsobergrenze 24
Succinylcholin 26, 68, 78, 217
Suchtests, globale 62
Suchtpotenzial, Opioide 199
Sudeck-Syndrom 209, 210
Sufentanil 32, 33, 229
Suprarenin 140, 180, 192
Swan-Ganz-Katheter 130
Sympathikolyse 48
Sympathikusblockade 53, 200
  Intravenöse regionale 210
Sympathikusstimulation, Ketamin 21
sympathische Reflexdystrophie 209
Sympathomimetika 139
Synkope 177

T

Tachykardie 139, 149, 174
  Barbiturate 20
Tachypnoe 149
technische Untersuchungen 5
Temperaturüberwachung, Intensivpatienten 135
Temperaturdifferenzen 135

TENS 201
Territorialinfarkt, ischämischer 181
Tetanus 170
Antitoxin 170
Tetracain 40
Thalamus 194
Theophyllin 174, 226
Therapiekontrolle, Schmerzen 211
thermische Schädigungen 186
Thiopental 20, 59, 215
Dosierung 21
-Fentanyl-Narkose 184
Thoraxexkursionen 131
Thoraxoperationen 83
Atropinprämedikation 7
Thoraxrigidität 33
Thrombolyse 163
Thrombophlebitis 144
Thrombozyten 145
Thrombozytenkonzentrate 146
Thrombozytenzählung 62
Thrombozytolyse 63
Thrombozytopenie 62
thyreotoxische Krise 69
TIVA 19
Toleranzstadium 18
Tonsillektomie 80
total intravenöse Anästhesie s. TIVA 19
Toxizität, Lokalanästhetika 41
Tränenfluss 36
Trachealtoilette 156
Tracheostoma 156
Reinigung 156
Tramadol 229
Transfusionsfrühreaktion 149
Transfusionskomplikationen 148
Transfusionsmedizin 145
Transfusionsreaktion 149
hämolytische 149
Schock 149
Treppensteigen 154
Trigeminusneuralgie 205, 207
Triggerschwelle 138
Triggerung
druckgesteuerte 138
volumengesteuerte 138
Trismus 170
Tubusfehllagen 80
Tumorchirurgie, Cell-saver 150
Tumorschmerzen 203, 204
Tumorschmerztherapie
Kortikosteroide 204
WHO-Stufenplan 204
Typ-I-Diabetes 70
Typ-II-Diabetes 70
TZ 62, 163

U

Übelkeit 178, 181
Überdruckbeatmung, intermittierende 14
Überleitungsgeschwindigkeit 139
Überwässerung
Hämoperfusion 153
Unruhe 149
Unterkühlung 148, 173
Reanimation 179
Untersuchung, körperliche 2
technische 5
Urämie 183
Urapidil 226
Urinproduktion 68
Urtikaria 149

V

V. jugularis interna, Zugang 129
V. subclavia, Zugang 129
Vagusblock 48
Vancomycin 158
Vasodilatatoren 74
vasopressorisch wirksame Substanzen 42
Vecuronium 23, 25, 217
Ventilations-/Perfusionsquotient 83
Ventrikeldrainage 77
Verapamil 206, 226
Verbrauchskoagulopathie 162
Verbrennung 73, 165, 186
Einteilung 187
Histaminfreisetzung 189
Kindesalter(s) 188
-krankheit 166
-patienten, Flüssigkeitsbedarf 188
Vernichtungsgefühl 181
Verteilungsstörung 132
Vigilanzstörung 168
vital bedrohliche Störungen 171
Vitalfunktionen
Polytrauma 184
Vitamin B 187
Vitamine bei parenteraler Ernährung 143
Vollblut 81
-konserve 145
-transfusion 147
Volumen
exspiratorisches 12
Volumenmangel 145
Volumensubstitution
Polytrauma 184
Schock, hypovolämischer 161
Schock, kardiogener 162
Vorerkrankungen 1
Vorerkrankungen
Anästhesie 59
Vorlast 130
Vorlastsenkung 177
Hypertonie 140
Vorwärtsversagen 178

W

Warmblutspende 145
Wasser
Ernährung, parenterale 143
Wedge-Druck 130

WHO-Stufenplan, Tumorschmerztherapie 204
Winnie-Block 47
Wirkdauer, biologische
- Heparin 58
- Lokalanästhetika 41
Wundstarrkrampf 170
Wurzelblock, paraventraler 44

Z

Zahnschäden 4
Zentralnervensystem, Funktionsstörungen 181
zerebrale Ischämie 82
Zirkumzision 15
Zugangsweg
- nasaler 80
- Plexusanästhesie 46
ZVK 128
- Flüssigkeitsvolumina 129
Zyanide 187
Zyanose 173